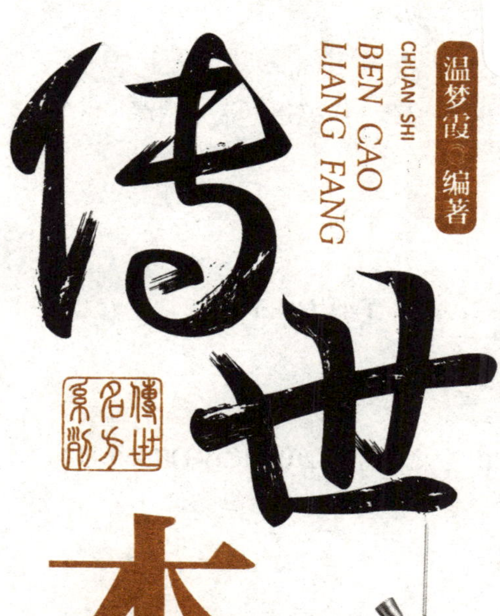

传世本草良方

CHUAN SHI
BEN CAO
LIANG FANG

温梦霞◎编著

传世名方系列

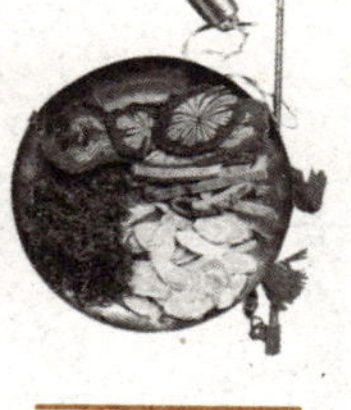

精选中药详解药性　汇集经典传世良方

本书汇集200余种常用中药，详细解读其功效、用法，另附传世良方，化繁为简，科学实用。

海峡出版发行集团 THE STRAITS PUBLISHING & DISTRIBUTING GROUP | 福建科学技术出版社 FUJIAN SCIENCE & TECHNOLOGY PUBLISHING HOUSE

图书在版编目（CIP）数据

传世本草良方 / 温梦霞编著 . —福州：福建科学技术出版社，2015. 7
ISBN 978-7-5335-4786-8

Ⅰ . ①传… Ⅱ . ①温… Ⅲ . ①验方—汇编
Ⅳ . ① R289.5

中国版本图书馆 CIP 数据核字（2015）第 117855 号

书　　名　传世本草良方
编　　著　温梦霞
出版发行　海峡出版发行集团
　　　　　福建科学技术出版社
社　　址　福州市东水路 76 号（邮编 350001）
网　　址　www.fjstp.com
经　　销　福建新华发行（集团）有限责任公司
印　　刷　北京天正元印务有限公司
开　　本　710 毫米 ×1000 毫米　1/16
印　　张　26
图　　文　416 码
版　　次　2015 年 7 月第 1 版
印　　次　2015 年 7 月第 1 次印刷
书　　号　ISBN　978-7-5335-4786-8
定　　价　29.80 元

目录

contents

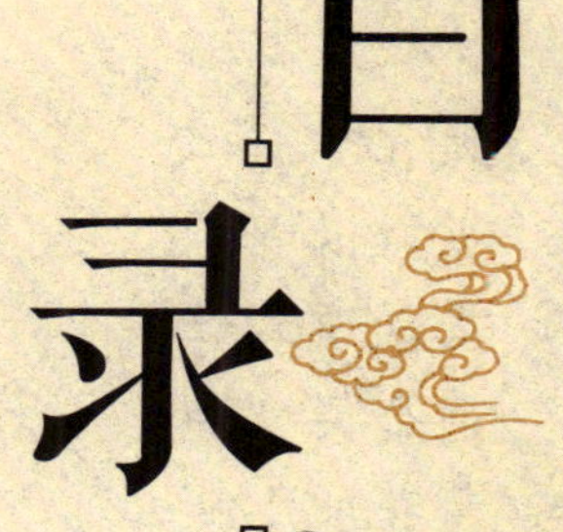

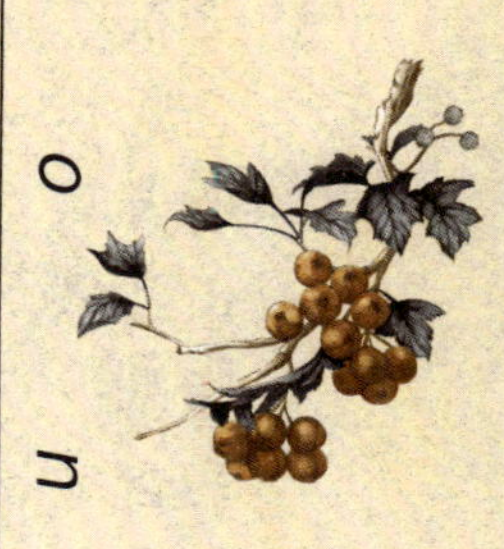

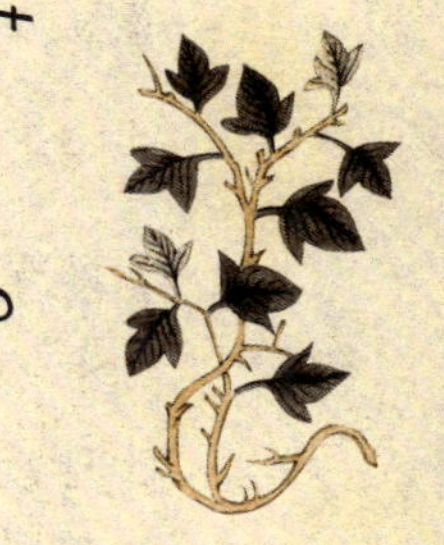

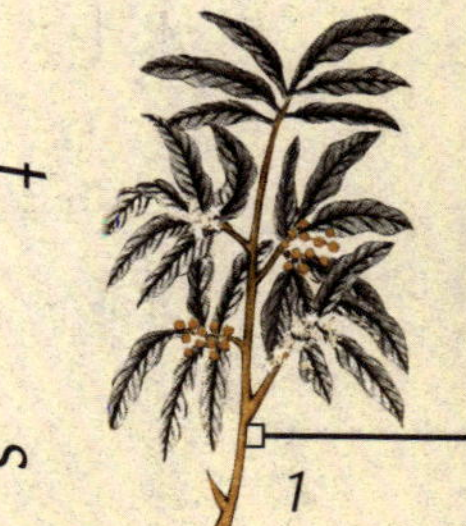

清热解毒类

清热凉血类

清虚热类

第三章 泻下

攻下类

润下类

峻下逐水类

第四章 祛风湿

祛风寒湿类

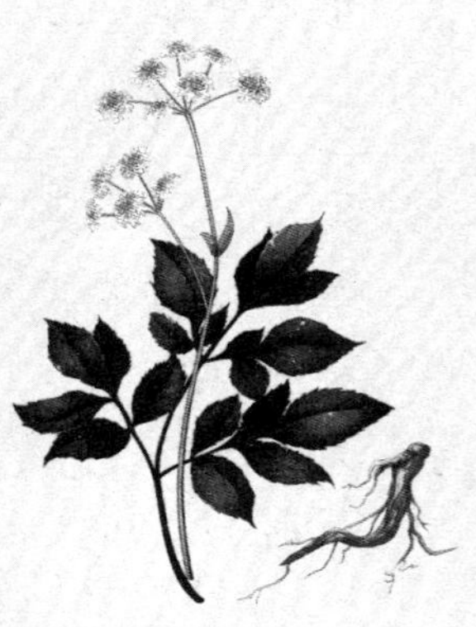

祛风湿热类

祛风湿强筋骨类

第五章
化湿

第六章
利水渗湿

利水消肿类

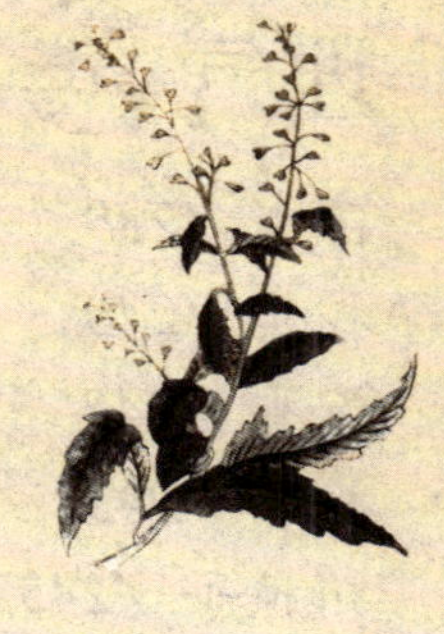

利尿通淋类

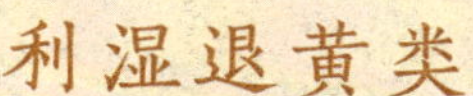

利湿退黄类

第七章
温里

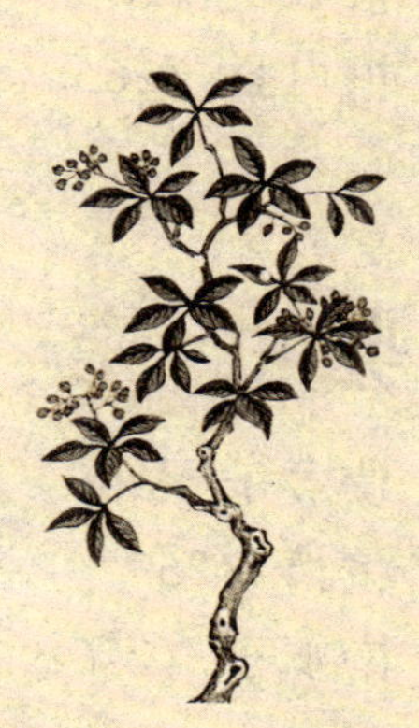

第八章
理气

第九章
消食

第十章
驱虫

第十一章
止血

凉血止血类

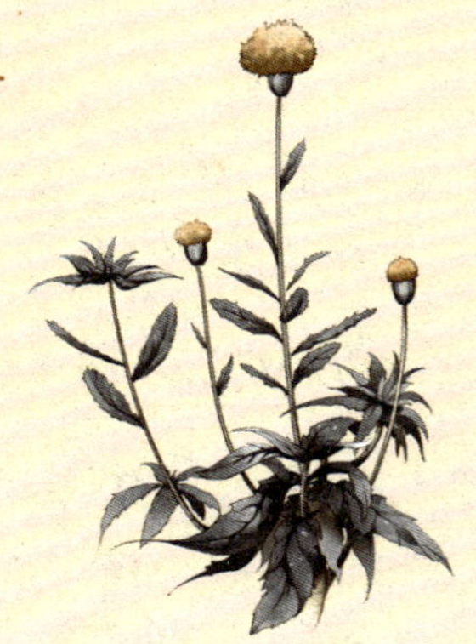

化瘀止血类

收敛止血类

温经止血类

第十二章
活血化瘀

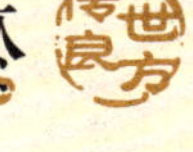

活血止痛类

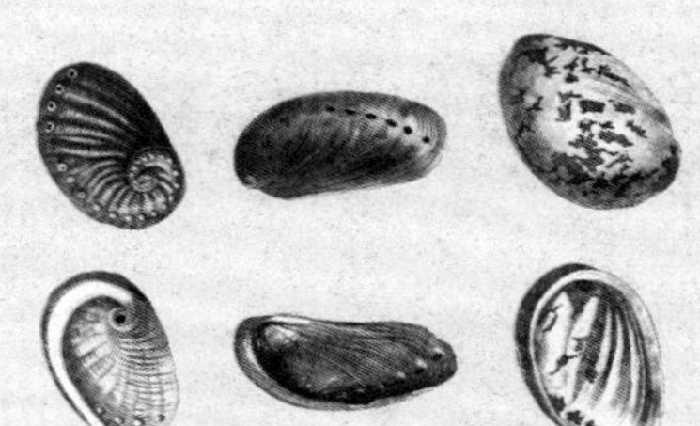

息风止痉类

第十六章

补虚

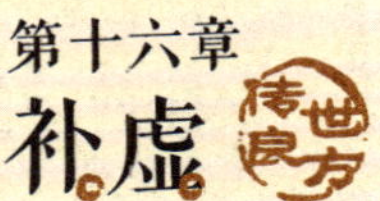

补气类

补阳类

补血类

补阴类

药名拼音索引

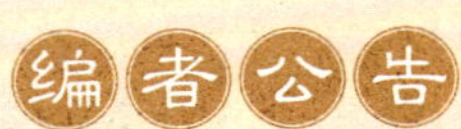

编者公告

本书旨在为广大读者提供医疗保健参考，并非医疗手册。书中所提供的信息不能完全代替医生的诊疗和处方。如果您怀疑自己身患疾病，建议参考本书所列药方并在医生的指导下治疗。尤其对少数有毒性的药物如巴豆等，须在医生的指导下应用。

由于本书方剂的收集，参考和借鉴的古今文献较多，不便一一列出，仅以此表示深深的感谢。

第一章 解表传世良方

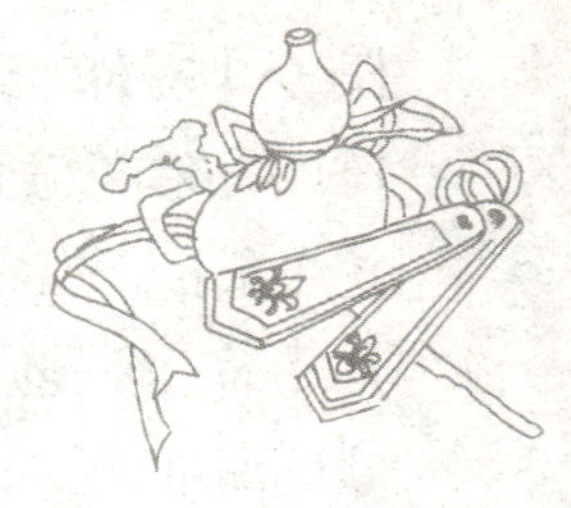

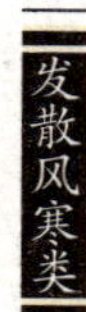

发散风寒类

麻黄

别名 龙沙、狗骨、卑相、卑盐。

麻黄为麻黄科植物草麻黄、木贼麻黄或中麻黄的草质茎，在其绿色时，于秋季采收，晒干后除去根部等杂质，切成段。主要产地包括河北、陕西、山西、甘肃、内蒙古、辽宁等地。

性味归经 性温，味辛、微苦；归肺、膀胱经。

功效主治 发汗解表，宣肺平喘，利水消肿。适用于风寒表实证、恶寒发热、无汗、头痛身疼、邪壅于肺、肺气不宣、咳嗽气喘、小便不利、风湿痹痛、肌肤不仁以及风疹瘙痒等。

服用禁忌 表虚自汗、盗汗及虚喘者慎用。

古籍摘要

《本草纲目》：散目赤肿痛，水肿，风肿，产后血滞。

《神农本草经》：主中风，伤寒头痛，温疟。发表出汗，去邪热气，止咳逆上气，除寒热，破癥坚积聚。

良方精选

方 1

配方 麻黄30克。

制法 麻黄用武火加水煎5分钟，滤渣取汁。

用法 趁热服用。每日服2次，温覆取汗。

功效 适用于类风湿关节炎。

方2

【配方】麻黄5克，梨1个。

【制法】麻黄捣为粗末；梨洗净后剖开，挖去梨核；把麻黄放入梨心内，再将梨合严，插上牙签固定，然后放入碗内，隔水蒸熟即可。

【用法】每日2次，每次1个，食梨饮汁，连用3～5日。

功效 清热化痰、润肺止咳，适用于小儿百日咳初期和痉咳期的患者。

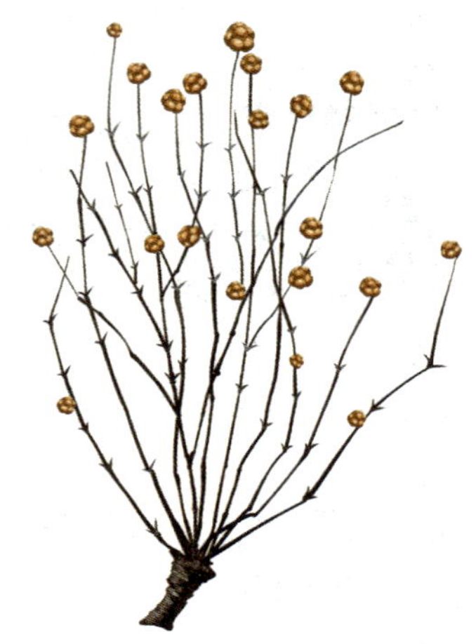

方3

【配方】麻黄10克，石膏30克，甘草9克，半夏、大枣各6克，生姜3片。

【制法】将以上中药以水煎煮，取药汁。

【用法】每日1剂，分2次服用。

功效 本方具有清热化痰的功效，适用于痰热壅肺引起的慢性支气管炎等。

方4

【配方】麻黄、附子、细辛、桂枝、六轴子、威灵仙、川牛膝各适量。

【制法】将以上中药以水煎煮，取药汁。

【用法】每日1剂，分2次服用。

功效 温经通络，适用于腰椎骨质增生。

方5

【配方】麻黄、紫菀、杏仁各33克，鲜姜汁、芝麻油各30毫升，川贝15克，蜂蜜适量。

【制法】将麻黄、紫菀、杏仁、川贝共研细末；将芝麻油煮沸1～2次，加蜂蜜煮沸后，再加姜汁煮沸，最后加入诸药末，煮5～6分钟即可成膏，储瓶内密闭备用。

【用法】本方剂量为1个疗程量，分14日服完。服时应在饭后半小时温开水送服，每次1小匙，每日2次。坚持2个疗程，每疗程间隔

7日。

功效 宣肺平喘、止咳化痰，用于呼吸急促、喉中痰鸣、胸闷气促等支气管哮喘症状。

方 6

配方 麻黄8克，独活6克，黄芩5克，细辛、黄芪各3克。

制法 将以上中药以水煎煮，取药汁。

用法 温热时服下。

功效 化湿、利湿固表、止烦。

方 7

配方 麻黄（去节）9克，桂枝、杏仁（去皮尖）各6克，炙甘草3克。

制法 将上述中药以水煎煮，取药汁。

用法 每日1剂，分3次服用，服用后盖上被子出汗，但注意不能出汗过多。

功效 可发汗，多用于冬日天气寒冷引起的感冒。

备注 麻黄的发汗作用很强，用量太大会损伤人体的正气，可以根据患者体质强弱调整麻黄的用量，一般在3～9克之间。

方 8

配方 麻黄、地龙、蒺藜、黄芩、蝉蜕各15克，何首乌、地肤子各10克，细辛3克。

制法 将上述所有药材浸泡在清水中半小时后，用浸泡的水煎煮，滤渣，取汁。如此反复水煎3次。

用法 年龄在16岁以上者每日1剂，7～15岁每日半剂，4～6岁每日1/3剂，分早、中、晚3次，温服，7日为1个疗程。

功效 凉血去热，祛风。

方 9

配方 麻黄根10克，浮小麦30克。

制法 将上药以水煎煮，取药汁。

用法 每晚服1次，连用1周。

功效 固表止汗，适用于肺结核引起的盗汗。

桂枝

别名 玉桂。

桂枝为樟科植物肉桂的嫩枝，在春、夏季节采收，阴干或者晒干后切片，多产于广西、云南、广东、福建等地。

性味归经 性温，味辛、甘；归心、肺、膀胱经。

功效主治 温经通络，发汗解肌。多用于风寒感冒引起的头疼、发热，发汗功效相对于麻黄来说较弱；也可用于宫寒血瘀引起的痛经、闭经、经血不畅。

服用禁忌 孕妇、血热者慎用。

古籍摘要

《神农本草经》：主上气咳喘，结气，喉痹吐吸，利关节。

《医学启源》：去伤风头痛，开腠理，解表，去皮肤风湿。

良方精选

方1

配方 桂枝、当归、芍药、细辛、炙甘草、木通、大枣、桃仁、红花、川芎、威灵仙各适量。

制法 将以上中药以水煎煮，取药汁。

用法 每日1剂，分2次服用。

功效 温经祛风、活血通脉，适用于坐骨神经痛。

方2

配方 桂枝、羌活、松节、当归、牛膝各10克，黄芪、白芍、海风藤各15克，甘草4克，生姜3片，大枣5枚。

制法 将以上中药以水煎煮，取药汁。

用法 每日1剂，分2次服用。

功效 本方具有益气养血、祛风通络的功效，可以有效缓解坐骨神经痛。

方 3

|配方| 桂枝、生姜各12克，芍药、甘草各15克，乌头6克，大枣3枚。

|制法| 将以上中药以水煎煮，取药汁。

|用法| 每日1剂，分2次服用。

功效 温经散寒，用于腹中冷痛、手足厥冷、身体疼痛等内外皆寒之症。

|备注| 本方中乌头有毒性，应遵医嘱煎服。

方 4

|配方| 桂枝15克，生姜、甘草、白芍、杏仁、麻黄各10克，大枣4枚。

|制法| 将上述所有药材用水煎煮，滤渣，取药汁。

|用法| 每日1剂，一般6日为1个疗程。

功效 疏风固表，可用于改善过敏症状。

方 5

|配方| 桂枝、鸡血藤、海风藤各9克。

|制法| 将上述所有药材用水煎煮，滤渣，取药汁。

|用法| 每日1剂。

功效 本方可活血化瘀、祛风通络、温经舒筋，可用于缓解风湿性关节炎。

方 6

|配方| 桂枝、木瓜、银花藤各15克，金银花30克，木通10克，菖蒲草、艾叶各3根。

|制法| 将以上中药以水煎煮，取药汁。

|用法| 每日1剂，分2次服用。

功效 本方具有祛风化湿、通络止痛的功效，可用于缓解风湿性关节炎。

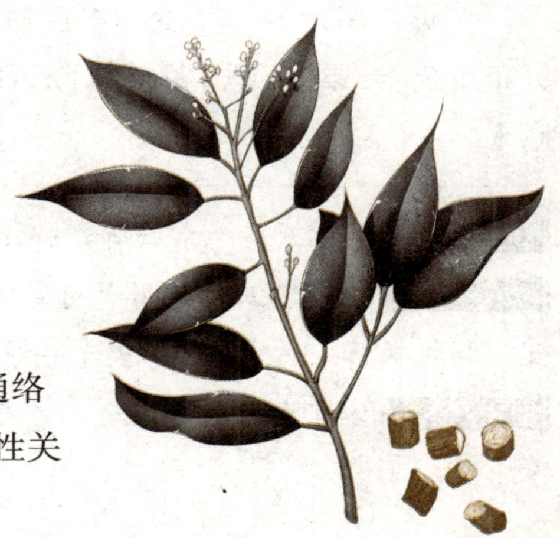

方7

【配方】桂枝、当归、防风、白芷、川芎、黄芪、赤芍、生姜各10克，大枣5枚。

【制法】将上述所有药材放入砂锅中浸泡半个小时，再加热煎煮30分钟，滤出药汁，继续在砂锅中加水，煎煮20～30分钟，滤渣取汁，将两次煎煮的药汁混合。

【用法】分2次早、晚服用，每日1剂，一般14日为1个疗程。

功效 顺气活血、除烦静心。

方8

【配方】桂枝、茯苓、牡丹皮、赤芍、泽兰各9克。

【制法】将以上中药以水煎煮，取药汁。

【用法】每日1剂，分2次早、晚服用。

功效 本方可以活血化瘀、健脾利湿，适用于老年性白内障术后黄斑囊样水肿。

紫苏

别名 白苏、赤苏、苏麻、苏草。

紫苏为唇形科一年生草本植物紫苏的叶或带叶小软枝，多系栽培，分布于全国，野紫苏则多分布于长江以南各省。紫苏多在夏秋两季采摘，晒干。

性味归经 性温，味辛；归肺、脾经。

功效主治 解表散寒。适用于感冒胸闷、恶寒发热、咳嗽、气喘、胎动不安、胸腹胀满、呕吐及鱼、蟹中毒等症。

服用禁忌 体虚乏力兼气短者、溃疡病患者、糖尿病患者、婴幼儿、老年人忌服。

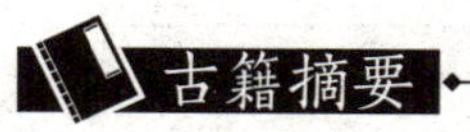

《本草纲目》：行气宽中，清痰利肺，和血，温中，止痛，定喘，安胎。

《本草正义》：紫苏，芳香气烈，外开皮毛，泄肺气而通腠理，上则通鼻塞，清头目，为风寒外感灵药；中则开膈胸，醒脾胃，宣化痰饮，解郁结而利气滞。

《本草汇言》：紫苏，散寒气，清肺气，宽中气，安胎气，下结气，化痰气，乃治气之神药也。一物有三用焉：如伤风伤寒，头疼骨痛，恶寒发热，肢节不利，或脚气疝气，邪郁在表者，苏叶可以散邪而解表……

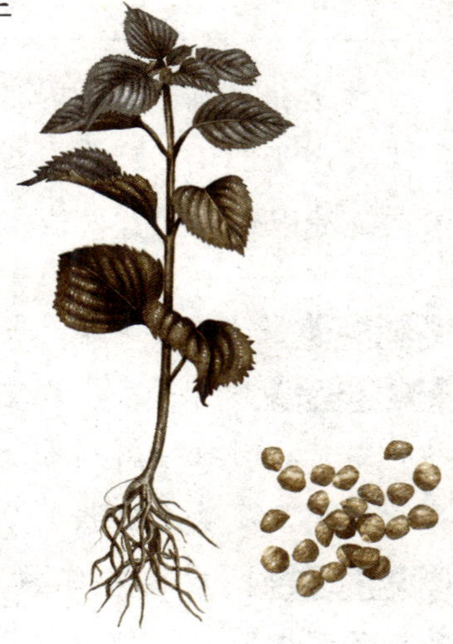

良方精选

方 1

【配方】紫苏叶12～15克，生姜3～4片。

【制法】紫苏叶和生姜加水煎煮，滤渣取汁。

【用法】每日1剂，分2～3次服用。

功效 可缓解食物中毒。

方 2

【配方】紫苏子、莱菔子各100克，白芥子45～50克。

【制法】将以上中药共研细末，炼蜜为丸。

【用法】每次服0.1～0.2克，每日2次。

功效 本方可缓解支气管炎症状。

方 3

【配方】紫苏叶10克，赤小豆60克，桑皮15克，生姜2片。

【制法】将紫苏叶、桑皮、生姜用干净的布包好，扎紧后与赤小豆一同放入锅中加水煎煮，煮至赤小豆熟烂后，捞出药包。

【用法】吃豆饮汤。

功效 本方具有清热解暑、利尿除湿的功效，适用于小便黄赤、大便不畅。

生姜

别名 姜、鲜姜、黄姜。

生姜是姜科多年生草本植物姜的鲜根茎，原产于印度、中国，目前国内主要产于四川、广东、湖北等地。生姜嫩者味轻、老者味重，若用作菜肴或腌渍以嫩姜为宜，若作调味或药用则用老姜。

性味归经 性温，味辛；归肺、脾、胃经。

功效主治 发汗解表，温中止呕，温肺止咳，解鱼、蟹毒，解药毒。适用于外感风寒，头痛，痰饮，咳嗽，胃寒呕吐。

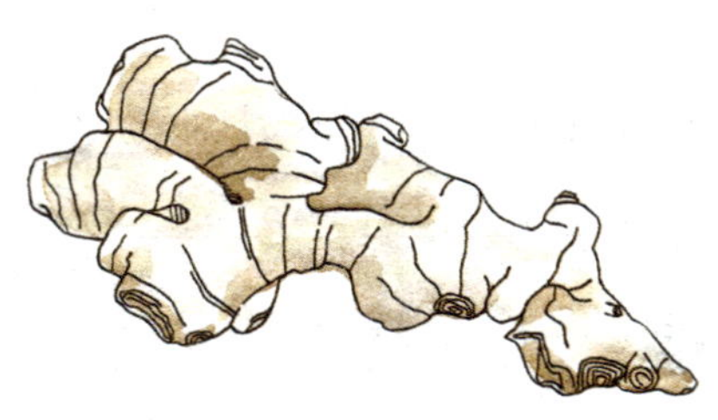

服用禁忌 阴虚内有实热或患痔疮者忌用；不宜久服。

古籍摘要

《名医别录》：归五脏，除风邪寒热，伤寒头痛鼻塞，咳逆上气，止呕吐，去痰下气。

《本草纲目》：生用发散，熟用和中。解食野禽中毒成喉痹。浸汁，点赤眼。捣汁和黄明胶熬，贴风湿痛甚妙。

良方精选

方1

配方 鲜生姜50克。

制法 鲜生姜洗净切碎，加水400毫升煎成30毫升。

用法 每日3次，2日服完。

功效 改善消化性溃疡。

方2

配方 生姜2片，艾叶9克，红茶6克。

制法 艾叶、生姜、红茶一同水煎取汁。

用法 每日2～3次。

功效 祛湿除寒，可用于寒湿型急性胃肠炎，症见暴起上吐下泻，便稀如水，腹痛肠鸣，脘腹胀满，身重肢冷。

方3

【配方】生姜、陈皮各9克。

【制法】生姜、陈皮水煎取汤。

【用法】随量饮服。

功效 适用于慢性胃炎、胃痛、呕吐。

方4

【配方】生姜45克，红糖30克。

【制法】生姜与红糖共捣糊状。

【用法】每日分3次服用。

功效 可用于急性细菌性痢疾的辅助治疗。

方5

【配方】生姜300克，细辛80克，50°白酒600毫升。

【制法】细辛研为末，生姜洗净，将两者混合捣成泥后，放入铁锅内炒热，加入白酒调匀，再微炒。然后将炒过的药物铺于纱布上，热敷肩周疼痛处。

【用法】每晚1次。

功效 适用于肩周炎。

方6

【配方】生姜30克，樟脑粉5克。

【制法】将生姜、樟脑粉共捣如泥。

【用法】放置脐腹，纱布盖严，胶布固定，干则换之。

功效 适用于麻痹性肠梗阻的辅助治疗。

方7

【配方】鲜生姜30克，蜂蜜80克。

【制法】生姜捣碎取汁，与蜂蜜搅拌。

【用法】1～2岁每日服1/4剂，2～4岁服1/3剂，4～7岁服1/2剂，7～14岁服2/3剂，15岁以上者服1剂。

功效 适用于急性蛔虫性肠梗阻的辅助治疗。

方8

【配方】生姜30克，蜂蜜60克，大豆油（或花生油）50～100毫升。

【制法】生姜捣碎绞取浓汁，与蜂蜜、大豆油（其中的大豆油，14岁以下者用50毫升，14岁以上用100毫升）调匀，此为1剂。

【用法】15岁以下每日1/4～2/3剂，14岁以上每日1剂，分3次服用。

功效 对蛔虫性肠梗阻有一定的辅疗作用。

香薷

别名 香茹、香草、紫花香菜、蜜蜂草。

香薷为唇形科植物海州香薷的带花全草，因其叶子散发香气而得名，香薷可以分为野生香薷和人工种植香薷两种，主产于山西、河南、陕西、山东等地。鲜品的香薷也可以作为家常的蔬菜食用，阴干后的干品则作为药材使用。

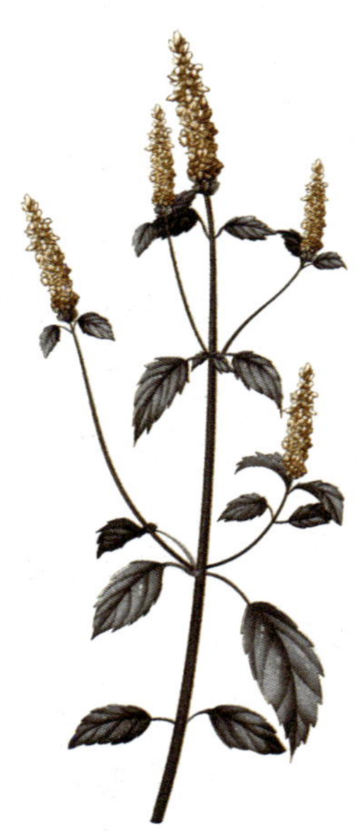

【性味归经】性微温，味辛；归肺、脾、胃经。

【功效主治】发汗解表，利水化湿。适用于暑湿感冒，恶寒发热、头痛无汗、胸痞腹痛、呕吐腹泻；水肿、脚气等病症。

【服用禁忌】多汗表虚者忌服；气虚火盛、阴虚有热者忌服。

古籍摘要

《本草纲目》：世医治暑病，以香薷饮为首药。然暑有乘凉饮冷，致阳气为阴邪所遏，遂病头痛，发热恶寒，烦躁口渴，或吐或泻，……若用香薷之药，是重虚其表，而又济之以热矣。

《大明》：下气，除烦热，疗呕逆冷气。

良方精选

方 1

【配方】香薷3～9克。

【制法】将香薷加水煎煮，滤渣取汁。

【用法】每日1剂，温服。

功效 发汗解表，适用于急性胃肠炎、脚气水肿、夏季感冒、肾炎水肿等。

方 2

【配方】香薷500克，白扁豆（微炒）、厚朴（去粗皮，姜汁炙熟）各250克。

【制法】水煎服或加酒少量同煎。

【用法】代茶饮，少量多次。

功效 本方适用于阴暑。阴暑指患者在夏季因气候炎热而吹风纳凉，或者吃了过多生冷的食物，导致胃肠损伤而出现一系列症状的疾病，有发热、怕冷、无汗、全身疼痛等类似感冒的症状，同时又会感到头脑不清醒、头昏、没精神、胸口闷，有时还会恶心、呕吐、拉肚子、大便不畅。

方 3

【配方】香薷、淡竹叶各3克，车前草5克，薄荷4克。

【制法】将香薷、淡竹叶、车前草用水过滤，洗净，将过滤后的中药与薄荷一同放入砂锅中，然后加3碗清水，煎沸后煮5分钟，去渣取汁即可。

【用法】代茶温饮，每日1～2剂。

功效 本方具有消暑解热、除烦止渴的功效，适用于暑热感冒，症伴胸闷、烦渴、小便短赤者。

方 4

【配方】香薷3克。

【制法】将香薷研成粉末状。

【用法】每次1剂，温开水冲服。

功效 适用于鼻血不止。

荆芥

别名 假苏、香荆芥、线芥。

荆芥为唇形科植物荆芥的全草，入药时用其干燥的茎叶和花穗，秋季花开穗绿时割取地上部分，晒干，分布于江苏、江西、湖北、河北等地。内用多煎汤或入丸、散；外用捣敷、研末调敷或煎水洗。

性味归经 性微温，味辛；归肺、肝经。

功效主治 祛风解表，透疹消疮，止血。用于感冒、麻疹透发不畅、便血、崩漏等。鲜嫩芽用于小儿镇静效果最佳。

服用禁忌 风热感冒、表虚自汗兼阴虚头痛者忌服。

古籍摘要

《本草纲目》：荆芥入足厥阴经气分，其功长于祛风邪，散瘀血，破结气，消疮毒。盖厥阴乃风木也，主血，而相火寄之，故风病血病疮病为要药。

《神农本草经》：主寒热，鼠瘘，瘰疬生疮，破结聚气，下瘀血，除湿痹。

良方精选

方1

配方 荆芥、防风各12克，带根韭菜全棵（全身瘫用7棵、右侧瘫用4棵、左侧瘫用3棵），猪蹄甲2个。

制法 将上述所有药材加水煎煮25分钟，滤渣取汁。

用法 趁热温服，服用后盖被发汗（不发汗，无效果）。

功效 发汗除风，适用于偏瘫。

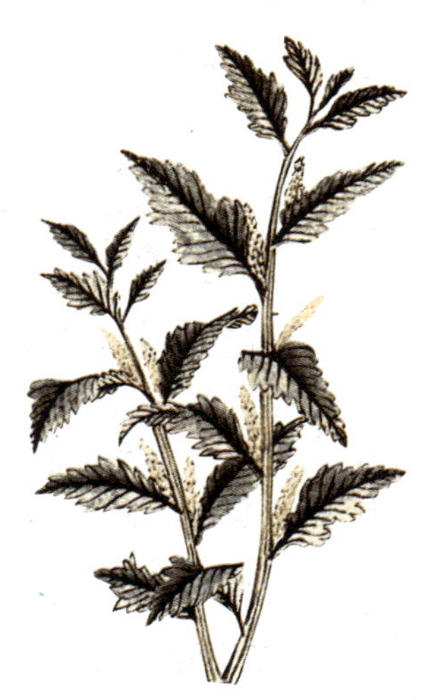

方2

【配方】荆芥、朴硝、莲房、五倍子、桑寄生各30克。

【制法】将上述中药以水煎煮，取药汁。

【用法】晚上睡觉前熏洗患处。

功效 有消肿、止痛、止血的作用，适用于外痔、内痔。

方3

【配方】荆芥、桑寄生、莲房、朴硝各30克，鳖甲24克，五倍子4克。

【制法】将上述所有药材加水，武火煎煮20分钟。

【用法】将药汁倒入干净盆中，患者先半蹲于盆上熏，待药汁温度降低后坐浴10～15分钟，每日1次。

功效 清热解毒、祛风止痛，适用于肛裂。

方4

【配方】荆芥、苏叶各10克，红糖30克，生姜15克，茶叶6克。

【制法】将荆芥、苏叶洗净，与茶叶、生姜一并放入砂锅中，加水浸泡20分钟，文火煎沸10分钟取汁，加红糖溶化即成。

【用法】随意服用。

功效 发汗解表，适用于风寒感冒，症见发热无汗、鼻流清涕、痰少清稀者。

方5

【配方】荆芥10克。

【制法】将上药炒干后研成粉末状。

【用法】男性米汤送服，女性用酒送服，每次1剂。

功效 适用于大便带血。

方6

【配方】荆芥、椿树皮各5克，醋30毫升。

【制法】将荆芥和椿树皮洗净晾干后一同研成粉末状，与醋一同加水煎煮，滤渣取汁。

【用法】温服。

功效 适用于妇女下血如崩。

方 7

【配方】荆芥、桔梗、白芷、浮萍、黄芩、牡丹皮各10克。

【制法】将上述所有中药放入砂锅中加水浸泡30分钟，然后煎煮30分钟，倒出药汁，继续加水煎煮20分钟，然后将两次煎得的药汁混合在一起。

【用法】每日1剂，分早、晚2次服用，一般10～15日为1个疗程。

功效 可以有效清除脾胃湿热。

防风

别名 关防风、东防风。

防风为伞形科植物防风的根，多在春、秋两季采挖，将根挖出后，除去须根及泥土，晒干。防风主要分布于黑龙江、吉林、内蒙古、河北。内服多用来煎汤或入丸、散；外用多煎水熏洗。一般生用，止泻炒用，止血炒炭用。

性味归经 性微温，味辛、甘；归膀胱、肝、脾经。

功效主治 祛风解表，除湿止痛。用于风寒感冒、头痛、风湿痹痛、风疹瘙痒、破伤风、骨节酸痛等。

服用禁忌 阴血亏虚、病不因风湿者忌服；血虚痉急或头痛不因风寒者忌服。

古籍摘要

《神农本草经》：主大风头眩痛，恶风，风邪，目盲无所见，风行周身，骨节疼痹，烦满。久服轻身。

《名医别录》：胁痛，胁风头面去来，四肢挛急，字乳金疮内痉。

《经验后方》：防风，去芦头，炙赤、为末，治崩中。

良方精选

方 1

【配方】防风10克，薏苡仁30克。

【制法】将防风与薏苡仁一起水煎，取药汁约200毫升。

【用法】每日1剂，1次服完，连服7日为1个疗程，停3日后，再服下1个疗程。

功效 适用于类风湿关节炎、风湿性痹痛。

方 2

【配方】防风、荜茇、细辛、白芷各5克，良姜4克。

【制法】取以上配方焙黄，研为极细末，和匀，装瓶备用。

【用法】用医用脱脂棉蘸取药末少许，塞入鼻孔，左侧牙痛塞右鼻，右侧牙痛塞左鼻，塞好后做深呼吸2分钟，每日早晚各用药1次。

功效 祛风止痛消炎，适用于牙痛。

方 3

【配方】防风、苦参、白鲜皮、蝉衣、紫草、蛇床子各10克。

【制法】将上药煎煮取汁。

【用法】将药汁加入洗脚水中进行足浴。每日1剂，分2次，每次10～30分钟。

功效 可有效缓解足部皮肤瘙痒症状。

方 4

【配方】防风、荆芥、甘草、薄荷、蝉蜕、大青叶各15克。

【制法】将以上6味中药加水煎汤，去渣取汁备用。

【用法】洗浴患处，每日2次。

功效 清热解毒、利湿除疹，适用于水痘。

方 5

【配方】防风、川芎各15克，当归12克，僵蚕10克，蝉蜕5克，细辛4克，蜈蚣1条。

【制法】将上述所有药材加水煎煮30分钟，滤渣取汁。

【用法】趁热温服。

功效 化痰熄风，适用于口眼歪斜。

方 6

|配方| 防风、百部、透骨草、荆芥穗、土荆皮、苦参各30克，王不留行、大风子、皂荚各20克，白醋500毫升。

|制法| 将上述除白醋外的配方加水1500毫升，煎煮至药汁还剩2/3时倒出药汁，再次加水1000毫升，煎煮至药汁还剩一半时滤渣取汁，与第1次所得药汁混合，再加入白醋，拌匀。

|用法| 取一半药汁，将双手浸泡其中30分钟，早晚各1次，每日1剂，3周为1个疗程。

功效 祛风除湿、解毒止痒。

方 7

|配方| 防风200克，川芎100克，人参50克。

|制法| 将上述中药一同研成粉末状。

|用法| 睡前冲服，每次15克。

功效 适用于盗汗。

羌活

别名 羌青、羌滑、黑药、胡王使者、护羌使者、退风使者。

羌活是伞形科多年生草本植物羌活或者宽叶羌活、川羌活的根茎，多产于我国云南、四川、河南、青海、陕西等地，在春、秋季节采收，晒干或阴干，多切片后使用。

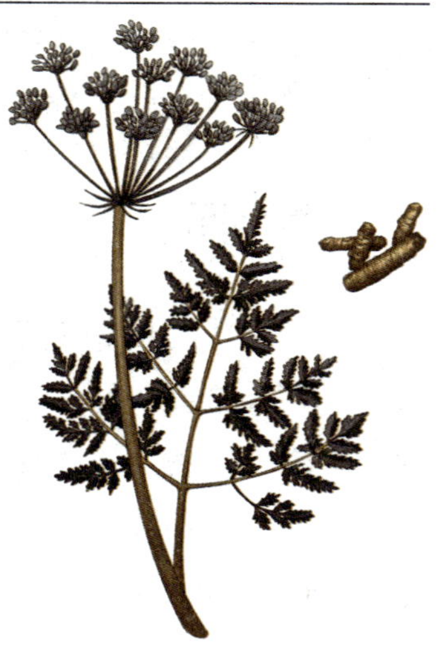

|性味归经| 性温，味辛、苦；归膀胱、肾经。

|功效主治| 发汗解表，除风散寒、止痛除湿。主要用于风寒感冒引起的头痛、发热、肢体酸痛等。

|服用禁忌| 阴虚血亏、脾胃虚弱者慎用。

古籍摘要

《药性论》：治贼风，失音不语，多痒血癞，手足不遂，口面㖞斜，遍身顽痹。

《品汇精要》：主遍身百节疼痛，肌表八风贼邪，除新旧风湿，排腐肉疽疮。

良方精选

方1

【配方】羌活9～12克。

【制法】羌活加水煎服。

【用法】每日1剂，连服7日为1个疗程。

【功效】可用于急性青光眼的辅助治疗。

方2

【配方】羌活、茶叶各9克，紫苏叶5克。

【制法】以上所有配方共研粗末，以沸水冲泡即可。

【用法】每日1剂，随时温服。

【功效】辛温解表，适用于因风寒感冒所引起的恶寒、发热、无汗、肢体酸痛等症状。

方3

【配方】羌活、独活各9克，防风、川芎、藁本、蔓荆子各6克，炙甘草3克。

【制法】将以上中药以水煎煮，取药汁。

【用法】每日1剂，分2～3次服用。

【功效】祛风胜湿，适用于原发性高血压病，症见头身沉重、转侧不利、颈项强痛、舌淡红、苔薄白腻、脉浮弦。

【备注】头项强痛剧者加葛根15克，赤芍12克。

方4

【配方】羌活10～12克。

【制法】将羌活加水煎煮20分钟左右，滤渣取汁。

【用法】温服。

功效 本方可发汗解表，适用于外感风寒引起的头痛、呕吐、鼻塞、腹泻等。

方5

配方 羌活60克，白酒适量。

制法 将羌活加白酒煎煮。

用法 温饮。

功效 适用于产后腹痛。

方6

配方 羌活、天麻、当归、菟丝子、川芎、熟地黄各20克。

制法 将上述所有中药研成粉末，炼蜜为丸，或水泛为丸，或直接将药粉装入医用空胶囊中。

用法 40岁以下者服用水丸或者胶囊，每日8粒；40岁以上含40岁者服用蜜丸，每日8粒。2个月为1个疗程，每个疗程中间停药15天，连续服用3个疗程。

功效 祛风通络、补肾活血。

白芷

别名 白茝。

白芷是伞形科多年生草本植物白芷或者杭白芷的根，多在夏秋两季采收，去除杂质后将其根晒干或者阴干，切片使用。白芷多生长于我国东北及华北地区。

性味归经 性温，味辛；归肺、胃、大肠经。

功效主治 解表散寒，祛风止痛，除湿止带，通窍，消肿排脓。多用于风寒感冒、头痛、白带异常等病症，同时也具有养颜、滋润肌肤的功效。

服用禁忌 热证者忌服。

古籍摘要

《神农本草经》：女人漏下赤白，血闭阴肿，寒热，风头侵目泪出，长肌肤，润泽颜色，可作面脂。

《名医别录》：疗风邪，久渴吐呕，两胁满，风痛头眩目痒。可作膏药。

良方精选

方1

【配方】白芷10克，白砂糖少许。

【制法】白芷煎汤，滤渣取汁，调入白砂糖。

【用法】代茶饮。

功效 除湿散寒，适用于外感风湿引起的头痛。

方2

【配方】白芷9克，雄黄、白矾各0.1克。

【制法】将上药共研细末。

【用法】每日2次，成人每次服3克，儿童每次服1.5克，用温开水送服，同时药粉用水调匀敷伤口。

功效 本方具有较好的拔毒、排毒功效，对于缓解毒蛇咬伤有较好的效果。

方3

【配方】白芷10克。

【制法】白芷加水煎汤，滤渣取汁。

【用法】趁热服用。

功效 适用于外感风寒引起的头痛、鼻塞等。

方4

【配方】白芷30克。

【制法】将白芷研成粉末状。

【用法】每日1～2次，每次冲服3克，另取少许吹入鼻腔中。

功效 本方具有开窍解表、活血化脓的功效，可有效缓解急、慢性鼻窦炎。

方5

|配方| 白芷150克，芒硝90克，鸡蛋3枚。

|制法| 将白芷加工研碎，加水2000毫升，煎煮去渣，待稍冷后加入鸡蛋和芒硝，搅匀备用。

|用法| 温洗头部。

功效 祛风止痒、去屑洁发，适用于头部脂溢性皮炎。

方6

|配方| 白芷、当归各50克。

|制法| 将上述中药一同研成粉末状。

|用法| 每次10克，温水冲服。

功效 适用于便秘。

苍耳子

别名 葈耳实、苍子、胡苍子、老苍子、羊负来、道人头、胡寝子。

苍耳子为菊科植物苍耳的干燥成熟带总苞的果实。秋季果实成熟时采收，干燥后，除去梗、叶等杂质，全草皆可入药。全国皆可生长。内服常煎汤或入丸、散；外用多捣敷或煎水洗。

性味归经 性温，味辛、苦；有毒；归肺经。

功效主治 散风除湿，通鼻窍。多用于风湿、鼻渊流涕、风疹头痛、湿痹拘挛等。

服用禁忌 虚性头痛、痹痛者禁服。

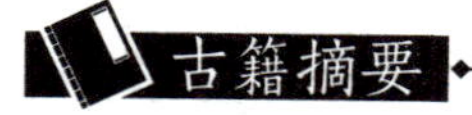

《神农本草经》：主风头寒痛，风湿周痹，四肢拘挛痛，恶肉死肌，膝痛。久服益气，耳目聪明，强志轻身。

《大明》：治一切风气，填髓暖腰脚，治瘰疬疥癣及瘙痒。

《本草纲目》：炒香浸酒服，去风补益。

良方精选

方 1

|配方| 苍耳子适量。

|制法| 苍耳子焙干，研为细末。

|用法| 饭后用米汤送服，每日3次，每次3克。

功效 适用于雀斑。

方 2

|配方| 苍耳子30～60克。

|制法| 苍耳子加水煎煮。

|用法| 熏洗患处，每日2次。

功效 适用于扁平疣。

方 3

|配方| 苍耳子15克，辛夷、甘草各10克，川芎、荆芥、防风、白芷各9克，薄荷（后入）3克。

|制法| 将上药以水煎煮，取药汁。

|用法| 每日1剂，分2次服用。

功效 疏风止痛，适用于急性鼻窦炎。

方 4

|配方| 苍耳子25克，粳米150克。

|制法| 苍耳子洗净后捣烂，挤出其汁液，倒入粳米中，加水1000毫升，煎煮成粥。

|用法| 温服。

功效 适用于老年白内障，视物模糊者。

方 5

|配方| 苍耳子30～40个，芝麻油50毫升。

|制法| 将苍耳子轻轻捶开，与芝麻油一同放入铝锅内，文火煎炸，炸至苍耳子干枯时，滤渣取药油，装入干净容器内。

|用法| 以棉签蘸取少许药油涂在鼻腔内，早晚各1次，14日为1个疗程。

功效 本方可通鼻窍，适用于鼻炎引起的记忆力衰退、头痛，鼻窦炎等。

方6

配方 苍耳子10克，75%的酒精50毫升，柴胡注射液20毫升。

制法 将苍耳子放入酒精中浸泡7日。

用法 用棉签分别蘸取苍耳子酒精和柴胡注射液，交替擦拭患者患处，每种药液擦3～4次。

功效 抗病毒，适用于扁平疣。

方7

配方 苍耳子5克，蒜9克。

制法 将上述配方加水煎煮，滤渣取汁。

用法 温服。

功效 适用于小儿消化不良。

方8

配方 苍耳子、辛夷花、薄荷各2克。

制法 苍耳子入锅中干炒后晾凉，与辛夷花、薄荷一同加热水冲泡，取汁。

用法 温饮。

功效 适用于鼻塞流涕、打喷嚏者。

葱白

别名 葱茎白、葱白头、大葱白。

葱白是百合科植物葱近根部的鳞茎。葱白多鲜用，可随时采摘，广泛生长于全国各地，采摘后去叶及根，除去外膜，即可使用。葱白的应用很广泛，不仅可以作为中药使用，也常用于调味、烹饪。

性味归经 性温，味辛；归肺、胃经。

功效主治 宣通阳气，发汗解表，解毒杀虫。适用于风寒感冒、阴寒腹痛、二便不通、痢疾、疮痈肿痛、虫积腹痛。

服用禁忌 表虚多汗者忌服。

古籍摘要

《神农本草经》：主伤寒，寒热，出汗，中风，面目肿。

《名医别录》：治伤寒骨肉痛，喉痹不通，安胎。

《用药心法》：通阳气，发散风邪。

良方精选

方1

配方 葱白适量，大枣20枚。

制法 将大枣洗净用水泡发，放入锅中，用武火烧沸，约15分钟后加入葱白，再加热2分钟即可。

用法 每日2次，食枣、葱白，饮汤，2日为1个疗程。

功效 适用于神经衰弱。

方2

配方 葱白15克，淡豆豉30克。

制法 二者加水煎汤。

用法 趁热服。

功效 适用于伤风、感冒初起的表证。

方3

配方 葱白100克。

制法 葱白切碎加水煎汤，滤渣取汁。

用法 趁热饮用。

功效 适用于感冒。

方4

配方 葱白（带须）30克，嫩茶叶6克。

制法 嫩茶叶与葱白水煎取汤。

用法 代茶饮。

功效 适用于感冒低热者。

方5

|配方| 葱白、红糖各适量，生姜15克。

|制法| 将葱白切成3厘米长的段与生姜一起加水煮沸，滤渣取汁，加入红糖即可。

|用法| 趁热1次服下，盖被至微汗。

功效 适用于风寒感冒、发热头痛、身痛无汗者。

方6

|配方| 葱白500克，大蒜250克。

|制法| 将葱白、大蒜洗净后，切碎，入锅中，加水煎煮。

|用法| 每日3次，每次250毫升，3日1个疗程。

功效 适用于流行性感冒。

方7

|配方| 葱白适量。

|制法| 葱白捣碎炒熟。

|用法| 放于肚脐上，用胶布固定暖脐，每日1～2次，连用数日。

功效 适用于急性胃肠炎。

方8

|配方| 葱白5根。

|制法| 葱白捣泥。

|用法| 敷脐，每日1次。

功效 适用于尿路感染。

方9

|配方| 葱白30克，蒜20克。

|制法| 将葱白、蒜共捣如泥。

|用法| 放置脐腹，纱布盖严，胶布固定，干则换之。

功效 可用于麻痹性肠梗阻的辅助治疗。

方10

|配方| 葱白10根，茶油50毫升。

|制法| 葱白捣烂，与茶油一起拌匀。

|用法| 顿服。

功效 可用于蛔虫性肠梗阻的辅助治疗。

鹅不食草

别名 鸡肠草、石胡荽、沙飞草、砂药草、球子草、散星草、蚊子草、小龙牙草、白珠子草、猪屎草。

鹅不食草是菊科植物石胡荽的全草，产于我国各地区，在日本、印度、朝鲜、马来西亚皆有生长，一般生长于海拔100米到1900米的区域。鲜用或者晒干用皆可。

性味归经 性温，味辛；归肺、肝经。

功效主治 通鼻窍，解表发汗。适用于风寒感冒，咳嗽，鼻炎，鼻息肉。发汗药力相对较弱，更长于通鼻窍。

服用禁忌 脾胃虚弱者、孕妇慎用。

古籍摘要

《医林纂要》：通郁，去寒，截疟，止痢。以于末搐鼻，可发嚏去寒郁。

《本草纲目》：鹅不食草，上达头脑，而治顶痛目病，通鼻气而落瘜肉。

《本草汇言》：石胡妥，利九窍，通鼻气之药也。其味辛烈，其气辛熏，其性升散，能通肺经，上达头脑，故主齁蛤痰喘，气闭不通，鼻塞鼻痔，胀闷不利，去目中翳障，并头中寒邪、头风脑痛诸疾，皆取辛温升散之功也。

良方精选

方1

配方 鲜鹅不食草适量，白酒少许。

制法 鲜鹅不食草洗净切碎，加白酒捣烂如泥。

用法 敷于患处，每日1次。

功效 适用于跌打损伤导致的瘀青、肿痛。

方2

配方 鲜鹅不食草100克，黄酒少量。

制法 鲜鹅不食草洗净，捣烂，取汁兑入温黄酒。

用法 分2次服用。

功效 祛风散寒、抗病毒，适用于流感。

方3

【配方】鹅不食草适量。

【制法】将鹅不食草研成细粉。

【用法】吸少许鹅不食草细粉，每日数次，或用湿棉包药粉或油膏纱条塞鼻30～60分钟取出。

功效 适用于急慢性鼻炎。

方4

【配方】鹅不食草100克。

【制法】鹅不食草捣烂如泥。

【用法】擦患处，每日1～2次。

功效 适用于疖。

方5

【配方】鲜鹅不食草6～9克，麝香0.15～0.2克，葱白3段，皂角3个。

【制法】将鲜鹅不食草、皂角、葱白捣烂挤汁后加入麝香，搅拌均匀成药汁状。

【用法】用医用脱脂棉蘸取药汁后塞入耳中，也可以将少许药汁滴入耳中。

功效 助听力，适用于鼻咽癌。

方6

【配方】鲜鹅不食草适量，冰片少许。

【制法】将鲜鹅不食草捣烂，加水烧开，滤渣取汁，加入冰片搅拌均匀。

【用法】外敷于患处，每日1～2次。

功效 适用于翼状胬肉。

方7

【配方】鹅不食草、川芎各30克，辛夷、细辛各6克，青黛3克。

【制法】将上述中药一同研成粉末状。

【用法】患者口中含一口冷水，然后将药粉吹入患者的鼻腔中，致患者打喷嚏。

功效 适用于慢性过敏性鼻炎。

发散风热类

薄荷

别名 夜息香、鱼香菜、狗肉香。

薄荷为唇形科植物薄荷的茎叶，多生长于山野湿地处，多在夏末秋初茎叶繁茂时采割，薄荷清淡芳香，全国各地均有分布。

本品正品的外表为黄褐带紫或绿色，茎断面接近白色，叶片多皱缩破碎，质脆，易折，有特殊且强烈的香气，具有清凉感。

性味归经 性凉，味辛；归肺、肝经。

功效主治 发散风热，利咽止痒。用于外感风热、头痛目赤、咽喉肿痛、食滞气胀、口疮牙痛、风疹瘰疬、疝痛下痢等。

服用禁忌 体虚多汗、阴虚血燥者忌服。

古籍摘要

《药性论》：去愤气，发毒汗，破血止痢，通利关节。

《本草纲目》：利咽喉、口齿诸病。

《本草新编》：解风邪郁结，善引药入营卫，又能退热。

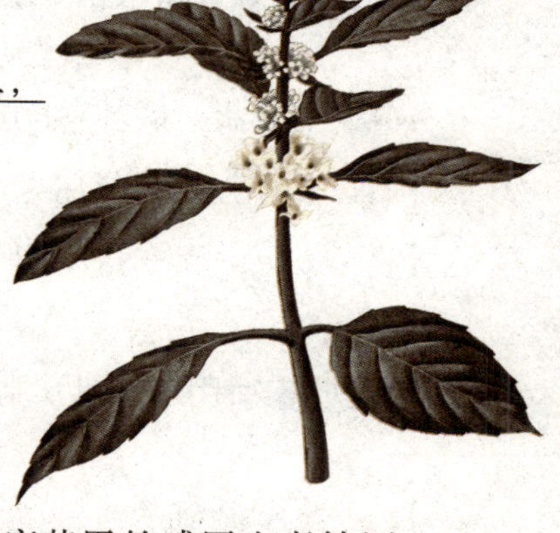

良方精选

方1

配方 鲜薄荷叶适量。

制法 薄荷叶用热开水冲泡后取汁。

用法 每日早、晚饭后喝1杯。

功效 适合口干、咽喉痛、无痰或痰黄黑的感冒患者饮用。

方2

配方 薄荷、茶叶各2～3克。

制法 薄荷、茶叶入杯中，用沸水冲泡。

用法 代茶频饮。

功效 适用于流感。

方3

【配方】薄荷适量。

【制法】薄荷炒干，研末。

【用法】米汤调服，每次6克，每日3次。

功效 消脂减肥。

方4

【配方】新鲜薄荷全草1500克，盐、明矾各15克。

【制法】将上药以水煎煮，取药汁。

【用法】外洗患处，每日1次。

功效 清热燥湿、散风、止痒杀虫，对于缓解外阴瘙痒有一定的作用。

方5

【配方】薄荷、羌活、白术、银柴胡、前胡、枳壳、防风、黄芩、桔梗各10克，甘草3克。

【制法】将上述所有药材加水煎煮，滤渣取汁。

【用法】分2次服用，每日1剂，15日为1个疗程。

功效 祛风解表、明目，适用于风中经络证。

方6

【配方】薄荷、橘叶各60克。

【制法】将上述中药加水煎煮，滤渣取汁。

【用法】用干净毛巾蘸取药汁后趁热敷于患处，每日1剂，分早晚2次外敷。

功效 适用于急性乳腺炎。

方7

【配方】鲜薄荷适量。

【制法】薄荷洗净，擦干水，捣烂后取汁。

【用法】将药汁滴入耳内。

功效 对急性中耳炎有一定的辅助治疗作用。

蝉蜕

别名 知了皮、虫蜕、蝉衣、蝉壳、蚱蟟皮、金牛儿、虫衣。

蝉蜕为蝉科昆虫黑蚱羽化后脱落的壳，呈椭圆状且略弯曲。蝉蜕多呈黄棕色，半透明状，表面有光泽，多于春秋两季采集，除去杂质后晒干使用。蝉蜕主要生产于河北、山东、江苏、河南等地，其中以山东省的产量最大。

性味归经 性寒，味甘；归肺、肝经。

功效主治 疏风散热，开喉利咽。适用于风热感冒、咽喉肿痛、声音嘶哑，也可用于破伤风、惊风抽搐。

服用禁忌 孕妇慎用。

古籍摘要

《本草纲目》：治头风眩晕，皮肤风热，痘疹作痒，破伤风及疔肿毒疮，大人失音，小儿噤风天吊，惊哭夜啼，阴肿。

《名医别录》：主小儿痫；灰服之主久痢。

《药性论》：治小儿浑身壮热惊痫，兼能止渴。

良方精选

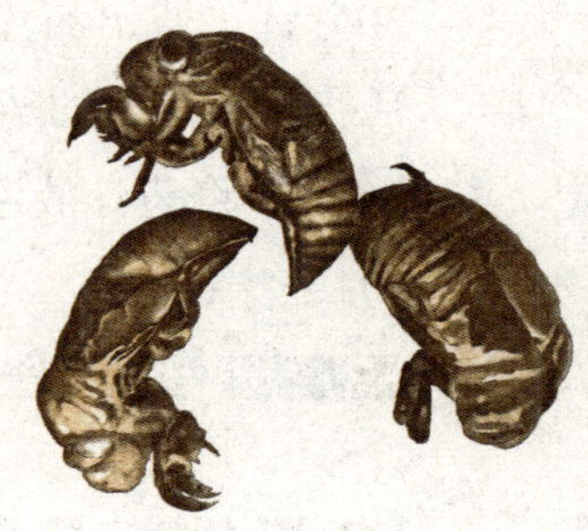

方1

配方 蝉蜕30克。

制法 蝉蜕微炒，研成细末。

用法 每次用酒服下3克。

功效 适用于眩晕。

方2

配方 蝉蜕5～10克。

制法 蝉蜕加水煎煮，滤渣取汤。

用法 每日1次。

功效 对心绞痛有一定的辅助治疗作用。

方3

|配方| 蝉蜕20～30克。

|制法| 蝉蜕加水煎煮7分钟，滤渣取汁。

|用法| 代茶频饮，5～7日为1个疗程。

功效 适用于急性肾炎的辅助治疗。

方4

|配方| 蝉蜕9只。

|制法| 将蝉蜕研成粉末状。

|用法| 开水或黄酒送服。

功效 明目退翳，适用于白内障。

方5

|配方| 蝉蜕3～4只，葱1把。

|制法| 葱洗净，与蝉蜕一起捣烂，制用药膏。

|用法| 将药膏敷于患处，每日1次。

功效 适用于伤处肿痛。

方6

|配方| 蝉蜕、浮萍、防风各20克，白鲜皮15克，甘草10克，黑芝麻5克。

|制法| 将上述所有药材放入砂锅中加水浸泡30分钟，然后加热煎煮30分钟，滤出药汁，继续在药渣中加水煎煮20分钟，滤渣取汁，然后将两次煎得的药汁混合。

|用法| 将药汁放温后服用，早晚各服1次，每日1剂，连用7～10日为1个疗程。

功效 祛风散寒。

方7

|配方| 蝉蜕、蜂房各30克，姜黄、僵蚕各15克，大黄10克。

|制法| 将上述所有药材洗净后晾干，然后加水煎煮，武火烧沸后转文火慢煎，滤渣取汁。

|用法| 每日3剂，分3次服用，15日为1个疗程。

功效 祛风、止痒。

桑叶

别名 铁扇子、双叶、霜叶。

桑叶是桑科植物桑的干燥叶。产于我国大部分地区，在十月到十一月份采收，去除杂质后，晒干使用。内用多用来煎汤，外用煎水洗或者捣烂外敷。

性味归经 性寒，味甘、苦；归肺、肝经。

功效主治 疏散风热，清肺润燥，平抑肝阳，清肝明目。适用于风热感冒，肺热燥咳，头晕头痛，目赤昏花。

服用禁忌 风寒感冒、口淡、咳嗽痰稀白者不宜使用。

古籍摘要

《本草拾遗》：主霍乱腹痛吐下，冬月用干者浓煮服之。细锉，大釜中煎取如赤糖，去老风及宿血。

《神农本草经》：除寒热，出汗。

《本草纲目》：治劳热咳嗽，明目，长发。

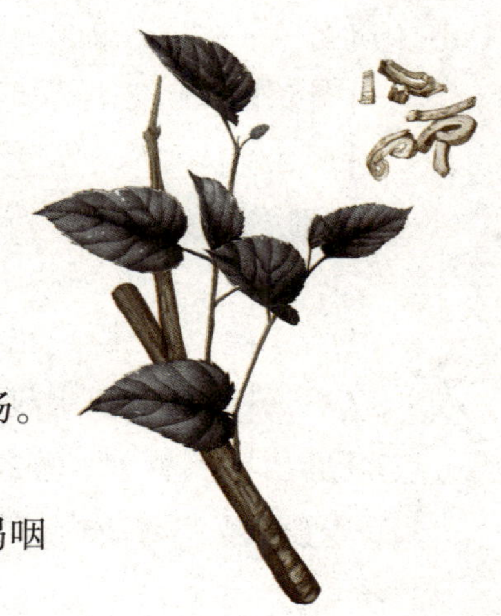

良方精选

方1

配方 桑叶、菊花各15克。

制法 桑叶与菊花以水煎煮，滤渣取汤。

用法 代茶饮。

功效 适用于风热感冒、头痛、口渴咽痛者。

方2

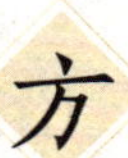

配方 桑叶适量。

制法 桑叶加水煎煮，滤渣取汁。

用法 将药汁放温后清洗双眼。

功效 适用于风热流泪。

方 3

【配方】鲜桑叶适量。

【制法】鲜桑叶洗净，捣烂，取汁。

【用法】每次滴入患耳2滴，每日2～3次。

功效 适用于中耳炎。

方 4

【配方】桑叶（经霜）、蜂蜜、黑芝麻各等分。

【制法】桑叶、黑芝麻晒干或烘干，研为细末，炼蜜为丸。

【用法】每日服10～15克，宜长期服用。

功效 适用于肝肾阴虚、眩晕耳鸣、眼干目昏、须发早白等。

方 5

【配方】桑叶15克，玄明粉10克。

【制法】将以上中药加水煎煮5分钟，去渣取汁，备用。

【用法】温洗患眼，每日2次。

功效 疏风清热、清肝明目，适用于浸润进行期沙眼。

方 6

【配方】桑叶、决明子、枸杞子、菊花各10克。

【制法】将上述中药加水煎煮，滤渣取汁。

【用法】温饮。

功效 适用于头晕目眩。

方 7

【配方】桑叶、野菊花各10克，百合6克。

【制法】将上药以水煎煮，取药汁。

【用法】每日1剂，分2次服用。

功效 本方清热解毒养阴，适用于猩红热。

方 8

【配方】桑叶（经霜）适量。

【制法】用沸水冲泡。

【用法】代茶饮。

功效 祛风散寒、利咽化痰，适用于咳嗽痰多、咽喉肿痛、鼻塞、口干等。

菊花

别名 秋菊、日精、九华、帝女花。

菊花属菊科多年生草本植物，在全国各地均有分布，多长于路边、丘陵、荒地、山坡等处，药用部位为头状花序，一般在晚秋初冬花初开时采收，经晒干或烘干后入药。根据菊花颜色不同，菊花多分为黄菊花和白菊花两种。

性味归经 性微寒，味辛、甘、苦；归肺、肝经。

功效主治 疏散风热，平抑肝阳，清肝明目，清热解毒。用于风热感冒、咽喉肿痛、目赤肿痛、风火头痛、鼻炎、支气管炎等；用于痈疖疔毒、丹毒、湿疹、皮肤瘙痒、口疮等。

服用禁忌 气虚胃寒、食少泄泻者慎服。

古籍摘要

《本草汇言》：破血疏肝，解疔散毒。主妇人腹内宿血，解天行火毒丹疔，洗疮疥，又能去风杀虫。

《神农本草经》：主诸风头眩、肿痛，目欲脱，泪出，皮肤死肌，恶风湿痹，利血气。

良方精选

方1

配方 白菊花、枸杞子各10克。

制法 白菊花和枸杞子用开水冲泡。

用法 代茶饮，每日1剂，连服1周。

功效 适用于迎风流泪者。

方2

配方 白菊花20克，水牛角50克。

制法 白菊花和水牛角加水煎煮，滤渣取汁。

用法 每日1剂，分3次服用。

功效 适用于青光眼。

方3

【配方】白菊花、茯苓各500克。

【制法】白菊花（以农历九月初九采摘者最佳）加茯苓，二药共研细末，过筛则成为散。

【用法】每次服6克，每日3次，温酒调服。

功效 红润面容、水嫩肌肤。

方4

【配方】菊花50克，蜂蜜适量。

【制法】菊花加水20毫升，稍煮后保温30分钟，滤渣后加入蜂蜜，搅拌均匀。

【用法】随量饮用。

功效 养肝明目、生津止渴、清心健脑。

方5

【配方】菊花10克。

【制法】菊花用开水冲泡。

【用法】代茶饮，每日1剂。

功效 可改善眩晕耳鸣、头胀痛、易怒、失眠多梦等症状。

方6

【配方】干菊花4～5朵，干明日叶5克，蜂蜜适量。

【制法】将干菊花及干明日叶用清水洗净，挤干水分；洗净的菊花和明日叶放入壶中冲入热开水，静置浸泡5分钟即可。

【用法】随意饮。

功效 此茶对舒缓压力、抗紧张情绪有很好的效果。

方7

【配方】菊花、板蓝根、桑叶各30克，重楼40克，柴胡15克，苏叶、防风、荆芥、薄荷各10克。

【制法】将以上中药加水2000毫升，煎煮30分钟，去渣备用。

【用法】温洗全身，每2～3小时洗浴1次。

功效 清热解毒，适用于痱子、小儿外感高热。

蔓荆子

别名 单叶蔓荆、海埔姜、白埔姜、山埔姜。

蔓荆子是马鞭草科多年生植物蔓荆或者单叶蔓荆的果实，多产于我国江西、广西、广东、浙江、山东等地，在秋季果实成熟后采摘，去杂质后晒干使用。

性味归经 性微寒，味辛、苦；归膀胱、肝、胃经。

功效主治 疏风散热，安神明目。适用于风热感冒、头昏头痛、耳鸣耳聋等。

服用禁忌 脾胃虚弱者慎用。

古籍摘要

《神农本草经》：味苦，微寒。主筋骨间寒热，湿痹拘挛，明目，坚齿，利九窍，去白虫。

《开宝本草》：味苦、辛、微寒，无毒。主风头痛，脑鸣，目泪出。益气，令人光泽脂致，长须发。

良方精选

方1

配方 蔓荆子90克，白酒500毫升。

制法 将蔓荆子捣为粗末，浸泡于白酒中，7日后使用。

用法 每日3次，每次服10～20毫升，温服。

功效 清利头目，适用于风热头痛。

方2

配方 蔓荆子10～15克。

制法 将上药加水煎煮，半个小时左右后滤渣取汁。

用法 温服。

功效 疏风散寒，适用于风热头痛、咽喉肿痛等。

方3

【配方】蔓荆子12克，桑叶、菊花、连翘各9克，黄芩、薄荷各6克。

【制法】将上药以水煎煮，取药汁。

【用法】每日1剂，分2次服用。

功效 疏风清热，可缓解外感风热之头痛。

方4

【配方】蔓荆子、荆芥、蒺藜、秦皮、桑叶各6克。

【制法】将以上所有药材加水800毫升，煎煮至500毫升，去渣备用。

【用法】温洗眼部，每日1次。

功效 清热解毒，适用于急性结膜炎。

方5

【配方】蔓荆子15克，葱须20克，薄荷6克。

【制法】将上述所有中药加水煎煮，滤渣取汁。

【用法】每日1剂，代茶饮用。

功效 疏风开窍，适用于急、慢性鼻炎。

柴胡

别名 硬苗柴胡、竹叶柴胡、香柴胡、山菜。

柴胡为伞形科多年生草本植物，以根入药，可分为南柴胡和北柴胡，两者药性相似，以北柴胡的药效更高。柴胡喜欢温暖湿润的气候，野生于较干燥的山坡、林中草丛、路边、沟边等地。主产于我国北方地区，如河北、山西、内蒙古等地。

性味归经 性微寒，味苦、辛；归肝、胆经。

功效主治 具有解表退热、疏肝升阳的功效。可泻肝胆之邪，去心下痞闷，解痰结，除烦热。可用于感冒发热、胸胁胀痛、月经不调、子宫脱垂、脱肛等。

服用禁忌 肝阳上亢、肝风内动、阴虚火旺以及气机上逆者忌用或慎用。

古籍摘要

《神农本草经》：主心腹肠胃结气，饮食积聚，寒热邪气，推陈致新。久服轻身，明目益精。

《本草纲目》：劳有五劳，病在五脏。若劳在肝、胆、心，及包络有热，或少阳经寒热者，则柴胡乃手足厥阴少阳必用之药。劳在脾胃有热，或阳气下陷，则柴胡乃引清气、退热必用之药。惟劳在肺、肾者，不用可尔。

良方精选

方1

配方 柴胡、白芍、炙甘草、炙枳实各3克。

制法 将以上 4 味中药研为粉末，白开水调服。

用法 每日1剂，分3次服用。

功效 疏肝理气、解郁除烦，适用于肝气郁结者。

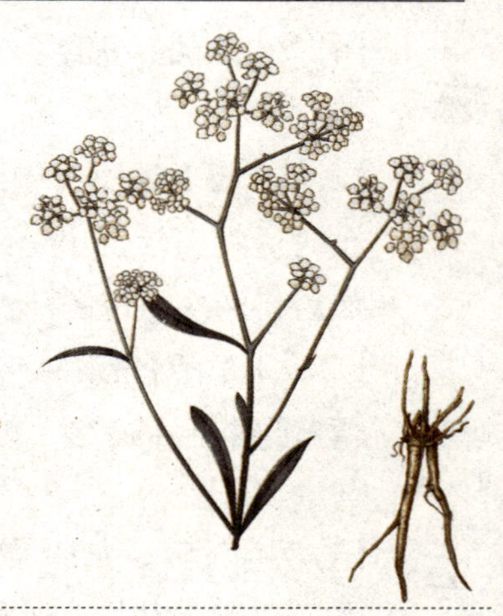

方2

配方 柴胡24克，半夏（洗）、生姜各15克，黄芩、芍药、枳实（炙）各9克，大黄6克，大枣4枚。

制法 将上药以水煎煮，取药汁。

用法 趁温热服下。

功效 适用于胸胁苦满、口苦咽干、心下急、心下痞鞕、满痛等里实症状。

方3

配方 柴胡10克，白术、炙甘草各9克，白芍、通草各6克，细辛3克，大枣3枚。

制法 将以上中药以水煎煮，取药汁。

用法 每日1剂，分2次服用。

功效 本方可疏肝理气活血，适用于肝郁气结所致的唇青紫，症见口唇青紫、面色青灰、胸闷气短、两胁胀满善叹息、舌苔薄白及脉象弱涩。

方 4

【配方】柴胡、椿皮、白芍、当归、川芎、熟地黄、白果各6克。

【制法】将上述所有药材加水煎煮，滤渣取汁。

【用法】每日1剂。

功效 适用于晚期子宫颈癌的辅助治疗。

方 5

【配方】柴胡、茯苓各12克，当归、香附、丹参、白芍各10克，枳壳6克。

【制法】将上述所有中药放入砂锅中，加水浸泡30分钟，文火煎煮半小时后将药汁倒出，继续在锅中加温水煎煮约40分钟，滤渣取汁，然后将两次煎得的药汁混合。

【用法】早晚各1次，每日1剂，15日为1个疗程。

功效 活血通络、理气疏肝，可用于缓解肝气郁结。

方 6

【配方】柴胡、龙胆草、黄芩、栀子、黄连、蒲公英、生地黄、石膏、知母、大黄、玄明粉、枳壳、木通各10克。

【制法】将以上中药以水煎煮，取药汁。

【用法】每日1剂，分2次服用，10剂为1个疗程。

功效 泻肝清热、除菌抗炎、祛风退翳，适用于细菌性角膜炎。

葛根

别名 葛条、甘葛、葛藤、葛麻。

葛根为豆科植物野葛的块根，既是古代的救荒植物，又是中医学中常用的药材。适宜春、秋季采挖，洗净，除去外皮，切片，晒干或烘干入药即可。葛根全身是宝，在我国有着悠久的应用历史，有“北有人参，南有葛根”之称，还素有“亚洲人参”的美誉。主产于湖南、浙江、河南、广东、四川等地。除正品外，尚有同属植物食用葛藤、峨嵋葛藤、甘葛藤、三裂叶野葛藤等的块根，在少数地区亦作葛根使用。

性味归经 性凉，味甘、辛；归脾、胃经。

功效主治 泻胃火、散热毒、透疹、生津止渴、升阳止泻。用于外感发热引起的头痛、高血压、颈项痛、口渴、消渴、麻疹不透、热痢、泄泻等。

服用禁忌 气虚胃寒、食少、消化不良者慎服。

古籍摘要

《本草汇言》：清风寒，净表邪，解肌热，止烦渴。

《本草纲目》：具清热、降火、排毒诸功效。

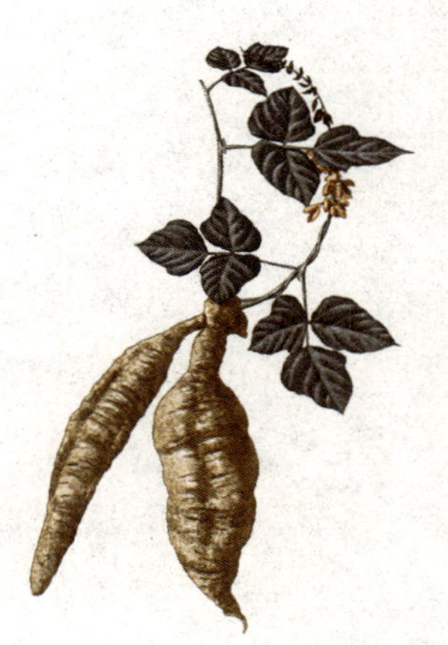

良方精选

方 1

配方 葛根30克。

制法 葛根水煎取汤。

用法 分2次服用，每日1剂，1个月为1个疗程。

功效 适用于动脉粥样硬化。

方 2

配方 葛根20克，甘草10克。

制法 将上述中药加水煎煮，煎2次，药汁混合。

用法 每日1剂，分2次服用。

功效 对突发性耳聋有一定的辅助治疗作用。

方 3

配方 葛根30克，冰糖10克。

制法 将葛根研成粉末状，加水300毫升，熬至浓稠后加入冰糖煮至融化。

用法 代替早餐食用或者加餐用，3个月为1个疗程。

功效 丰胸美乳。

方 4

【配方】葛根8克，蜂蜜2克。

【制法】葛根加水煎煮，去渣，加蜂蜜调匀。

【用法】代茶饮。

【功效】适用于小儿夜啼。

方 5

【配方】葛根12克，黄芩、黄连各9克，炙甘草5～8克。

【制法】以水8升，先煮葛根，煮至水减少2升，加入诸药，煮取2升，去渣。

【用法】每日1剂，分2次服用。

【功效】表里双解、清热止痢，用于痢疾兼表证者，发热而喘，汗出，大便黏秽，暴注下迫。

方 6

【配方】葛根100克，白芍、薏苡仁各30克，黄芪24克，麻黄15克，桂枝、制川乌、炙甘草各10克。

【制法】将以上中药以水煎煮，取药汁。

【用法】每日1剂，分2次服用。

【功效】祛风通络、温经止痛，适用于痹症。

【备注】行痹加防风、威灵仙等；痛痹加细辛、附子、乳香、没药等；着痹加防己、苍术等；热痹去黄芪、川乌、麻黄，加石膏、红花、连翘、黄柏等。

方 7

【配方】葛根适量。

【制法】将葛根研成粉末，放入胶囊中，每粒胶囊中放0.5克。

【用法】每次3～4粒，每日2～3次，1个月为1个疗程。

【功效】对突发性耳聋有一定的辅助治疗作用。

方 8

【配方】葛根粉30～50克，白砂糖适量。

【制法】葛根粉与白砂糖用开水调成糊状。

【用法】每日1剂，连用3～5剂。

【功效】适用于水痘发热、头痛者。

浮萍

别名 青萍、田萍、浮萍草。

浮萍是多年生水生植物，多产于我国四川、湖北、浙江、江苏等地，为漂浮类植物，于夏季采收后晒干使用。

性味归经 性寒，味辛；归肺、膀胱经。

功效主治 发汗解表，透疹止痒，利尿消肿。适用于风热感冒，水肿尿少，麻疹，风疹等，同时对心血管疾病也有一定功效。

服用禁忌 表虚而自汗者勿用。

古籍摘要

《名医别录》：主消渴者，以湿热之邪去，则津液自生，而渴自止也。其曰下气，以沐浴生毛发者，亦以寒能除热，凉血之验也。

《唐本草》：水萍者，有三种：大者名苹；水中又有荇菜，亦相似而叶圆；水上小浮萍主火疮。

良方精选

方1

配方 浮萍、黑芝麻各120克。

制法 将浮萍、黑芝麻一起研为细末，加适量清水制成药丸，如绿豆大小。

用法 每次9克，每日3次。

功效 适用于白癜风。

方2

配方 浮萍、丹参、重楼各50克，紫草、刘寄奴、威灵仙各25克，川芎15克。

制法 将上述药材加水煎煮，滤渣取汁。

用法 每日1剂，分2次服用，1个月为1个疗程。

功效 解毒活血。

方 3

【配方】浮萍适量。

【制法】将浮萍加水煎煮。

【用法】用煎煮的水趁热擦洗患处。

功效 用于缓解痔疮破后出血但不流脓者。

方 4

【配方】浮萍草、蜂蜜各适量。

【制法】浮萍草洗净捣烂，调入蜂蜜拌匀。

【用法】敷于患处。

功效 适用于急性风湿性关节炎。

方 5

【配方】浮萍15克，生石膏30克，乌梅、杏仁、甘草各10克，麻黄6克。

【制法】将上述所有药材放入砂锅中加水浸泡30分钟，开火煎煮30分钟，滤出药汁，继续在锅中加水，再次煎煮20分钟，然后将两次煎得的药汁混合。

【用法】早晚各服1次，每日1剂，一般7～10日为1个疗程。

功效 解毒、疏风散热。

方 6

【配方】浮萍、皂荚、樱桃各10克。

【制法】将上述中药一同研成粉末状，加水调成糊状。

【用法】将制好的药糊外敷于患处，每日2～3次，连用10～15日为1个疗程。

功效 活血消斑。

方 7

【配方】浮萍、芝麻油各适量。

【制法】将浮萍研成粉末状，加芝麻油调匀。

【用法】用调好的药糊外涂患处；或者内服，每日3次，每次15克，盖被微微发汗。

功效 适用于湿疹。

第二章

清热传世良方

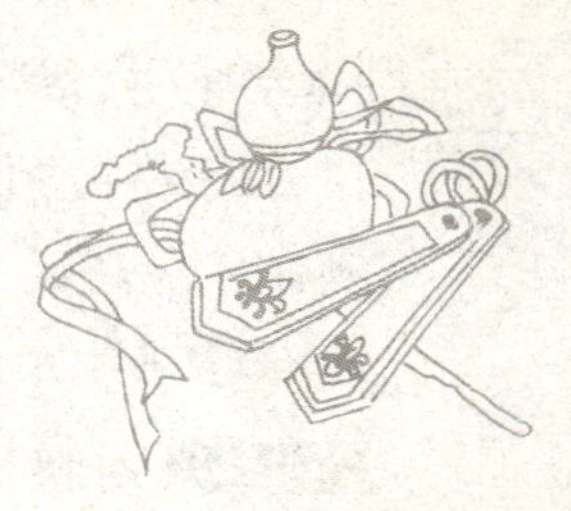

清热泻火类

石膏

别名 细理石。

石膏的主要成分是硫酸钙，是一种矿物质。主要分布于四川、湖北、安徽、甘肃等地，全年随时可采挖，研末生用或煅烧后使用。

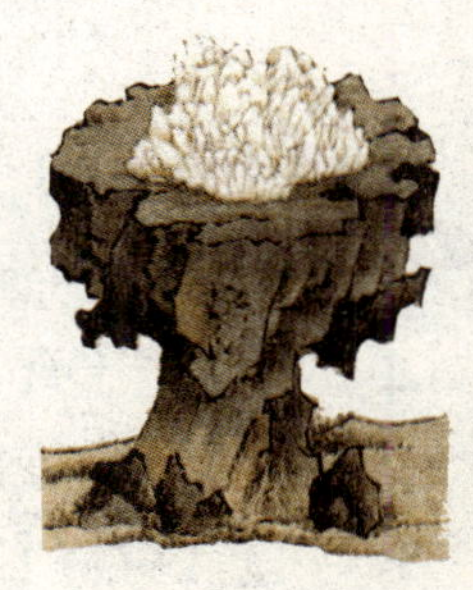

性味归经 性大寒，味甘、辛；归肺、胃经。

功效主治 收敛生肌，除烦止渴，清热泻火。适用于热病不退、口干咽干、心烦气躁、肺热气喘、暑热、胃火牙痛、自汗、头痛等。煅后有生肌敛疮的作用。

服用禁忌 脾胃虚弱、血虚阴虚者慎用。

古籍摘要

《神农本草经》：主中风寒热，心下逆气，惊喘，口干舌焦，不能息，腹中坚痛，除邪鬼，产乳，金疮。

《名医别录》：除时气头痛身热，三焦大热，皮肤热，肠胃中膈热，解肌发汗，止消渴烦逆，腹胀暴气喘息，咽热，亦可作浴汤。

良方精选

方 1

配方 生石膏、芝麻油各500克。

制法 生石膏溶于凉开水，搅拌静置，取其澄清水，加芝麻油搅匀。

用法 外涂患处。

功效 适用于烧伤。

方2

【配方】生石膏、黄柏粉各适量，其比例为3：7。

【制法】将黄柏粉与生石膏混合均匀，取药粉适量，用水或米醋或白酒调成糊状。

【用法】敷于患处，用纱布、塑料薄膜覆盖固定，每日1次。

功效　对腮腺炎有一定的疗效。

方3

【配方】石膏50克，竹叶1小把，麦冬（去心）100克，半夏（洗）、粳米各50克，炙甘草、人参各6克。

【制法】以上各药一起加水煎煮，取600毫升，去渣，放入粳米，煎煮至米熟，汤成，去米。

【用法】每次温服100毫升，每日3次。

功效　清热泻火、降逆止呕，适用于胃火上逆，呃声洪亮、冲逆而出、口臭烦渴、喜冷饮、大便秘结者。

方4

【配方】生石膏40克，粳米20克，知母、竹茹、柿蒂各10克，甘草6克。

【制法】石膏先煎20分钟，后入诸药。

【用法】每日1剂，分2次服用。

功效　适用于胃火上逆而致的呃逆。

方5

【配方】石膏、白矾各100克，大黄50克，黄连30克，龙骨、冰片各10克。

【制法】将黄连、大黄焙干，研为极细粉；白矾、石膏、龙骨煅后加入冰片共研细末，与黄连、大黄粉一同过筛，高压消毒30分钟，贮瓶备用。

【用法】先用棉签蘸3%双氧水洗去耳内脓液及痂皮，再以75%酒精棉球消毒患处，然后将药末吹敷耳内少许，每日3～5次。

功效　清热泻火、消肿敛疮，适用于中耳炎。

方 6

【配方】熟石膏15克，甘草5克，元明粉1.5克，梅片、朱砂各1克，雄黄0.5克，芝麻油或凡士林适量。

【制法】将上述除芝麻油或凡士林外的中药一同研成粉末，过筛，储存。

【用法】每次用时取适量药粉，加芝麻油或者凡士林调成糊状，涂抹于患处，每日2～3次。

功效 适用于肛裂。

芦根

别名 芦茅根、苇根、芦柴根。

芦根为高大草本芦苇的根茎，根茎横走，于全年皆可采收，采收后清理干净，除去须根、芽等，晒干用或者生用，于我国大部分地区皆有生长。

性味归经 性寒，味甘；归肺、胃经。

功效主治 清热泻火，生津止渴，除烦，止呕，利尿消肿。多用于呕吐、胃热、烦躁、肺热咳喘等。

服用禁忌 脾胃虚寒者慎用。

古籍摘要

《名医别录》：主消渴客热，止小便利。

《药性论》：能解大热，开胃。治噎哕不止。

良方精选

方 1

【配方】芦根适量。

【制法】芦根加水适量煎浓汁，滤渣取汁。

【用法】代茶饮。

功效 缓解呕吐。

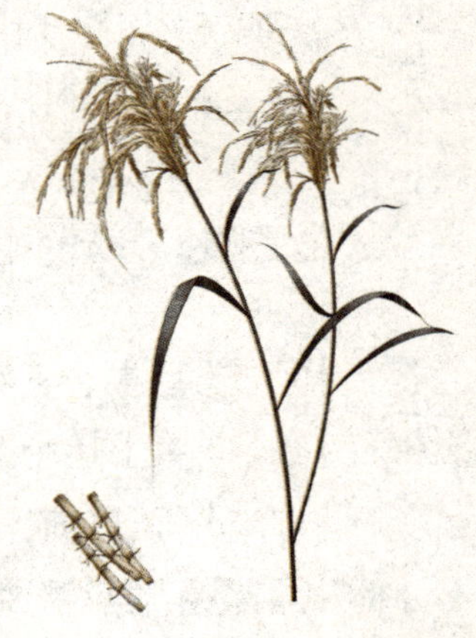

方2

【配方】鲜芦根、通天草（鲜品加倍）各30克。

【制法】将上述中药加水煎煮，滤渣取汁。

【用法】每日1剂。

功效 利尿消肿，适用于水肿、小便不畅。

方3

【配方】鲜芦根2000克。

【制法】鲜芦根洗净，榨汁。

【用法】代茶饮，每次100毫升，每日3～5次。

功效 清热解毒、利湿，适用于丹毒初起，色鲜红，伴恶寒发热、头痛、口干、舌红者。

方4

【配方】芦根15克，咸鸭蛋泥适量。

【制法】芦根与咸鸭蛋泥水煎。

【用法】每日1剂，分多次温服。

功效 适用于牙龈发炎疼痛不止者。

方5

【配方】芦根50克，冰糖适量。

【制法】芦根煎汤1碗，加冰糖拌匀。

【用法】早晨空腹1次服下，连服7日。

功效 香口除臭。

方6

【配方】芦根、代赭石各15克，柿蒂、旋覆花各10克。

【制法】将上述所有中药加水煎煮，滤渣取汁。

【用法】代茶频饮，温服。

功效 泻火止呕，适用于腹胀呕吐、反胃等症状。

方7

【配方】芦根、菊花、冬瓜皮各30克。

【制法】将上述中药加水煎煮，滤渣取汁。

【用法】每日1剂，分2～3次服用。

功效 清热祛风，适用于耳鸣。

天花粉

别名 天瓜粉、白药、栝楼根、瑞雪、栝蒌粉、花粉、楼根、蒌粉。

天花粉为葫芦科攀援藤本植物栝蒌或者双边栝蒌的根，多于春、秋两季采挖，秋季更佳，采挖后刮去外皮，切成厚片，晒干用或者鲜用皆可。全国各地皆有生产，以河南安阳生长者为佳。

性味归经 性微寒，味甘、微苦；归肺、胃经。

功效主治 生津润燥，止渴除烦，清热泻火，消肿排脓。适用于胃热呕吐、肺热咳喘、小便短赤、烦热口渴、疮疡肿毒者。

服用禁忌 勿与乌头类中药一同使用。

古籍摘要

《神农本草经》：主消渴，身热，烦满大热，补虚，安中，续绝伤。

《名医别录》：除肠胃中痼热，八疸身面黄，唇干口燥短气，止小便利，通月水。

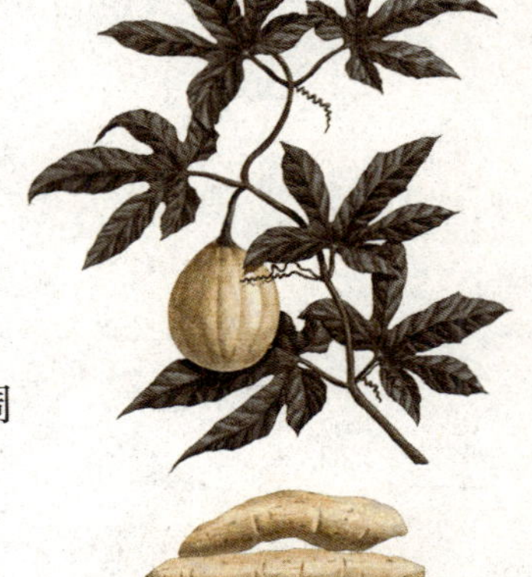

良方精选

方1

配方 天花粉20～30克，赤小豆适量。

制法 天花粉炒黄，研末；赤小豆煎汤。

用法 每次取药粉5～6克，与赤小豆汤调匀服下，每日2次。

功效 适用于产后乳汁不足。

方2

配方 天花粉、枸杞子、怀山各适量。

制法 将怀山洗净后放入锅内蒸熟备用；取枸杞子、天花粉各30克，煎汤送服怀山。

用法 每日2次，每次120克，连服1个月为1个疗程。

功效 滋阴生津、降糖止渴，适用于糖尿病。

方3

【配方】天花粉、生地黄、金樱子、山萸肉各20克，牡蛎30克，熟地黄、枸杞子、麦冬各15克，知母10克，黄柏6克。

【制法】将上药以水煎煮，取药汁。

【用法】每日1剂，分2次服用。

【功效】滋补肝肾、降糖止渴，适用于糖尿病。

【备注】血压高者加杜仲、磁石；眩晕者加菊花、钩藤；胃热者加生石膏；多梦不寐者加酸枣仁、远志；肾阳虚者去知母、黄柏，加附子、巴戟天、益智仁。

方4

【配方】天花粉末12克，生地黄汁、莲藕汁、人乳汁、姜汁、蜂蜜各10毫升，黄连末6克。

【制法】将上药以水煎煮，取药汁，搅拌成膏状使用。

【用法】每日1剂，分2次服用。

【功效】清肺热、生津止渴，适用于糖尿病。

【备注】糖尿病患者要注意日常生活，不暴饮暴食，生活要有规律，吃饭要细嚼慢咽，多吃蔬菜，不要自行吃过量的抗生素，多锻炼身体，少熬夜。

方5

【配方】天花粉50克，葛根30克，生地黄、麦冬各15克，甘草、五味子各6克。

【制法】将上药以水煎煮，取药汁。

【用法】每日1剂，分2次服用。

【功效】养阴润燥、生津止渴，适用于老年性糖尿病。

【备注】口渴多饮、咽干灼热者加沙参、地骨皮、石斛各15克；多食善饥、大便秘结者加知母、玉竹、火麻仁各15克；口渴喜饮、尿频量多者加枸杞子15克，首乌、怀山药各20克；阴虚甚者加麦冬15克，玄参20克；气虚者加人参10克，黄芪15克。

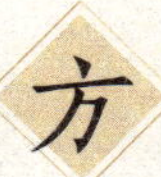

6

|配方| 天花粉、牡蛎、青果各30克，玄参20克，泽泻、海藻、桔梗各15克，甘草5克。

|制法| 将上药以水煎煮，滤渣，取药汁。

|用法| 每日1剂，分2次服用，10日为1个疗程。

功效 养阴润燥、宣肺散结，适用于外感风寒后失音者。

鸭跖草

别名 鸡舌草、碧竹子、竹鸡草、耳环草、蓝姑草。

一年生草本植物鸭跖草的地上部分，叶互生，略带肉质，广泛分布于全国各地，花期为夏季，多于夏秋两季采摘，去除杂质后鲜用或者晒干后使用。

性味归经 性寒，味甘、淡；归肺、胃、小肠经。

功效主治 清热泻火，利尿解毒，消肿。适用于风热感冒、小便不畅、咽喉肿痛、水肿、尿血、白带异常、毒蛇咬伤等。

服用禁忌 脾胃虚弱者慎用。

古籍摘要

《本草纲目》：消喉痹。

《本草拾遗》：主寒热瘴疟，痰饮，疔肿，肉癥滞涩，小儿丹毒，发热狂痫，大腹痞满，身面气肿，热痢，蛇犬咬，痈疽疔毒。

良方精选

方 1

|配方| 鲜鸭跖草50克，醋适量。

|制法| 将鲜鸭跖草置于醋中，浸泡1小时。

|用法| 用叶片外敷患处，注意将病灶余部罩敷完整，干后更换，每

日换4~6次，可连用数日。

功效 适用于丹毒。

方 2

配方 鲜鸭跖草60克。

制法 将鸭跖草加水煎煮后倒出药汁，继续在锅中加水，滤渣取汁后将两次煎得的药汁混合。

用法 每日1剂，分2次温服。

功效 适用于流感。

方 3

配方 鸭跖草50克。

制法 鸭跖草水煎2次混合，装入瓶中。

用法 早、晚各服1次，15~20日为1个疗程。

功效 适用于急性病毒性肝炎。

方 4

配方 鸭跖草、金钱草、车前子、鱼腥草、萹蓄草各20克，白砂糖50克。

制法 将以上5味中药淘洗干净，除去泥沙，放入锅内，加适量水，先用武火烧沸，再用文火煎煮25分钟，然后用纱布过滤取汁，在药汁内加入白砂糖，拌匀即可。

用法 代茶饮用。

功效 本方可清热解毒、利尿消肿，适用于尿路感染。

备注 肾虚精滑、无湿热者慎饮。

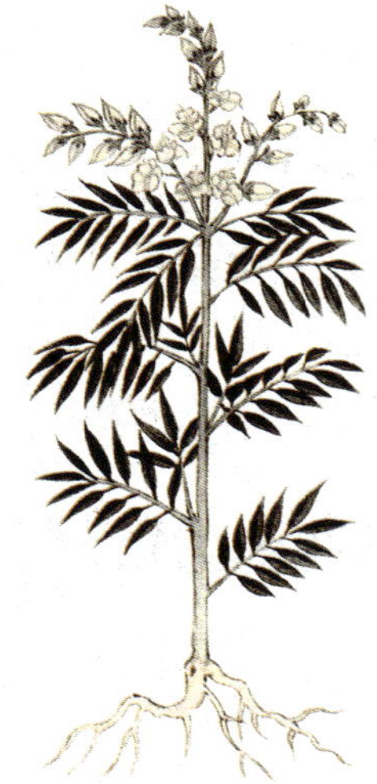

方 5

配方 鲜鸭跖草适量。

制法 将鲜鸭跖草洗净，捣烂。

用法 敷于患处。

功效 清热解毒、凉血消肿，适用于毒蛇、毒虫咬伤以及外伤出血等。

方6

【配方】鸭跖草、桑叶、苍耳子、芦根各5克，白芷、辛夷、薄荷各3克。

【制法】将上述所有药材加水煎煮至药汁还剩100毫升，滤渣取汁。

【用法】每日1剂，分2次服用，儿童减半，病情严重者用量加倍。

功效 清热解毒、疏风排脓，适用于急性鼻窦炎、慢性鼻窦炎急性发作。

方7

【配方】鲜鸭跖草60～90克。

【制法】鲜鸭跖草捣烂绞汁。

【用法】每日1剂，每日2～3次，每次服用1酒杯，以温开水冲服。

功效 清热解毒、凉血。适用于腮腺炎、扁桃体炎、咽喉炎等。

栀子

别名 木丹、越桃、鲜支。

栀子为茜草科植物栀子的果实，多产于我国南方，包括江西、江苏、浙江、福建、安徽、台湾等地。多于十月果实成熟变色后采摘，取净果实上汽蒸或者于沸水中汆烫，取出晾干后即可使用，也可将果实直接晒干后用。

【性味归经】性寒，味苦；归心、肺、三焦经。

【功效主治】清热泻火，生津除烦，解毒化湿。主要适用于心烦气躁、目赤肿痛、火毒疮疡、血热鼻出血等。

【服用禁忌】脾胃虚寒者慎用。

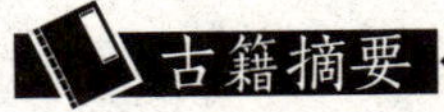

古籍摘要

《神农本草经》：主五内邪气，胃中热气，面赤酒疱皶鼻，白癞赤癞疮疡。

《名医别录》：疗目赤热痛，胸心大小肠大热，心中烦闷。

《本草纲目》：治吐血衄血，血痢下血，血淋，损伤瘀血，及伤寒劳复，热厥头痛，疝气，汤火伤。

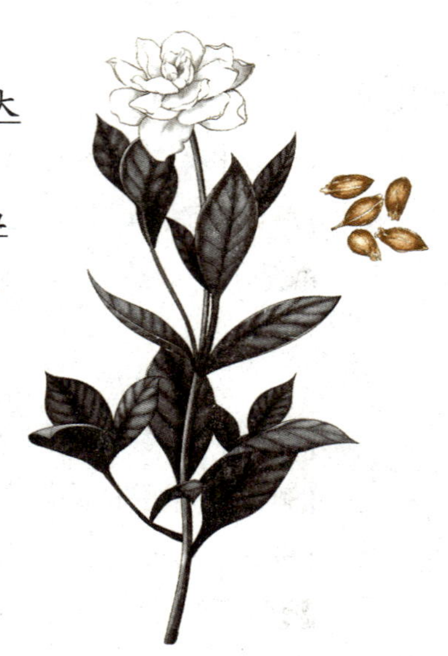

良方精选

方1

【配方】栀子3颗，蒜1瓣，盐少许。

【制法】栀子、蒜加盐少许，捣烂。

【用法】摊于纸上，贴脐部。

【功效】适用于前列腺增生。

方2

【配方】栀子、新鲜枇杷叶各10克。

【制法】将枇杷叶背面的绒毛除去，和栀子一同研末。

【用法】每日3次，每次6克，温开水冲服，连用7～10日为1个疗程。

【功效】清热凉血解毒。

【备注】服药期间忌食辛辣刺激、肥腻之物。

方3

【配方】栀子15克，面粉、醋各适量。

【制法】栀子研细末，加面粉约1/3，加醋调成膏状。

【用法】用纱布包裹上药，敷于肚脐。

【功效】适用于病毒性肝炎。

方4

【配方】炒栀子、橘皮各15克，石膏、竹茹各20克，黄连、柿蒂各10克。

【制法】将上药加水煎沸15分钟，滤出药液，再加水煎20分钟，去渣，取两煎所得药液。

【用法】分次服用，每日1剂。

【功效】清热止呃。

方5

|配方| 栀子、赤芍、胡黄连各10克，大黄6克，蜈蚣2条。

|制法| 将上述所有药材加水煎煮半小时，滤渣取汁。

|用法| 温服。

功效 清热泻火、利尿凉血，适用于乳腺增生。

方6

|配方| 栀子30克。

|制法| 栀子加水煎煮，滤渣取汁。

|用法| 温服。

功效 适用于鼻出血。

方7

|配方| 栀子、黄柏、柴胡、川楝子、木通、赤芍各12克，蒲公英30克，甘草6克，青黛3克。

|制法| 将上药以水煎煮，取药汁。

|用法| 每日1剂，分2次服用。

功效 疏肝理气、清热消肿，适用于急性睾丸炎，症见发热、睾丸肿大疼痛、阴囊红肿。

方8

|配方| 栀子、黄芩、黄连各9克，秦皮30克，黄柏、决明子各15克。

|制法| 取以上中药加水煎取药液，备用。

|用法| 趁热熏患眼，每日3次。

功效 适用于急性结膜炎、沙眼、睑缘炎。

方9

|配方| 栀子、龙胆草、黄芩、泽泻、木通、车前子、板蓝根各10克，柴胡、当归尾、白芍各8克，蜈蚣2条。

|制法| 将上药以水煎煮，取药汁。

|用法| 每日1剂，分2次服用。

功效 清泻肝胆、利湿消肿，适用于肝胆湿热上盛所致的外耳道疖肿，症见耳痛剧烈，并向同侧头部放射，患者常自觉听力下降，检查外耳道半球状隆起，充血，顶部有黄白色脓点，局部触痛明显，伴口苦咽干、发热、大便秘结、小便短赤等。

夏枯草

别名 燕面、铁色草、棒柱头花。

夏枯草为唇形科多年生草本植物，主产于江苏、安徽、浙江、河南等地。花穗像鸡毛掸状排列，体轻质催。果穗为棕色或者淡紫褐色，有清香气味，微有清凉感，以色紫褐、穗大者为佳。

性味归经 性寒，味苦、辛；归肝、胆经。

功效主治 清肝降火，散结消肿，明目。用于目赤肿痛、头痛眩晕、乳痈肿痛、赤白带下、淋巴结结核、乳腺增生、高血压等。

服用禁忌 脾胃气虚者慎服。

古籍摘要

《滇南本草》：祛肝风，行经络。治口眼歪斜，行肝气，开肝郁，止筋骨疼痛，目珠痛，散瘰疬，周身结核。

《生草药性备要》：去痰消脓，治瘰疬，清上补下，去眼膜，止痛。

《神农本草经》：主寒热、瘰疬、鼠瘘、头疮，破癥，散瘿结气，脚肿湿痹，轻身。

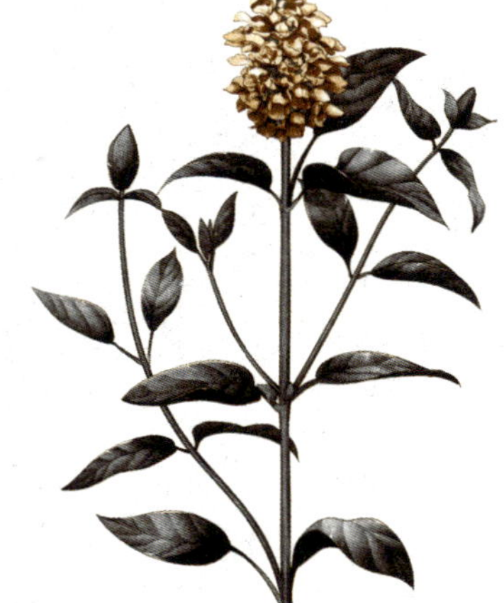

良方精选

方1

配方 夏枯草30克。

制法 夏枯草水煎，去渣，取汁。

用法 顿服，每日1剂。

功效 可缓解胃痛。

方2

配方 夏枯草30克，桃仁15克。

制法 将上述中药加水煎煮2次，滤渣取汁，然后合并两次煎得的药汁200毫升左右。

【用法】每日1剂，分2次服用。

【功效】适用于慢性喘息型支气管炎。

方3

【配方】夏枯草1000克，红糖适量。

【制法】夏枯草加水2.5升煮后，去渣取汁，再煮，浓缩至500毫升左右，加红糖浓缩成膏。

【用法】每日3次，每次15毫升。

【功效】适用于肺结核的辅助治疗。

方4

【配方】夏枯草60克，大枣、白砂糖各30克。

【制法】夏枯草与大枣加水煎煮，去渣，取汁，加白砂糖和水500～600毫升，以文火煎至250～300毫升。

【用法】早、晚空腹分服。

【功效】清热解毒，适用于急性黄疸型肝炎。

方5

【配方】夏枯草60克。

【制法】夏枯草水浸1小时，文火煎2小时取汤。

【用法】每日分4次服用，7日为1个疗程。

【功效】适用于细菌性痢疾的辅助治疗。

方6

【配方】夏枯草50克，醋1000毫升。

【制法】夏枯草放入醋中浸泡2～4个小时，加热煮沸后再煮15分钟。

【用法】每日1～3次，每次熏洗患处20分钟，每剂可用2日。

【功效】适用于骨刺。

方7

【配方】夏枯草50克，鸡蛋1枚，盐、芝麻油各适量。

【制法】夏枯草切碎，与鸡蛋、盐一起搅拌均匀，加少许水再拌匀；锅中加芝麻油烧热，放入加蛋糊炒熟。

【用法】每日1剂。

【功效】适用于眼部不适、耳鸣、耳聋等。

决明子

别名 决明、草决明。

决明子为豆科植物，多生于村边、路旁和旷野等处，主要分布于安徽、贵州、四川、浙江、广东等省。秋季采收成熟果实，晒干，打下种子，除去杂质即成。

决明子正品呈圆柱形，似马蹄，一端平截，另一端渐尖，表面为黄褐色或者绿褐色，光亮，两面各有一条颜色较浅的条纹，质坚，横切面皮薄，两侧呈乳白色或稍绿，中部棕色曲折如花纹状。

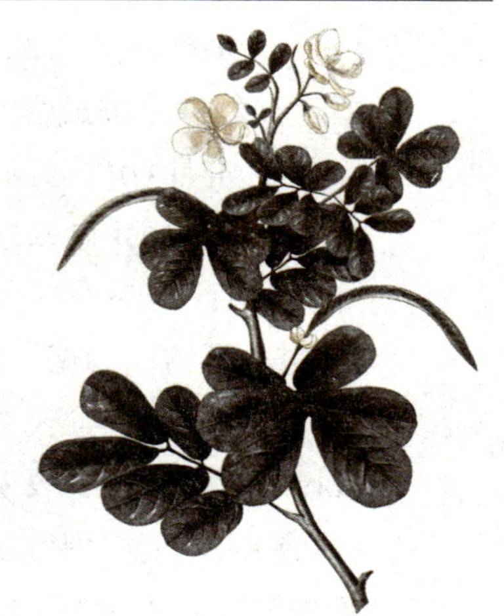

性味归经 性微寒，味苦、甘、咸；归肝、大肠经。

功效主治 清肝明目，润肠通便。适用于头痛眩晕，目赤昏花，青盲、大便燥结等。

服用禁忌 脾胃虚弱、低血压者慎服；怀孕期和经期女性禁服；长期服用可能会引起肠道病变或导致难治性便秘，应高度注意。

古籍摘要

《日华子本草》：助肝气，益精水，明目。

《神农本草经》：治青盲，目淫肤赤白膜，眼赤痛，泪出。久服益精光，轻身。

《本草纲目》：除肝胆风热，淫肤白膜，青盲。

良方精选

方1

配方 决明子12～15克，海带9克。

制法 决明子和海带加水共煎煮。

用法 吃海带饮汤。

功效 减肥轻身。

方2

【配方】决明子6克，茶叶3～5克。

【制法】决明子和茶叶用沸水冲泡。

【用法】代茶饮，每日1剂。

功效 减肥轻身。

方3

【配方】决明子30克。

【制法】决明子放入锅中，加水煮沸15分钟。

【用法】趁热用药气熏外阴，等药液温度适宜时浸洗外阴，每日1次，每次15～20分钟，10日为1个疗程。

功效 适用于真菌性阴道炎。

方4

【配方】决明子12～15克。

【制法】决明子加水煎煮，滤渣取汤。

【用法】每日1剂，分2次服用。

功效 可辅助治疗肝硬化腹水。

方5

【配方】决明子30克。

【制法】决明子加沸水冲泡。

【用法】代茶饮，每日3次，连用1个月。

功效 可辅助治疗动脉粥样硬化。

方6

【配方】决明子25克，紫菜30克。

【制法】将上述中药加水煎煮，滤渣取汁。

【用法】每日1剂。

功效 适用于甲状腺肿大（缺碘）。

方7

【配方】决明子、莱菔子、白芥子各30克。

【制法】将上述中药加水煎煮，滤渣取汁。

【用法】每日1剂，早晚2次分服，1个月为1个疗程。

功效 适用于高脂血症。

方 8

【配方】决明子30克，郁李仁、泽泻各15克，山楂、火麻仁各10克。

【制法】将上述配方研成粉末状。

【用法】每次20～40克，每日3次，20日为1疗程。

功效 补气化湿、消脂散瘀。

方 9

【配方】决明子、路边菊、千里光各10克。

【制法】将上述配方加水煎煮，滤渣取汁。

【用法】每日1剂。

功效 适用于上火所致的眼痛。

清热燥湿类

黄芩

别名 山茶根、土金茶根。

黄芩是唇形科多年生草本植物黄芩的根，主要产于河北、河南、陕西、山西、内蒙古、山东等地，多在春秋两季采挖，去除泥沙和须根以后，晾晒后去粗皮。

性味归经 性寒，味苦；归肺、胆、脾、胃、大肠、小肠经。

功效主治 清热泻火，除烦解躁，安胎，止血。适用于热证，肺热咳嗽、咯血、痢疾、湿热黄疸、胎动不安等。

服用禁忌 脾胃虚寒者不宜食用。

古籍摘要

《本草纲目》：治风热湿热头疼，奔豚热痛，火咳肺痿喉腥，诸失血。

《神农本草经》：主诸热黄疸，肠澼泄痢，逐水，下血闭，恶疮疽蚀火疡。

《名医别录》：疗痰热，胃中热，小腹绞痛，消谷，利小肠，女子血闭，淋露下血，小儿腹痛。

良方精选

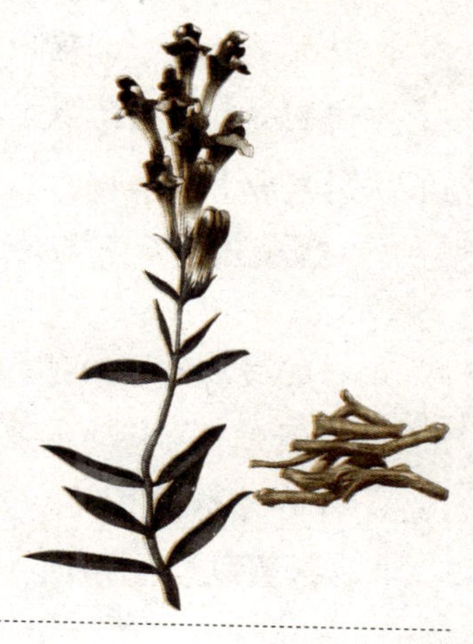

方 1

【配方】黄芩、白酒各适量。

【制法】黄芩晒干后研成粉末。

【用法】每次6克，用白酒冲服。

功效 适用于少阳头痛，症见头痛发作时，头两侧连耳根、发际作痛，或偏头痛，伴有寒热往来、胸胁苦满、口苦目眩。

方 2

【配方】黄芩60克，米醋适量。

【制法】将黄芩用米醋浸泡7日，炙干研成末，加米醋拌匀制成丸子，如绿豆大小。

【用法】白酒送服，每次6克，每日2次。

功效 适用于月经失调。

方 3

【配方】黄芩、云苓、柴胡、当归、秦艽、炒白芍、制附片、法半夏、陈皮各9克，白芥子、甘草各6克，白酒适量。

【制法】将上述所有药材加水煎煮，滤渣取汁。

【用法】每日1剂，分2次服用，用白酒做引子。

功效 化痰祛风、止痛和脾，适用于肩周炎、心胸烦闷者。

方 4

【配方】黄芩、柴胡、龙胆草、栀子、生地黄各9克，木通、车前子、泽泻、当归各6克，甘草3～5克。

【制法】将上药以水煎煮，取药汁。

【用法】每日1剂，分2次服用。

功效 泻肝胆实火、清下焦湿热，用于辅助治疗原发性高血压或急进型高血压，症见头晕头痛、面红目赤、口苦口臭、烦躁易怒、小便黄赤、舌红苔黄、脉弦数；或血压日渐升高、尿蛋白呈阳性、眼底视神经盘水肿者。

方5

【配方】黄芩、龙胆草各6克，枳壳3～4.5克，黄连、甘草各3克。

【制法】将上药以水煎煮，取药汁。

【用法】每日1剂，分2次服用。

功效 清热解毒，适用于多发性睑腺炎。

方6

【配方】黄芩10克。

【制法】黄芩加水煎煮，滤渣取汁。

【用法】1次服下。

功效 适用于内热炽盛型水痘。

方7

【配方】黄芩、沉香、半夏、茯苓各9克，礞石20克，大黄、橘红、甘草、生姜、乌梅各10克。

【制法】将上药以水煎煮，取药汁。

【用法】每日1剂，分2次服用。

功效 清热化痰，适用于脾胃痰火所致的耳鸣，症见两耳鸣响、胸脘痞闷、呕吐黄黏痰涎。

方8

【配方】黄芩、白芷、前胡、天花粉、浙贝母、赤芍各10克，玄参12克，防风、陈皮各8克，桔梗6克。

【制法】将上药以水煎煮，取药汁。

【用法】每日1剂，分2次服用。

功效 祛风清热、化痰散结，适用于睑腺炎。

方9

【配方】黄芩、黄柏、黄连、秦皮、蕤仁、决明子各18克，栀子7克，大枣3枚。

【制法】取以上8味中药加水600克，先浸后煎，去渣得药液约200毫升，待温备用。

【用法】用洗眼杯冲洗眼部，每日1～2次。

功效 清热解毒、泻肝明目，适用于细菌性角膜炎、病毒性角膜炎以及急性结膜炎等。

黄连

别名 川连、姜连、尾连。

黄连为毛茛科多年生草本植物，药用部位为其根茎。四川为其主产地，但是以湖南澧县生产者品质最佳。黄连多在立冬以后采收，晒干后剥去其粗皮使用。

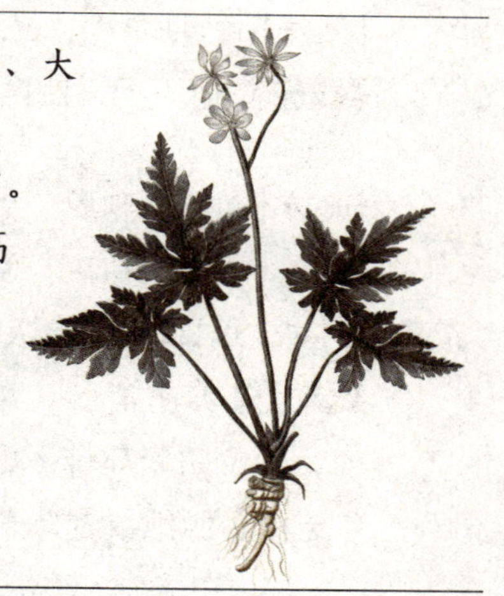

性味归经 性寒，味苦；归心、脾、胃、胆、大肠经。

功效主治 清热燥湿，泻火解毒，止呕止泻。适用于湿热痞满、呕吐吞酸、泻痢、黄疸、高热神昏等。

服用禁忌 本品大苦大寒，过量服用或长时间服用易伤脾胃，因此，胃虚引起的呕恶、脾虚引起的泄泻者均应慎服。

古籍摘要

《本草新编》：黄连最泻火，亦能入肝。大约同引经之药，俱能入之，而入心，尤专经也。止吐利吞酸，善解口渴……能安心，止梦遗，定狂躁，除痞满，去妇人阴户肿。

《本草正》：黄连善泻心脾实火，虚热妄用，必致格阳，故寇宗奭曰：虚而冷者，慎勿轻用；王海藏曰：夏月久血痢不用黄连，阴在内也。

良方精选

方1

配方 黄连30克。

制法 先将黄连入锅中，加入温开水300毫升，然后用文火煎20分钟，滤渣留药液约100毫升。

用法 1次服完，每日2次，最多服18日。

功效 对心律失常有一定的辅助治疗作用。

方 2

【配方】黄连适量。

【制法】黄连研成粉末。

【用法】每次0.6克，每日4～6次，以水送服。

功效 适用于肺炎发热者。

方 3

【配方】黄连6克。

【制法】黄连用开水100毫升冲泡。

【用法】每日服1次，连续服用2周。

功效 适用于慢性胃炎。

方 4

【配方】黄连、阿胶、当归各15克，干姜6克。

【制法】将上药研末，制为丸剂。

【用法】每日2次，每次6克。

功效 养阴清肠，用于痢下赤白脓血，或下鲜血黏稠，脐腹灼痛，便意频繁却排不出，食少，心烦口干，舌质红绛少苔，或舌尖红乏津，脉细数者。

方 5

【配方】黄连12克，当归尾、赤芍、防风、杏仁各10克。

【制法】将以上中药加水煎汤，去渣备用。

【用法】熏洗眼部。

功效 清热化瘀、退赤明目，适用于急性卡他性结膜炎、流行性出血性结膜炎。

方 6

【配方】黄连、黄芩、生大黄各15克。

【制法】将上药以水煎煮，取药汁。

【用法】每日1剂，每剂药分为两半，一半内服，一半趁热熏洗患处。

功效 本方具有清热燥湿、泻火热毒的功效，可以有效缓解睑腺炎等。

方7

配方 黄连15克，西洋参、陈皮、当归各12克，甘草6克，珍珠粉1克。

制法 将上药以水煎煮，取药汁。

用法 每日1剂，分2次服用。

功效 本方可以益气养血、清心安神，适用于糖尿病合并冠心病心律失常等。

备注 气阴两虚者加黄芪、麦冬；血瘀痰阻者加丹参、石菖蒲；脾胃虚寒者加吴茱萸、党参。

黄柏

别名 檗木、元柏、黄檗、檗皮。

黄柏是芸香科植物黄皮树（黄檗）的树皮，也称为“川黄柏”，多生长在山谷、溪流附近或者是山地中的杂树林中，分布在我国的四川、湖北、云南、贵州、浙江、江西、广西等地。

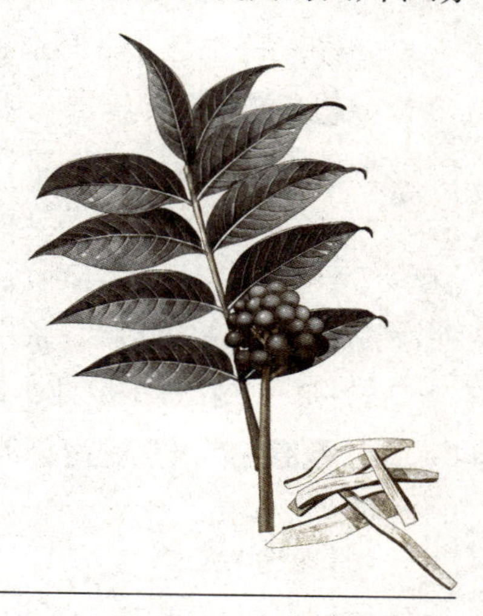

性味归经 性寒，味苦；归肾、膀胱、大肠经。

功效主治 清热燥湿，泻火解毒，除骨蒸。适用于泄泻、梦遗、盗汗、腰酸、湿热带下、毒疮、口舌生疮、目赤、湿疹、湿热痢疾等。

服用禁忌 脾胃虚寒者慎用。

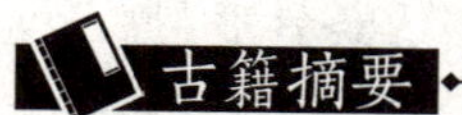

古籍摘要

《名医别录》：疗惊气在皮间，肌肤热赤起，目热赤痛，口疮。

《神农本草经》：主五脏肠胃中结热，黄疸，肠痔；止泄利，女子漏下赤白，阴伤蚀疮。

《药性论》：主男子阴痿。治下血如鸡鸭肝片；及男子茎上疮，屑末敷之。

良方精选

方1

【配方】黄柏（蜜炒）适量。

【制法】黄柏研细末。

【用法】敷患处，每日1～2次，3日为1个疗程。

【功效】适用于口腔溃疡。

方2

【配方】黄柏3克，乳汁适量。

【制法】将黄柏研细末，用乳汁调匀。

【用法】涂患处，每日1～2次。

【功效】可缓解冻疮。

方3

【配方】黄柏、黄连、姜黄、当归、生地黄各等分。

【制法】把以上中药共研细末，用温开水调成糊状，备用。

【用法】涂敷于外耳道患处，每日1次，至红肿消失为止。

【功效】清热解毒、活血消肿，适用于外耳道疖肿。

方4

【配方】黄柏、生大黄各15克，胡黄连9克，冰片3克，芝麻油适量。

【制法】将以上前3味中药共研极细末，再与冰片同研细末，然后用芝麻油调成膏状，备用。

【用法】涂敷于患处，每日3次。

【功效】清热燥湿、消肿止痛，适用于唇疔。

方5

【配方】黄柏、当归各30克，芝麻油20毫升，蜂蜡、浓茶各适量。

【制法】将上药和芝麻油混匀，放入铜器中，加热10分钟左右，然后放入适量蜂蜡，待蜡熔化，即可将油收起，待冷后成软膏。

【用法】用时先以浓茶洗净耳部，拭干，然后再涂本膏于患处，每日

1～2次。

功效 适用于冻耳而有溃烂者。

方6

配方 黄柏20克。

制法 在黄柏中加水200毫升，浸泡24小时后捡去黄柏，将泡得的药汁加热煮沸。

用法 将药汁滴入鼻腔，每日3～4次。

功效 清热解毒，适用于急性鼻窦炎。

龙胆

别名 龙胆草、地胆头、苦地胆、磨地胆。

龙胆是龙胆科植物三花龙胆、龙胆、条叶龙胆、坚龙胆的根及根茎，其中坚龙胆的根及根茎习惯称为“坚龙胆”，是龙胆的一种，多分布在我国辽宁、黑龙江、吉林等东北地区，多在二月、八月、十一月、十二月采挖，除去茎叶、须根后晒干。

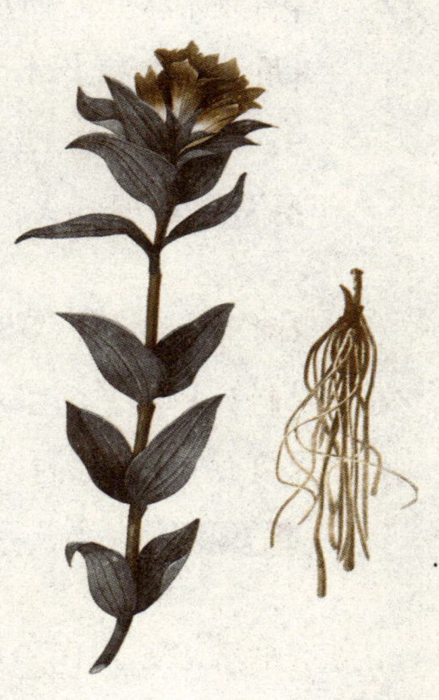

性味归经 性寒，味苦；归肝、胆经。

功效主治 泻肝火，除燥热，祛湿。适用于肝火旺盛引起的头痛、耳鸣耳聋、目赤、口苦以及白带异常、阴部瘙痒、湿疹等。

服用禁忌 脾胃虚寒者慎用。

古籍摘要

《神农本草经》：主骨间寒热，惊痫邪气，续绝伤，定五脏，杀蛊毒。

《药性论》：主小儿惊痫入心，壮热骨热，痈肿；治时疾热黄，口疮。

《名医别录》：除胃中伏热，时气温热，热泄下利，去肠中小虫，益肝胆气，止惊惕。

良方精选

方1

【配方】龙胆30克。

【制法】龙胆水煎，滤渣取汁。

【用法】代茶饮。

【功效】适用于湿热下注型外阴瘙痒。

方2

【配方】龙胆7克，鸡蛋清、白蜜各适量。

【制法】龙胆研成粉末状，加鸡蛋清拌匀。

【用法】每日1剂，白蜜化凉开水送服。

【功效】适用于发狂。

方3

【配方】龙胆适量，盐少许。

【制法】将龙胆研成粉末。

【用法】在凉开水中加入少许盐，拌匀后加入龙胆粉2克冲服，每日3次。

【功效】泻肝火，适用于角膜炎。

方4

【配方】龙胆、夏枯草各12克，益母草、芍药各9克，甘草6克。

【制法】将上药以水煎煮，取药汁。

【用法】每日1剂，分2次服用。

【功效】清热、平肝、降压，适用于高血压。

方5

【配方】龙胆10～15克。

【制法】将龙胆加水煎煮，滤渣取汁。

【用法】温服。

【功效】清热除湿、泻肝火，适用于口酸口苦。

苦参

别名 地槐、水槐。

苦参是豆科多年生植物苦参的干燥根，在我国南北各地皆可生长，多于春秋季节采挖，采挖后去除须根及泥沙，洗净后晒干，切片用。或者鲜用皆可。

性味归经 性寒，味苦；归心、肝、胃、大肠、膀胱经。

功效主治 清热祛湿，除烦解躁，利尿杀虫。适用于白带异常、外阴瘙痒、便血、湿热痢疾、湿疹、小便不畅等。

服用禁忌 脾胃虚寒者慎用。

古籍摘要

《神农本草经》：主心腹结气，癥瘕积聚，黄疸，溺有余沥，逐水，除痈肿，补中，明目止泪。

《大明》：杀疳虫。炒存性，米饮服，治肠风泻血并热痢。

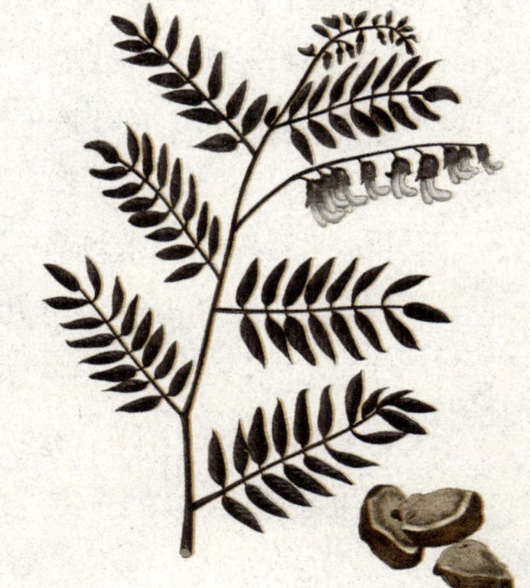

良方精选

方1

配方 苦参适量。

制法 苦参水煎去渣。

用法 代茶饮下催吐。

功效 适用于食物中毒。

方2

配方 苦参200克，陈醋500毫升。

制法 将苦参放入陈醋中浸泡，备用。

用法 搽于患处，每日早、晚各1次。

功效 适用于神经性皮炎。

方3

【配方】苦参20克，干姜4～6片。

【制法】将苦参、干姜一起加水煎煮30分钟。

【用法】药汁去渣，倒入干净盆内，加入适量开水，待水温适宜后，把患足置于盆内浸没，每日1次，于临睡前浸泡15分钟，一般4～7日可愈。

功效 适用于足癣。

方4

【配方】苦参6克，鸡蛋1枚。

【制法】苦参水煎取汁，鸡蛋于碗内打碎搅匀，加入药汁，再用沸水冲鸡蛋。

【用法】趁热服用即可。

功效 适用于流行性感冒，伴轻微头痛、发热等。

方5

【配方】苦参适量。

【制法】苦参压碾成粉末。

【用法】每次0.5～1克，每日2次，用温开水送服即可。

功效 可用于胃及十二指肠溃疡出血的辅助治疗。

方6

【配方】苦参、米汤各适量。

【制法】苦参入锅中炒焦，取出后研成粉末状，加少许水制成梧桐子大小的丸。

【用法】每次15粒，米汤送服。

功效 适用于赤痢。

方7

【配方】苦参、沙苑子、茺蔚子、洋桃、马鞭梢、漏芦各250克，盐120克。

【制法】将以上6味共研成粗末状，加盐，加水5000毫升煎煮，去渣取汁，备用。

【用法】饭后入浴，久浸效佳，可隔夜1浴，浴后覆被取汗，慎外风。

功效 祛风止痒，适用于荨麻疹。

方8

【配方】苦参、贝母、党参各25克。

【制法】将上述中药加水煎煮，滤渣取汁。

【用法】温服。

功效 适用于前列腺增生。

方9

【配方】苦参100克，萹蓄50克，地肤子、黄柏各20克。

【制法】将上述中药加水煎煮，滤渣取汁。

【用法】坐浴，每次20分钟，早晚各1次，10日为1个疗程。

功效 适用于外阴瘙痒。

方10

【配方】苦参30克，花椒20克，陈醋50毫升。

【制法】将上述配方加热水搅拌均匀。

【用法】用药汁洗脚，睡前1次。

功效 适用于汗脚。

白鲜皮

别名 北鲜皮、野花椒根皮、藓皮、臭根皮。

白鲜皮是芸香科植物白鲜的根皮，多生产于我国的华北、东北地区，以及江苏、四川等地。多在在春、秋季节采挖白鲜的根部，去除泥沙以及须根后除去木心，取其根皮晒干。内用多煎汤或入丸剂，外用煎汤水洗或研成末外敷。

性味归经 性寒，味苦；归脾、胃、膀胱经。

功效主治 清热解毒，除烦祛湿，祛风。适用于湿热疮毒、湿疹、湿热黄疸、风湿热痹等。

服用禁忌 脾胃虚寒者慎用。

古籍摘要

《药性论》：治一切热毒风，恶风，风疮、疥癣赤烂，眉发脱脆，皮肌急，壮热恶寒；主解热黄、酒黄、急黄、谷黄、劳黄等良。

《名医别录》：疗四肢不安，时行腹中大热，饮水、欲走、大呼，小儿惊痫，妇人产后余痛。

《神农本草经》：主头风，黄疸，咳逆，淋沥。女子阴中肿痛，湿痹死肌，不可屈伸、起止、行步。

良方精选

方1

【配方】白鲜皮6～9克。

【制法】白鲜皮加水煎煮，滤渣取汁。

【用法】每日1剂，早晚各服1次，7日为1个疗程，7日后停服1日。疗程可视病情而定。

功效 祛风除湿、化痰止咳，适用于慢性支气管炎。

方2

【配方】白鲜皮、苦参、野菊花各30克，硫黄10～15克。

【制法】取以上药材加水煎煮，去渣备用。

【用法】用药汁温洗患处。

功效 清热解毒、疏风止痒，用于脂溢性皮炎。

方3

【配方】白鲜皮、苦参、地肤子、苍术、蛇床子各15克，枯矾12克，黄柏10克。

【制法】将上药加水煎煮，滤渣，取药汁。

【用法】趁热熏洗坐浴，每次20分钟，每日早晚各1次，连用5日为1个疗程。

功效 清热燥湿、杀虫止痒，适用于外阴瘙痒。

【备注】如外阴已红肿溃烂，则不宜用本方。

方4

【配方】白鲜皮、苦参、土茯苓各15克，黄柏12克，明矾、甘草各6克。

【制法】将以上药材放入大搪瓷茶缸中，加水适量，文火煎煮20分钟，备用。

【用法】将口唇放于茶缸上雾熏，待温度适宜时用消毒纱布洗敷或将口唇放入药液内浸泡，每日3次，每次30～60分钟。每剂可连用5日，5日为1个疗程，停3日后再进行下1个疗程。

功效 清热解毒、消肿止痛，适用于慢性唇疔。

【备注】使用期间忌食辛辣之品，避免风吹舌舔。

清热解毒类

金银花

别名 金银藤、二道花、鹭鸶花。

金银花常生长于丘陵、山谷及林边，主产于山东、河南、安徽等地，为忍冬科多年生半常绿缠绕性木质藤本植物，药用部位为金银花的干燥花蕾。多在夏初采摘，阴干。

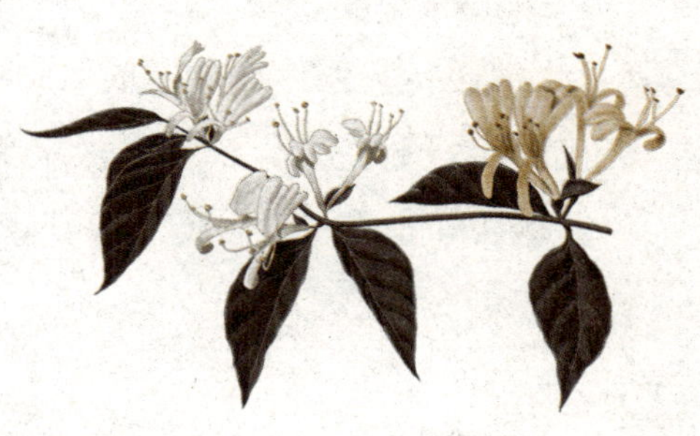

性味归经 性寒，味甘；归肺、心、胃经。

功效主治 清热解毒，疏散风热。用于外感风热、温病初起、暑热烦渴、咽喉肿痛，或痱子瘙痒、灼热、痈肿、红肿热痛、热毒泻痢等。

服用禁忌 虚寒及气虚体弱者不宜服用；疮疡者忌用。

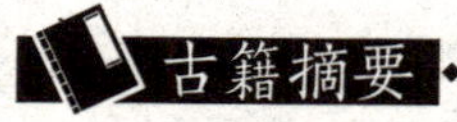

古籍摘要

《本草拾遗》：主热毒、血痢、水痢，浓煎服之。

《本草纲目》：一切风湿气，及诸肿毒、痈疽疥癣、杨梅诸恶疮。散热解毒。

良方精选

方1

|配方| 金银花500克。

|制法| 将金银花放入1000毫升水中浸泡2小时，然后放入蒸馏锅，再加入适量水进行蒸馏，收集蒸馏液约1600毫升；再蒸馏1次，收集蒸馏液约800毫升，进行过滤分装，灭菌即可。

|用法| 代茶饮用，每次约50毫升，每日2次。

功效 预防和改善暑疖。

方2

|配方| 金银花、蜂蜜各50克。

|制法| 将金银花放入锅内炒香，注意不要炒焦，加蜂蜜调匀，然后一起水煎，去渣成合剂，初始可少量口服，如无呕吐症状，可适当加量。

|用法| 每30分钟1次。

功效 本方具有清热解毒的功效，适用于粘连性肠梗阻早期，可预防肠粘连。

方3

|配方| 金银花12克。

|制法| 金银花焙焦，研为细末。

|用法| 秤砣烧红淬水，泡服金银花末。

功效 适用于胎热上逼，腹部急痛者。

方4

|配方| 鲜金银花100克。

|制法| 金银花稍加浸洗后，放入搪瓷杯内，加水适量煎汤，烧沸后，再稍煎3～5分钟，去渣取汤。

|用法| 每次服用250毫升。

功效 清热解毒，适用于小儿腮腺炎。

方5

【配方】新鲜金银花适量。

【制法】金银花水煎，滤渣取汁。

【用法】每次50克，每日服用3次。

功效 适用于荨麻疹。

方6

【配方】鲜金银花、生黄泥各500克。

【制法】鲜金银花用5倍的清水煮沸，取汁泡入生黄泥内，搅匀。

【用法】取上清液分次代茶饮，每日1剂，连服3日。

功效 可缓解轻微野菌中毒。

方7

【配方】金银花30克。

【制法】金银花炒炭。

【用法】温开水吞服。

功效 适用于泄泻。

方8

【配方】金银花15克，白芷6克。

【制法】将金银花、白芷两味中药同入砂锅，加水煎煮。

【用法】每日1剂。

功效 缓解牙龈炎症状、牙龈肿痛等。

方9

【配方】金银花60克（干品30克）。

【制法】将金银花稍加水浸洗后，放入砂锅内，加适量水煎沸3分钟，去渣取汤约250毫升。

【用法】每日1剂，可作冷饮或凉茶，分2～3次饮服，连用3～5日。

功效 清热解表。

方10

【配方】金银花、白芷各10克，乳汁适量。

【制法】将以上中药一同研成粉末状。

【用法】乳汁与药粉调匀后外涂患处。

功效 适用于乳头皲裂。

连翘

别名 黄花条、连壳、青翘。

连翘为木犀科植物，药用部位为其果实。连翘呈长卵形至卵形，稍扁，长1.5～2.5厘米，直径0.5～1.3厘米。表面有不规则的纵皱纹及许多凸起的小斑点，顶端锐尖，基部有小果梗或已脱落。主产于山西、河南、陕西、云南等地。

与连翘类似的药材有很多种，容易混淆，购买时需多加注意。伪品之一为秦连翘，大致呈纺锤形，外表黄棕色，有浅皱纹，多已开裂成二瓣，与果柄基部相连。伪品之二为金钟花，全株有毒，梗在节间通常有片状髓，叶稍宽而不分裂；果实稍短且呈卵形，果皮稍薄，基部有皱折和疣状突起，分布于中部至顶部纵沟两侧，质脆；种子金黄色，具三棱，种皮皱缩，有不规则纹理，碾碎后有丝相连。

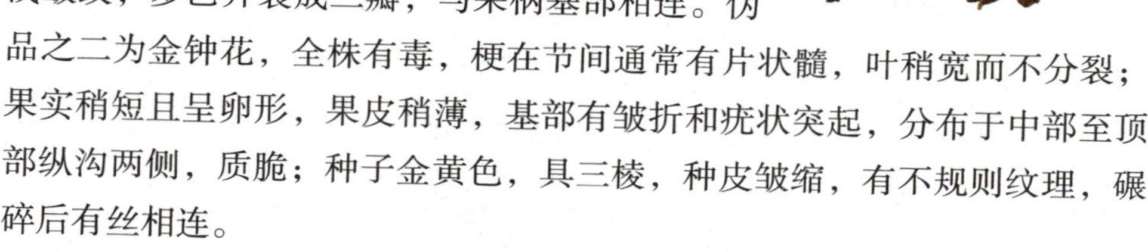

性味归经 性微寒，味苦；归心、肺、小肠经。

功效主治 清热解毒、消肿散结、疏散风热。用于热病初起、风热感冒、发热心烦、咽喉肿痛、斑疹瘰疬、丹毒热淋、痈疮肿毒、小便淋闭、急性肾炎等。

服用禁忌 脾胃虚弱、气虚发热、痈疽已溃、脓稀色淡者忌服。

古籍摘要

《医学衷中参西录》：连翘，具升浮宣散之力，流通气血，治十二经血凝气聚，为疮家要药。

《珍珠囊》：连翘之用有三：泻心经客热，一也；去上焦诸热，二也；为疮家圣药，三也。

良方精选

方1

【配方】连翘18克。

【制法】连翘加水文火煎至150毫升。

【用法】分3次饭前服，小儿酌减，视病情需要连服5～10日，服用时忌辣以及注意低盐饮食。

【功效】适用于急性肾炎的辅助治疗。

方2

【配方】连翘20～25克。

【制法】连翘研成粉末。

【用法】成人每日1剂，分3次服用，饭前口服。

【功效】适用于肺结核的辅助治疗。

方3

【配方】连翘、大青叶、甘草、赤芍各10克，板蓝根15克。

【制法】将上述中药加水煎煮，滤渣取汁。

【用法】每日1剂，分2次服用。

【功效】适用于手足口病。

【备用】7岁以下忌服。

方4

【配方】连翘、金银花各12克，荆芥、桑叶、防风、菊花、赤芍各6克，甘草3克。

【制法】将上述中药加水煎煮，滤渣取汁。

【用法】早晚各服1次，每日1剂。

【功效】清热、疏风解毒，适用于迎风流泪、角膜炎白睛发红、口苦、小便黄赤、大便不畅。

方5

【配方】连翘、金银花、牛蒡子、大青叶各9克，荆芥穗、黄芩、锦灯笼各6克，薄荷、蝉蜕、甘草各3克。

【制法】将上药以水煎煮，取药汁。

【用法】每日1剂，分2次服用。

功效 清热解毒，适用于猩红热之轻症。症状为恶寒发热，周身酸痛，咽喉肿痛，皮肤有弥漫性朱红色疹点，压之褪色，颈、肘、腋等皮肤折皱处疹出如红线状，小便短黄，脉浮数，舌苔白腻或黄腻，舌红肿起刺如杨梅。

方6

配方 连翘、芦根各12克，金银花、葛根、牛蒡子各10克，柴胡、黄芩、薄荷、甘草各6克，蝉衣3克。

制法 将上药以水煎煮，取药汁。

用法 每日1剂，分2次服用。

功效 清热解毒、宣肺透疹，适用于麻疹。

穿心莲

别名 一见喜、苦胆草、榄核莲。

穿心莲原产于热带地区，20世纪50年代在广东、福建引种栽培，现主产于华南、华东及西南等地，属于爵床科一年生草本植物。药用部位为穿心莲的地上部分，一般在秋初刚开花时采收，切段，晒干，生用，也可鲜用。目前，临床上多用穿心莲片剂、丸剂、散剂或针剂。研究发现，穿心莲中主要含有穿心莲内酯、去氧穿心莲内酯、穿心莲苷等成分。

性味归经 性寒，味苦；归心、肺、大肠、膀胱经。

功效主治 清热解毒，燥湿消肿。适用于外感风热，温病初起，肺热咳嗽，咽喉肿痛等；用于湿热泻痢，湿疹瘙痒，热淋小便涩痛等；用于痈肿疮毒，蛇虫咬伤等。

服用禁忌 穿心莲不可多服、久服，易伤人胃气；脾胃虚寒者不宜用。穿心莲煎剂服用易引起呕吐；穿心莲制剂可引起药疹、腹痛、视物不清、手足麻木等不良反应。

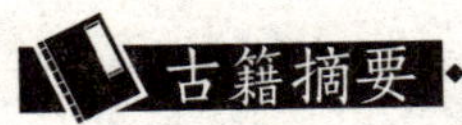

《岭南采药录》：能解蛇毒，又能理内伤咳嗽。

《泉州本草》：清热解毒，消炎退肿。治咽喉炎症，痢疾，高热。

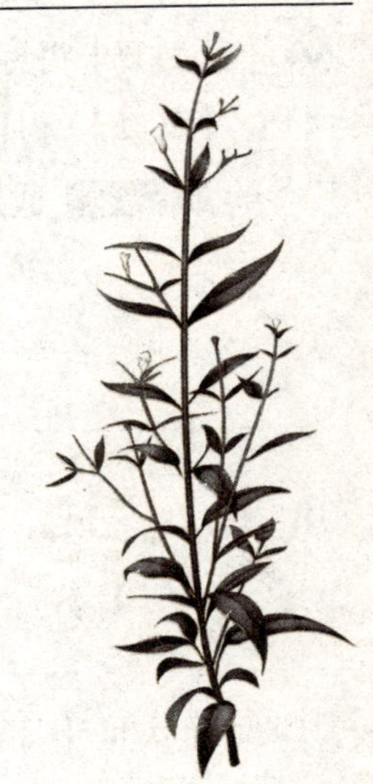

良方精选

方1

【配方】穿心莲30克。

【制法】将穿心莲研末。

【用法】每次1～1.5克，温开水冲服。

【功效】本方具有清热解毒的功效，适用于流感，症见发热、咽喉肿痛、咳嗽咳痰。

方2

【配方】穿心莲15克。

【制法】穿心莲水煎取汤。

【用法】每日1剂，分3次服用。

【功效】适用于病毒性心肌炎的辅助治疗。

方3

【配方】穿心莲10～12克，蜂蜜适量。

【制法】将穿心莲研成粉末状，加蜂蜜调匀。

【用法】开水送服。

【功效】适用于口腔炎。

方4

【配方】穿心莲、蒲公英、鱼腥草、知母、白鲜皮、赤芍、紫花地丁各10克，白芍、冬瓜子各12克。

【制法】将上述所有药材放入砂锅中加水浸泡30分钟，加热煎煮30分钟，滤出药汁，继续在锅中加水，煎煮25分钟左右，滤渣取汁，然后将两次煎得的药汁混合在一起。

【用法】每日1剂，分2～3次服用，连服10～15日为1个疗程。

【功效】滋阴补肾。

方 5

【配方】穿心莲10～15克。

【制法】将穿心莲加水煎煮，滤渣取汁。

【用法】每日1剂，分2次服用。

功效 适用于胃肠炎。

大青叶

别名 菘蓝叶、路边青、山靛青。

大青叶是十字花科植物菘蓝的叶或枝叶。多产于河北、江苏、安徽等。在越南、朝鲜、马来西亚也有生长。一般在八月、九月、十月采摘，洗净后晒干使用。

性味归经 性寒，味苦；归心、胃经。

功效主治 清热解毒，凉血止血。适用于流行性感冒、急性传染性肝炎、急性胃肠炎、急性肺炎、丹毒、吐血、衄血、黄疸、痢疾、喉痹、口疮、痈疽肿毒。

服用禁忌 脾胃虚寒者忌服。

古籍摘要

《本草正》：治瘟疫热毒发斑，风热斑疹，痈疡肿痛，除烦渴，止鼻衄、吐血，杀疳蚀、金疮箭毒。凡以热兼毒者，皆宜蓝叶捣汁用之。

良方精选

方 1

【配方】大青叶30克。

【制法】大青叶加水煎汤。

【用法】每日3次，连服3～5日。

功效 适用于感冒发热、咽喉肿痛、心烦意乱等。

方 2

【配方】大青叶20克，鲜松叶25克，鸡蛋2枚（取蛋清）。

【制法】将前2味中药加水煎煮取药汁45毫升，加入鸡蛋清，搅匀装瓶。

【用法】每日2次，外涂于患处。

功效 适用于流行性腮腺炎。

方 3

【配方】大青叶、大叶冬青各30克，金银花15克，山豆根5克。

【制法】将上述中药加水煎煮，滤渣取汁。

【用法】每日1剂，分3次服用。

功效 适用于咽喉炎。

方 4

【配方】大青叶、贯众、板蓝根各30克。

【制法】将上述中药加水煎煮，滤渣取汁。

【用法】每日1剂。

功效 适用于霍乱所致的呕吐、腹泻、手足抽搐的辅助治疗。

方 5

【配方】大青叶、丹参各15克，干地黄、紫草、赤芍、丹皮各10克。

【制法】将上述中药加水煎煮2次，药汁混合。

【用法】每日1剂，分2次服用。

功效 适用于儿童过敏性紫癜。

方 6

【配方】大青叶、龙胆各10克。

【制法】将上述中药加水煎煮，滤渣取汁。

【用法】温服。

功效 适用于肝火头痛。

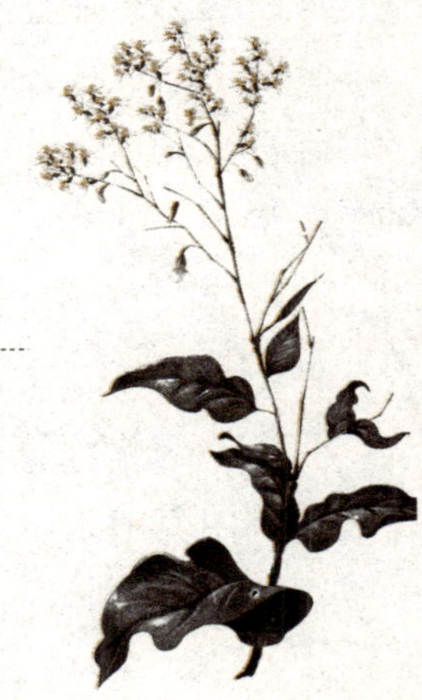

方 7

【配方】鲜大青叶适量。

【制法】将鲜大青叶洗净，捣烂后取汁。

【用法】涂患处。

功效 适用于蜂蜇伤。

板蓝根

别名 大青根、靛青根、蓝靛根。

板蓝根属十字花科草本植物，药用部位为其干燥根，一般适宜秋冬季采挖，洗净，晒干，生用。板蓝根主产于河北、浙江、安徽、江苏、陕西、甘肃等地。另外，板蓝根有北板蓝根和南板蓝根之分，其来源、产地、采收季节、产品性状均不相同。

性味归经 性寒，味苦；归心、胃经。

功效主治 清热解毒，凉血，利咽。用于外感风热或温病初起，发热头痛，咽痛等；用于热毒发斑、痄腮、喉痹、大头瘟疫、丹毒、火眼、痈肿等。

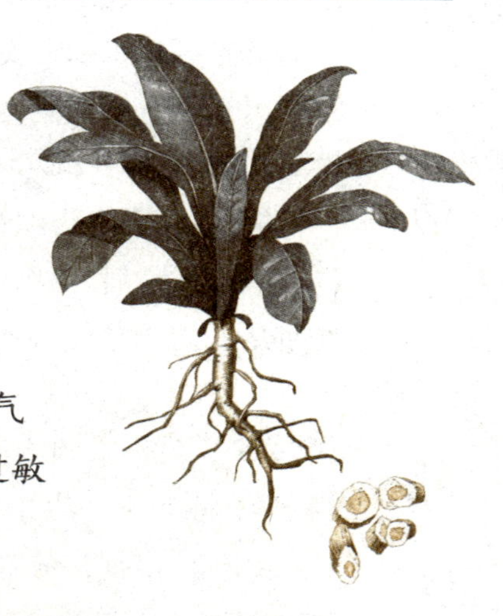

服用禁忌 体虚而无实火热毒者忌服；出现全身皮肤发红、皮疹瘙痒、头昏眼花、胸闷气短、烦躁、抽搐、恶心呕吐、消化道出血等过敏反应要立即停服。

古籍摘要

《分类草药性》：解诸毒恶疮，散毒去火。捣汁或服或涂。

《本草便读》：凉血、清热、解毒、辟疫、杀虫。

良方精选

方1

配方 板蓝根45克。

制法 板蓝根加水煎沸10分钟，滤出药液，再加水煎20分钟，去渣，两煎兑匀。

用法 1次服下，每日1～2剂。

功效 可缓解腮腺肿胀、发热等。

方 2

配方 板蓝根30克，蒲公英50克。

制法 将上述中药加水煎煮，滤渣取汁。

用法 每日1剂，分2次服用。

功效 适用于咽喉炎、咽喉肿痛。

方 3

配方 板蓝根、茜草根、紫草根各20克，白茅根25克，地榆根15克。

制法 将上述中药加水煎煮，滤渣取汁。

用法 每日1剂，分2次服用。

功效 适用于幼儿过敏性紫癜。

方 4

配方 板蓝根30克，荸荠20克，生姜3片。

制法 将上述中药加水煎煮，滤渣取汁。

用法 每日1剂。

功效 对病毒性心肌炎有一定的辅助治疗作用。

方 5

配方 板蓝根30克，夏枯草20克，白砂糖适量。

制法 将板蓝根、夏枯草水煎后取汁，加白砂糖调味。

用法 每日3次，每次10～20毫升。

功效 清热解毒、凉血散结，适用于流行性腮腺炎，症见高热头痛、口渴欲饮、腹部肿胀、咽喉肿痛等。

方 6

配方 板蓝根30克。

制法 上药加水200毫升，煎成60毫升。

用法 分次服，每4小时1次，空腹服。

功效 适用于流行性腮腺炎，一般3～5剂可见效。

方 7

配方 板蓝根20克，僵蚕10克。

制法 将上药以水煎煮，取药汁。

用法 每日1剂，分3～4次服用。

功效 本方具有消炎止痛的作用，可缓解腮腺炎疼痛。

方8

|配方| 板蓝根、生黄芪各30克，枳壳、黄柏、秦艽各10克，甘草6克。

|制法| 将上药以水煎煮，取药汁。

|用法| 每日1剂，分2次服用。

功效 清热解毒、疏肝解郁、益气健脾，适用于乙型病毒性肝炎。

方9

|配方| 板蓝根30克，野菊花10克。

|制法| 将板蓝根去杂质，洗净，晒干或烘干，切成片，与洗净的野菊花一同放入砂锅，加适量水，中火浓煎2次，每次30分钟，合并两次滤汁即成。

|用法| 每日1剂，分早、晚2次服用。

功效 清热解毒、泻火明目，适用于睑腺炎，对眼睑皮肤红肿疼痛，发热或伴耳前淋巴结肿大者尤为适用。

贯众

别名 粗茎鳞毛蕨。

贯众为鳞毛蕨科植物粗茎鳞毛蕨的根茎，多产于我国吉林、辽宁、黑龙江等地区。在秋季采挖后泡入清水中洗净，晒干后切片即可。

性味归经 性微寒，味苦；有小毒；归肝、脾经。

功效主治 清热解毒，凉血止血，杀虫。适用于风热感冒，发烧、头痛、咽喉肿痛、口干口燥、舌发红；血热；虫病等。

服用禁忌 不宜大量服用；脾胃虚寒者、孕妇慎用。

古籍摘要

《神农本草经》：主腹中邪热气，诸毒，杀三虫。

《名医别录》：去寸白，破癥瘕，除头风，止金疮。

良方精选

方1

【配方】贯众、白酒各适量。

【制法】贯众研为细末。

【用法】用白酒调敷，未溃者遍搽肿处，已溃者只敷疮口周围。

功效 适用于急性乳腺炎红肿已溃、未溃者。

方2

【配方】贯众、白酒、米汤各适量。

【制法】贯众去毛，用白酒蘸湿，慢火炙香，研为细末。

【用法】空腹米汤送服，每次9克。

功效 适用于产后出血。

方3

【配方】贯众60克。

【制法】贯众去毛洗净，加水约700毫升，煎至500毫升。

【用法】每日早晚各服250毫升，或分数次代茶饮服。

功效 适用于急性睾丸炎。

方4

【配方】贯众30克，红糖适量。

【制法】贯众加水600～800毫升，煎至300毫升，滤渣，加红糖。

【用法】每次100毫升，每日3次，连服2日。

功效 适用于感冒。

方5

【配方】贯众60克。

【制法】贯众加水煎10分钟，去渣取汁。

【用法】顿服，每日1～2剂。

功效 可改善因感冒所致的头痛、鼻塞、流清涕等症状。

方6

【配方】贯众、苦楝皮各30克，花椒15克。

【制法】将以上中药加水煎煮，去渣取药汁，熬成浓膏，备用。

【用法】外贴患儿脐眼。

功效 适用于小儿蛔虫病。

方 7

【配方】生贯众、石莲子各90克。

【制法】将上述中药捣碎。

【用法】将捣碎的药分3份，每次1份，温开水冲服，每日3次。

功效 清热解毒、宁心安神。

蒲公英

别名 蒲公草、耩褥草、金簪草。

蒲公英为菊科多年生草本植物蒲公英及其多种同属植物的带根全草，夏秋两季采收，入食可鲜用，入药鲜用、晒干均可。

蒲公英外表为不规则的中段，根与表面均为棕褐色，抽皱。东北、华北、华东、中南、西南和西北各省区均有分布。

【性味归经】性寒，味苦、甘；归肝、胃经。

【功效主治】清热解毒，消肿散结，利湿通淋。用于外感风热、头痛目赤、咽喉肿痛、食滞气胀、口疮牙痛、风疹瘰疬、疝痛下痢等。

【服用禁忌】阳虚外寒、脾胃虚弱者忌用。

古籍摘要

《本草经疏》：蒲公英味甘平，其性无毒。当是入肝入胃，解热凉血之要药。乳痈属肝经，妇人经行后，肝经主事，故主妇人乳痈肿乳毒，并宜生啖之良。

良方精选

方 1

【配方】蒲公英15克。

【制法】蒲公英水煎，滤渣取汁。

【用法】每日1剂，分2次服用，连服3日。

功效 适用于产后乳汁不足。

方 2

【配方】鲜蒲公英200克，白砂糖、冰片各10克。

【制法】将蒲公英洗净后切碎，捣烂后绞出药汁，调入白砂糖和冰片，调匀即可。

【用法】用棉棒蘸药液涂于烧伤处。

功效 具有清热、凉血、解毒的作用，适用于轻度烧烫伤。

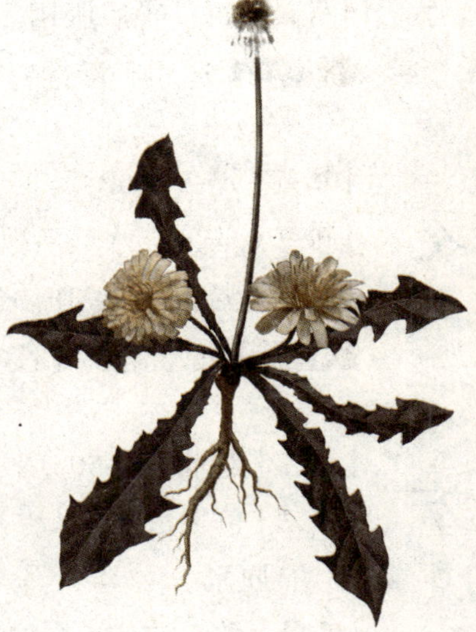

方 3

【配方】鲜蒲公英（连根带叶）1把，鸡蛋清适量。

【制法】蒲公英洗净，捣烂加鸡蛋清调匀。

【用法】敷患处，干后再换敷。

功效 适用于流行性腮腺炎。

方 4

【配方】新鲜蒲公英100克（干品50克）。

【制法】新鲜蒲公英洗净水煎，取汁。

【用法】饮药液并含漱，每日数次。

功效 适用于口腔溃疡。

方 5

【配方】新鲜蒲公英3克。

【制法】新鲜蒲公英洗净捣汁，高温消毒。

【用法】每次点眼内1滴，每日3次。

功效 清热解毒，适用于沙眼。

方 6

【配方】蒲公英50克。

【制法】蒲公英水煎，取汁。

【用法】代茶，不拘时，频饮。

功效 适用于慢性前列腺炎。

方7

【配方】蒲公英15克，酒酿1小匙。

【制法】蒲公英、酒酿加水煎2次后混合。

【用法】每日餐后服用。

功效 适用于慢性胃炎。

方8

【配方】蒲公英60克。

【制法】蒲公英水煎后取药汁600毫升。

【用法】温服300毫升，余300毫升趁热熏洗，每日1剂。

功效 可缓解甲亢性突眼。

方9

【配方】鲜蒲公英50克，鸡蛋1枚。

【制法】鲜蒲公英捣烂，拌入鸡蛋清，均摊在布上，面积大于疖疮周围约1厘米。

【用法】敷于疖疮，每日2次。

功效 适用于疖疮。

紫花地丁

别名 箭头草、独行虎、羊角子、米布袋。

紫花地丁是堇菜科多年生草本植物紫花地丁的全草，主要生长于我国长江以南以及长江下游各省，华北、东北地区也有生长，多于春秋季节采收，去杂质后晒干用或者直接鲜用。

【性味归经】性寒，味苦、辛；归心、肝经。

【功效主治】清热凉血，解毒消肿。适用于痢疾、黄疸、咽喉肿痛、毒舌咬伤、乳腺炎等。

【服用禁忌】脾胃虚寒者慎用。

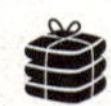

古籍摘要

《本草纲目》：主治一切痈疽发背，疔疮瘰疬，无名肿毒，恶疮。

《要药分剂》：紫花地丁《本草纲目》止疔外科症，但古人每用治黄疸、喉痹，取其泻热除湿之功也，大方家亦不可轻弃。

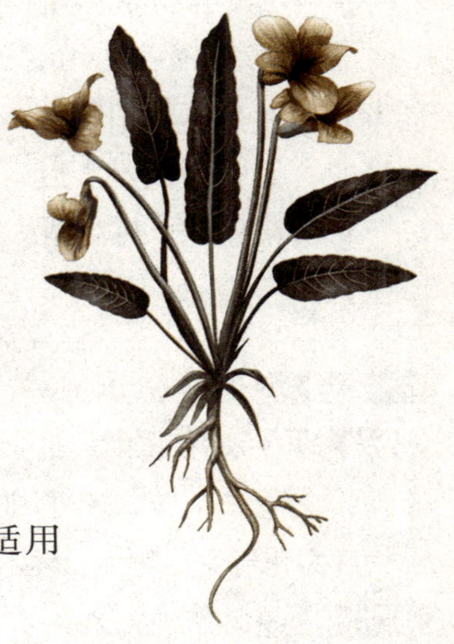

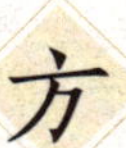

良方精选

方1

【配方】新鲜紫花地丁100克，甜面酱适量。

【制法】新鲜紫花地丁洗净后调入甜面酱，拌匀。

【用法】每日服用1次。

功效 本方具有消肿解毒的功效，适用于急性附睾炎初、中期。

方2

【配方】紫花地丁适量。

【制法】紫花地丁焙干研末，以水煎汤。

【用法】每次15～30毫升，每日3～4次即可。

功效 可辅助治疗大叶性肺炎。

方3

【配方】紫花地丁30克，黄酒1碗。

【制法】将紫花地丁、黄酒一起水煎，煎至半碗即可。

【用法】每日服1剂。

功效 可辅助治疗阑尾炎。

方4

【配方】紫花地丁适量。

【制法】将紫花地丁晒干后研成粉末。

【用法】将药粉撒在伤口处，再用无菌的纱布包扎好。

功效 适用于外伤出血。

野菊花

别名 山菊花、苦薏。

野菊花全国各地均有分布，多长于路边、丘陵、荒地、山坡等处。属菊科多年生草本植物，药用部位为头状花序，一般在晚秋或初冬花初开时采收，经晒干或烘干后，入药。现代研究发现野菊花主要含有野菊花内酯、野菊花醇、野菊花酮、熊果酸、苦味素、木樨草素、多糖、维生素A、维生素B_1等。

性味归经 性微寒，味苦、辛；归肺、心经。

功效主治 清热解毒。用于风热感冒、咽喉肿痛、目赤肿痛、风火头痛、鼻炎、支气管炎等；用于痈疖疔毒、丹毒、湿疹、皮肤瘙痒、口疮等；用于治疗白喉等。

服用禁忌 野菊花泄人，不可久服，病愈即止。

古籍摘要

《本草汇言》：破血疏肝，解疔散毒。主妇人腹内宿血，解天行火毒丹疔。洗疮疥，又能去风杀虫。

良方精选

方1

配方 鲜野菊花60克，黄酒适量。

制法 鲜野菊花打成汁。

用法 黄酒冲服。

功效 对阑尾炎有辅助治疗作用。

方2

配方 野菊花全草250克，陈石灰粉适量。

制法 野菊花全草切碎置铝锅中，加水2000毫升，文火煎至800毫升，过滤备用。

用法 趁热熏洗患处15分钟后，立即用洁净的陈石灰粉扑之，每日

2次。

功效 适用于湿疹。

方3

|配方| 野菊花30克，红花10克。

|制法| 将上述中药加水煎煮，滤渣取汁。

|用法| 每次1剂，每日1～2次。

功效 活血化瘀、清热解毒。

方4

|配方| 野菊花、蒲公英各30克。

|制法| 将以上两味中药一同捣烂，备用。

|用法| 外敷患处，每日2次。

功效 清热解毒消肿，适用于鼻疖。

方5

|配方| 鲜野菊花100克，醋适量。

|制法| 野菊花洗净后捣烂，加醋调匀即可。

|用法| 涂于患处。

功效 适用于流行性腮腺炎。

方6

|配方| 野菊花、半枝莲各30克。

|制法| 将上述中药加水煎煮，滤渣取汁。

|用法| 每日1剂。

功效 清热解毒，可辅助治疗乳腺癌。

方7

|配方| 野菊花、黄柏、大黄、苦参各30克，黄连20克，防风、芒硝各15克。

|制法| 将前6味中药加水1000毫升文火煮沸20分钟，取汁，药渣再加水500毫升复煎，去渣取汁，将再次药汁混合，加入芒硝，拌匀后备用。

|用法| 每次取药液适量，用消毒药棉蘸药液温洗眼睑处，每日2次。

功效 清热解毒祛湿，适用于睑腺炎。

土茯苓

别名 土萆薢、刺猪苓、山猪粪、草禹余粮。

土茯苓是百合科多年生植物光叶菝葜的干燥根茎，主要生长于我国四川、云南、广东、广西、湖南、福建、安徽、浙江、江西等地，多在夏、秋两季采挖，去除须根及杂质后洗净，晒干用或者鲜用。

性味归经 性平，味甘、淡；归肝、胃经。

功效主治 祛湿解毒，强筋健骨。适用于关节痉挛、毒疮、湿疹、白带异常、脚气、汞中毒等。

服用禁忌 肝肾功能不好者慎用。服药时忌茶。

古籍摘要

《本草纲目》：健脾胃，强筋骨，去风湿，利关节，止泄泻，治拘挛骨痛，恶疮痈肿，解汞粉、银朱毒。

良方精选

方1

配方 土茯苓、金银花各15克，鱼腥草、荆芥各10克，甘草3克。

制法 荆芥略炒，所有药以水煎煮，滤渣取汁100毫升，再加水煎煮，取汁100毫升，两次药汁混合。

用法 每日1剂，分2次服用。

功效 解毒除湿，适用于湿毒蕴结型子宫肌瘤。

方2

配方 土茯苓、红花、地丁、板蓝根、刺蒺藜各15克，豨莶草、桔梗、苍耳草各12克，柴胡6克，丹参、川芎、黄连（酒炒）、薄荷各5～10克。

制法 将上药以水煎煮，滤渣取汁。

用法 每日1剂，分2次服用。

功效 清热解毒、利湿消斑，适用于风湿热蕴型白癜风。

方3

【配方】土茯苓、大枣各30克。

【制法】土茯苓、大枣加水煎汤，取汁。

【用法】饮汤，每日2次。

功效 具有清热、解毒、凉血的作用，适用于神经性皮炎。

方4

【配方】土茯苓50克。

【制法】土茯苓水煎。

【用法】每日1剂，分2次服用，连用5~7日。

功效 适用于偏头痛。

方5

【配方】土茯苓、生槐花各30克，生甘草9克。

【制法】将上药水煎煮，取汁服用。

【用法】每日1剂，分2次服用。

功效 清热解毒，适用于脂溢性皮炎。

方6

【配方】土茯苓30克，鸡血藤、忍冬藤、薏苡仁各20克，丹参15克，车前草、益母草各10克，甘草6克。

【制法】将上药以水煎煮，取药汁。

【用法】每日1剂，分2次服用。

功效 清热利湿、解毒化瘀。

方7

【配方】土茯苓50克，白砂糖少许。

【制法】土茯苓与白砂糖一起水煎，滤渣取汁。

【用法】代茶饮，每日1剂。

功效 适用于扁平疣。

方8

【配方】土茯苓60克。

【制法】土茯苓研为粗末，用纱布包好煎制。

【用法】每日1剂，早、晚各1次，连服15日为1个疗程。

功效 适用于神经性皮炎。

鱼腥草

别名 猪鼻孔、臭茶、臭灵丹。

鱼腥草主产于四川、云南、贵州等地。药用部位为三白草科多年生草本植物蕺菜的全草，每年8月至次年3月为成熟期。一般夏秋两季采收，晒干，生用。其叶片具有明显的小腺点，叶柄基部与托叶合成鞘状。茎为扁柱形，暗棕色、棕黄色，节状环，具有纵皱纹。果穗顶生。蒴果上端与3个向内弯曲的柱头。研究发现，鱼腥草嫩叶中含有蛋白质、脂肪、碳水化合物等成分。

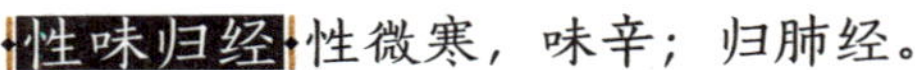

性味归经 性微寒，味辛；归肺经。

功效主治 清热解毒，消痈排脓，利尿通淋。用于痰热壅肺引起的肺痈咳吐脓血等；用于湿热淋证、小便淋涩疼痛；用于肺炎、急慢性支气管炎、肠炎、尿路感染等。

服用禁忌 鱼腥草含有挥发油，不可久煎；部分患者服用鱼腥草制剂后可能引起皮肤瘙痒、红斑、恶心、心悸、口唇紫绀、四肢厥冷大汗等过敏反应，或过敏性休克。

古籍摘要

《本草纲目》：散热毒痈肿，疮痔脱肛，断砒疾，解硇毒。

《医林纂要》：行水，攻坚，去瘴，解暑。疗蛇虫毒，治脚气，溃痈疽，去瘀血。

良方精选

方1

配方 鱼腥草适量。

制法 将鱼腥草制成蒸馏液，或者直接购买鱼腥草蒸馏液。

用法 滴鼻，每次5～8滴，每日3次。

功效 适用于萎缩性鼻炎。

方 2

【配方】新鲜鱼腥草50克，蜂蜜适量。

【制法】新鲜鱼腥草捣汁。

【用法】冲蜂蜜服用。

功效 适用于感冒。

方 3

【配方】鱼腥草适量。

【制法】鱼腥草捣烂平摊于干净的纱布上。

【用法】敷于患处，外以胶布包扎固定，每日2次。

功效 适用于流行性腮腺炎。

方 4

【配方】鱼腥草30克，鸡蛋1枚（取蛋液）。

【制法】将鱼腥草浓煎取汁，用烧开的药汁冲蛋液。

【用法】温服，每日1次。

功效 可辅助治疗急性支气管炎。

方 5

【配方】鱼腥草120克。

【制法】鱼腥草以水浓煎，取汁。

【用法】每日1剂，分2次服用。

功效 清热解毒，适用于肺脓肿。

方 6

【配方】鱼腥草180克，白砂糖30克。

【制法】鱼腥草与白砂糖一同水煎，取汁。

【用法】每日1剂。

功效 适用于急性黄疸型肝炎。

方 7

【配方】鱼腥草120克。

【制法】鱼腥草加水煎煮，滤渣取汁。

【用法】将药汁放温后洗患处，连洗数次。

功效 适用于外阴瘙痒。

方 8

配方 鱼腥草、葱各30克。

制法 将鱼腥草、葱一起捣烂，揉成一团，两手反复揉搓。

用法 每次10～15分钟，每日搓2～3次，连搓5～7日。

功效 适用于手癣。

败酱草

别名 苦菜、泽败、鹿肠、马草。

败酱草是败酱科植物白花败酱、黄花败酱的全草，主要分布于我国东北地区以及河北、河南、四川等地，多在夏秋季节采收，洗净，去泥沙，晒干使用。

性味归经 性微寒，味辛、苦；归胃、大肠、肝经。

功效主治 清热解毒，消痈排脓，祛瘀止痛。适用于痢疾、毒疮、肠炎、肺热咳嗽、胆囊炎等。

服用禁忌 泄泻、脾胃虚寒者慎用。

古籍摘要

《名医别录》：除痈肿，浮肿，结热，风痹不足，产后腹痛。

《神农本草经》：主五藏邪气，厌谷胃痹。

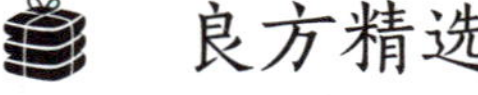

良方精选

方 1

配方 鲜败酱草（尽量不要取冬叶）适量。

制法 将鲜败酱草洗净，捣烂出汁。

用法 将败酱草的汁涂抹在患处，或者将捣烂的败酱草敷在患处。每日2次。

功效 祛瘀排脓、清热解毒、止痛，适用于扁平疣。

方 2

【配方】鲜败酱草100克。

【制法】将鲜败酱草水煎，取汁。

【用法】每日1剂，分3次服用，连服3～5日。

功效 适用于痈疽肿毒。

方 3

【配方】败酱草100克。

【制法】败酱草水煎。

【用法】3小时服1次。

功效 可辅助治疗阑尾炎。

方 4

【配方】败酱草、茵陈、金钱草各30克，白砂糖适量。

【制法】将以上中药加水煎煮至1000毫升，加入白砂糖拌匀。

【用法】代茶温服。

功效 清热解毒、消炎利胆，适用于慢性胆囊炎。

方 5

【配方】败酱草适量。

【制法】败酱草洗净。

【用法】早晨空腹嚼服败酱草5～6根，连服3～4周。

功效 适用于肺脓肿的辅助治疗。

山豆根

别名 胡豆莲。

山豆根是豆科植物越南槐的干燥根及根茎，多产于广西北部，以永福一带品质为佳。大多在秋季采挖，除去茎叶，洗净，晒干。

【性味归经】性寒，味苦；有毒；归肺、胃经。

【功效主治】清热解毒，利咽消肿。适用于咽喉肿痛、牙龈肿痛、肺热咳嗽、便秘、黄疸等。

服用禁忌 脾胃虚寒者慎用；不宜大量服用。

古籍摘要

《本草备要》：泻热解毒，去肺、大肠风热，含之咽汁，止喉痛、齿肿、齿痛。

《本草图经》：采根用，今人寸截含之，以解咽喉肿痛极妙。

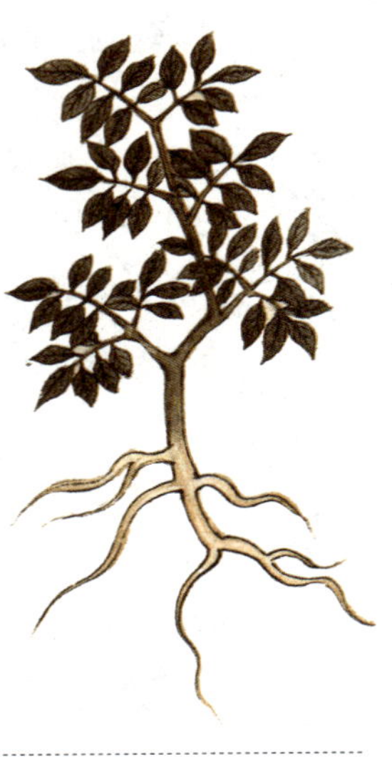

良方精选

方1

配方 山豆根30克。

制法 山豆根水煎，取汁。

用法 每日1剂，分2次服用，连服7～14日。

功效 适用于子宫脱垂气虚证。

方2

配方 山豆根、半枝莲、金银花、蜂房各15克，元参、马勃、连翘、天门冬、麦门冬各10克，白花蛇舌草适量。

制法 将上述所有中药加水煎煮30分钟，滤渣取汁。

用法 温服。

功效 解毒散结、疏风利咽，适用于肺热，鼻塞咽梗、喉燥、咽干、声音嘶哑、干咳无痰、咽喉肿痛者。

方3

配方 山豆根、蚤休各10克，当归、赤芍、川芎、桃仁、白芷各5克，生姜3片，大枣5枚。

制法 将上药以水煎煮，取药汁。

用法 每日1剂，分2次服用。

功效 活血化瘀、解毒消肿，适用于鼻咽癌，症见头痛鼻塞，舌紫暗或有瘀点，脉沉涩。

备注 白细胞下降加鸡血藤、黄芪、枸杞子；口干咽燥加沙参、玄参、生地黄；神疲乏力加党参、白术、怀山。

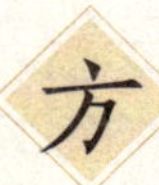
4

【配方】山豆根、白鲜皮、夏枯草、败酱草各120克，黄药子、蚤休各60克。

【制法】将上述所有中药洗净后晾干研成粉末状，炼蜜为丸，每颗药丸约重9克。

【用法】每日3次，每次5颗。

功效 清热解毒、散结化瘀，适用于胃癌。

方
5

【配方】山豆根、蚤休各60克，黄芪45克，水蛭30克，党参、当归、莪术、三棱、鸡内金、桃仁、知母、炮穿山甲各15克，香附12克。

【制法】将上述所有中药备齐，全部研成粉末状后混合均匀，加少许水制丸。

【用法】每次3～6克，每日2～4次。

功效 本方具有调经散结的功效，适用于小腹胀痛、月经不调、宫颈癌等。

青果

别名 橄榄、忠果、谏果。

青果为橄榄科植物橄榄的果实，主要生长于我国南方地区，其中以福建福州生产者为佳，在秋季果实成熟后采摘，鲜用或者晒干后用。内用可煎汤饮用，外用研末外敷。

【性味归经】性平，味甘、酸；归肺、胃经。

【功效主治】清肺热，解毒利咽，生津止渴。适用于咽喉肿痛、肺热咳嗽、咯血、烦渴、痰多等。

【服用禁忌】表证初起者慎用。

古籍摘要

《大明》：开胃下气，止泻。

《本草纲目》：生津液，止烦渴，治咽喉痛。咀嚼咽汁，能解一切鱼、鳖毒。

良方精选

方1

【配方】鲜青果500克，郁金、白矾（研末）各25克。

【制法】先将青果打碎，加适量水，放锅内熬开后，捞出去核，捣烂，再加郁金熬至无青果味，过滤去渣，加入白矾末再熬，熬至500毫升即可。

【用法】每次服20毫升，早晚各1次，温开水送服。

【功效】生津定痫，适用于突然跌倒、尖叫、四肢抽搐、口吐白沫、大小便失禁等。

方2

【配方】鲜青果30克，鲜萝卜60克。

【制法】将鲜青果、鲜萝卜加水煎煮，滤渣取汁。

【用法】代茶频饮。

【功效】适用于咽喉肿痛。

方3

【配方】青果25克，酸梅6克，白砂糖适量。

【制法】将青果、酸梅放入清水中浸泡半天，然后倒入砂锅中煎煮，加白砂糖调匀。

【用法】温饮。

【功效】适用于小儿扁桃体炎。

方4

【配方】青果500克，郁金、明矾各250克。

【制法】青果捣烂，与郁金加水煮成浓汁，滤渣取汁再用文火煎煮，加明矾，收成膏。

【用法】温水送服，每日2～3次，每次10克。

【功效】适用于小儿癫痫。

马齿苋

别名 五行草、长命菜、马蜂菜。

马齿苋为马齿苋科一年生草本植物，喜肥沃土壤，耐旱亦耐涝，生命力强，田野路边及庭园废墟等向阳处均可生长。我国大部分地区均有分布。多在夏秋季节采收，洗净后晒干用或鲜用。

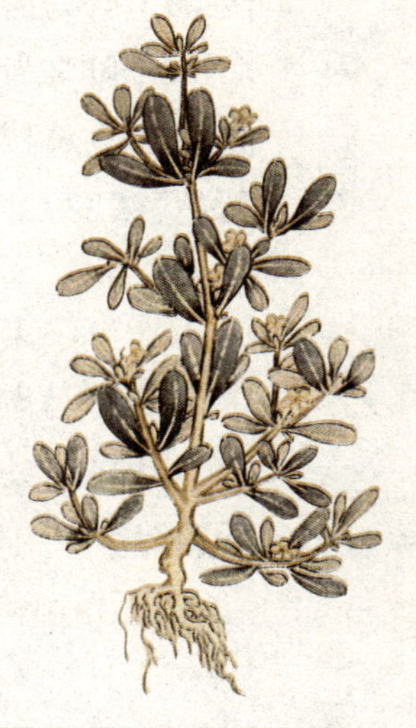

性味归经 性寒，味酸；归肝、大肠经。

功效主治 清热解毒，凉血止血，止痢。用于热毒血痢，痈肿疔疮，湿疹，丹毒，蛇虫咬伤，便血等；现代大多用于肠炎，急性关节炎，膀胱炎，尿道炎等。

服用禁忌 凡脾胃虚寒导致的腹泻、便溏者忌食；孕妇，尤其是有习惯性流产病史的孕妇忌食。

古籍摘要

《本草纲目》：散血消肿，利肠滑胎，解毒通淋，治产后虚汗。

《本草正义》：马齿苋，最善解痈肿热毒，亦可作敷药。

良方精选

方1

配方 马齿苋、黄花菜各30克。

制法 马齿苋和黄花菜加适量水煎煮20分钟，去渣取汁。

用法 每日2次，随量饮用。

功效 清热解毒。

方2

配方 马齿苋、空心菜各30克。

制法 马齿苋和空心菜加水煎煮，取汁。

用法 饮服，每日1次。

功效 清热除湿、凉血解毒。

方3

【配方】马齿苋10克，玉米须6克。

【制法】玉米须和马齿苋用开水冲泡。

【用法】代茶饮，每日2剂。

功效 利尿消肿。

方4

【配方】鲜马齿苋50克。

【制法】鲜马齿苋水煎取汁。

【用法】每日1剂，分2次服用。

功效 适用于病毒性肝炎。

方5

【配方】鲜马齿苋60克，白矾20克。

【制法】鲜马齿苋和白矾共捣如泥即可。

【用法】敷患处，每日1～2次。

功效 适用于疖。

方6

【配方】马齿苋45克，猪脂膏适量。

【制法】将马齿苋与猪脂膏一起捣成膏。

【用法】敷于患处，每日3～4次。

功效 适用于丹毒。

方7

【配方】马齿苋300克，蜂蜜60克。

【制法】马齿苋加水煎煮，去渣，兑入蜂蜜。

【用法】每日1剂。

功效 适用于肺脓肿。

方8

【配方】马齿苋50克，车前草15克，鸡蛋1枚，白砂糖适量。

【制法】马齿苋和车前草榨汁备用，锅中加入适量清水，烧开后打入鸡蛋，放入药汁，加白砂糖拌匀即可。

【用法】佐餐用。

功效 清热解毒祛湿。

方 9

|配方| 鲜马齿苋50克，大蒜泥15克，白砂糖适量。

|制法| 鲜马齿苋煎水1碗，冲入捣烂的大蒜泥，过滤取汁，加入白砂糖拌匀。

|用法| 每日2次。

功效 适用于慢性结肠炎。

方 10

|配方| 鲜马齿苋120克，绿豆50克。

|制法| 将绿豆淘净，放入锅内加水煮沸，加入洗净的马齿苋煎煮片刻即可。

|用法| 温服。

功效 清热解毒、利尿止痢。

方 11

|配方| 马齿苋200克。

|制法| 马齿苋切碎，捣成泥。

|用法| 敷于患处，每日2次。

功效 清肝利胆、清热化湿。

半边莲

别名 半边菊、金鸡舌、急解索、鱼尾花、蛇舌草、半边旗、箭豆草、小莲花草。

半边莲是桔梗科多年生植物半边莲的全草，主要产于我国华南、西南、华东、中南各省。多于夏季采收，除去杂质，洗净后晒干用，或鲜用皆可。内用多煎汤，外用捣烂外敷。

性味归经 性平，味辛；归心、小肠、肺经。

功效主治 清热解毒，利水消肿。适用于湿疹、毒疮、蛇虫咬伤、水肿、扁桃体炎、阑尾炎、肠炎等。

【服用禁忌】虚证水肿者慎用。

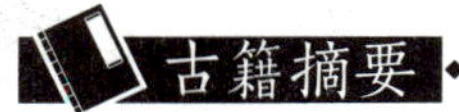

古籍摘要

《生草药性备要》：敷疮，消肿毒。

《本草纲目》：治蛇虺伤，捣汁饮，以滓围涂之。

《岭南采药录》：治鱼口便毒，跌打伤瘀痛，恶疮，火疮，捣敷之。

良方精选

方1

【配方】鲜半边莲适量。

【制法】半边莲洗净，捣烂如泥。

【用法】半边莲泥敷于患处，然后用纱布、胶布固定，药干后，用冷水湿润一下。每日换药1～2次。

功效 适用于带状疱疹。

方2

【配方】半边莲60克，风油膏适量。

【制法】半边莲煎汤，滤渣。

【用法】待温，每晚睡前浸泡患手15分钟，再涂一些风油膏，用塑料袋套扎患手，第二天起床后擦去药膏。

功效 适用于手癣。

方3

【配方】鲜半边莲60～120克，红糖适量。

【制法】鲜半边莲水煎，加入红糖调匀。

【用法】每日2次。

功效 适用于肝硬化水肿患者。

方4

【配方】半边莲25克，白砂糖20克，生地黄15克。

【制法】将半边莲洗净，切成3厘米长的段；生地黄洗净，切片。将半边莲段、生地黄片放入砂锅内，加适量清水，置武火上烧沸，再转用文火煮25分钟，加入白砂糖搅匀即成。

【用法】每日2次，随量饮用。

功效 本方可以凉血解毒、利水消肿，适用于病毒性肝炎小便赤黄的患者。

备注 泄泻者忌服。

方5

配方 半边莲（鲜品或干品均可）30克。

制法 将半边莲加水煎煮或用鲜品捣汁。

用法 每日1剂，取药汁饮用，或者用温开水送服药汁并用药汁搽涂伤口。

功效 本方可拔毒，适合在被毒蛇咬伤，不方便就医的情况下使用。

备注 被毒蛇咬伤后，必须立即用绳子或布条在伤口上端扎紧，以免毒液进入血液循环，并迅速将毒液由伤口挤出，然后用药物按照上面的方法进行处理。

白花蛇舌草

别名 蛇舌草。

白花蛇舌草为一年生披散、纤弱、无毛小草本，生于潮湿的田边、沟边、路旁及草地，或人工栽培，主产于长江以南各省。药用部位为干燥的全草。春、夏、秋均开花，从叶腋单生或成对生长；叶片呈十字形对生，条形至条状披针形；茎圆柱形，绿色或稍染紫色，多分支，有时呈匍匐状。一般夏、秋二季采收，晒干，切段，生用。现代研究发现，蛇舌草中含有豆甾醇、乌索酸、齐墩果酸、三十一烷、类固醇、黄酮苷、白花蛇舌草素等成分。

性味归经 性寒，味微苦、甘；归胃、大肠、小肠经。

功效主治 清热解毒，消痈抗癌，利湿通淋。适用于痈肿疮毒，咽喉肿痛，热淋小便不利、涩痛；外用治疗毒蛇咬伤等。

服用禁忌 阴疽及脾胃虚寒者慎用。

古籍摘要

《泉州本草》：清热散瘀，消痈解毒。治痈疽疮疡，瘰疬。又能清肺火，泻肺热。治肺热喘促、嗽逆胸闷。

《广西中药志》：治小儿疳积，毒蛇咬伤，癌肿。外治白泡疮，蛇癞疮。

《闽南民间草药》：清热解毒，消炎止痛。

良方精选

方1

配方 白花蛇舌草120克。

制法 将白花蛇舌草水煎，去渣。

用法 顿服，每日2～3剂。

功效 可辅助治疗急性阑尾炎。

方2

配方 白花蛇舌草、黄芪、虎杖各30克，黄精、白芍各10～20克，当归10克。

制法 将上药以水煎煮，取药汁。

用法 每日1剂，分2次服用。

功效 益气养阴、养血柔肝、清热解毒、活血化瘀，用于防治慢性乙型肝炎。

方3

配方 白花蛇舌草50克。

制法 白花蛇舌草水煎，滤渣取汁。

用法 每日1剂，分3次服用。

功效 对急性肾炎有辅助治疗作用。

方4

配方 白花蛇舌草、大黄、猪殃殃、半枝莲、蛇六谷各30克，马钱子0.6克。

制法 将上药以水煎煮，取药汁。

用法 每日1剂，分2次服用。

功效 清热解毒抗癌，可辅助治疗急性白血病。

备注 本方应在医生指导下服用。

方5

配方 白花蛇舌草、夏枯草各15克，马鞭草、葵树子、白花丹根各10克，白砂糖30克。

制法 将上药洗净放入砂锅内，加水适量，将砂锅置武火上烧沸，再用文火煎煮25分钟，停火，过滤去渣，取汁，在药汁内放入白砂糖搅匀即成。

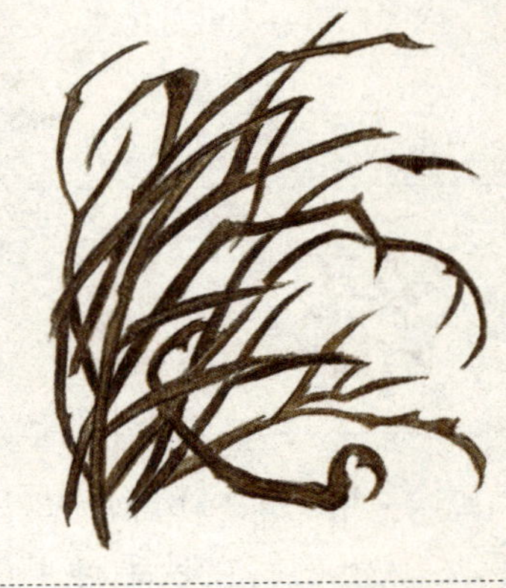

用法 每日3次，每次150毫升。

功效 本方可以止血、化瘀，白血病患者饮用有益。

方6

配方 白花蛇舌草、白茅根各200克，白砂糖30克。

制法 将白花蛇舌草、白茅根洗净去泥沙杂质放入铝锅内，加水适量，置武火上烧沸，再用文火煎煮25分钟，过滤，去渣，取汁，在药汁内加入白砂糖搅匀即成。

用法 每日3次，每次100毫升。

功效 解毒、消肿，适用于肝癌患者饮用。

方7

配方 白花蛇舌草、白芍各15克，蒲公英30克，败酱草20克，连翘12克，黄芩10克，黄连6克。

制法 将上药以水煎煮，取药汁。

用法 每日1剂，分2次服用。

功效 本方可缓解慢性胃炎的症状。

方8

配方 白花蛇舌草45克，半边莲、半枝莲、鸡血藤、女贞子、生地黄、雪梨干各30克。

制法 将上药以水煎煮2次，取药汁。

用法 每日1剂，分2次空腹服用。

功效 清热解毒、养阴生津，适用于鼻咽癌，症见口干咽燥，大便秘结，小便短赤，舌红苔少，脉细数。

备注 咽痛明显者含化六神丸；头痛明显者加川芎、白芷、蔓荆子；鼻塞明显者加辛夷、苍耳子。

绿豆

别名 菉豆、青小豆、植豆。

绿豆是豆科植物绿豆的种子，因其颜色青绿而得名。在我国大多数地区皆有生长，在秋季种子成熟后采收。在我国已有2000余年的栽培史。由于它营养丰富，用途较多，被称为“济世之良谷”。

绿豆要挑选无霉烂、无虫蛀、无变质、大小匀称、没有瘪的、圆润有光泽者。存放前先将绿豆晾晒得特别干燥，再收藏在密封较好的容器中。

性味归经 性寒，味甘；归心、胃经。

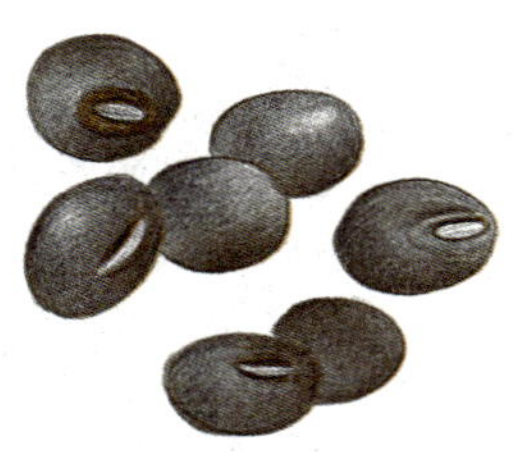

功效主治 清热解毒，祛火消暑。可辅助治疗高血压、动脉粥样硬化等，对糖尿病、肾炎也有较好的缓解作用；可保护胃黏膜，用生绿豆水浸磨成的生绿豆浆蛋白含量颇高，内服可保护胃肠黏膜。

服用禁忌 脾胃虚弱、腹泻者，慢性胃肠炎、慢性肝炎者，服用中药者，甲状腺功能低下者慎用。

古籍摘要

《日华子本草》：厚肠胃。作枕，明目，治头风头痛。除吐逆。

《本草纲目》：治痘毒，利肿胀。

《随息居饮食谱》：绿豆甘凉，煮食清胆养胃，解暑止渴，利小便，已泻痢。

良方精选

方 1

【配方】生绿豆100克，冰片15克，白酒适量。

【制法】生绿豆研末，用白酒调成糊状，30分钟后加冰片。

【用法】调匀后敷于烧伤处。

功效 适用于烧伤，可减轻疼痛，加快结痂。

方 2

【配方】绿豆60克，车前子30克。

【制法】绿豆和车前子水煎。

【用法】顿服。

功效 适用于小便不利、湿热腹泻者。

方 3

【配方】绿豆50克，绿茶5克，冰糖适量。

【制法】绿豆捣碎，同绿茶、冰糖放入碗内，用开水冲泡20分钟。

【用法】代茶饮用，每日2剂，趁热服食。

功效 清热解毒，适用于流行性感冒。

方 4

【配方】绿豆15克，金银花10克。

【制法】金银花和绿豆以水煎汤。

【用法】每日1剂，分2次服用。

功效 适用于流感。

方 5

【配方】绿豆30克，生地黄、金银花各20克。

【制法】将生地黄和金银花加水煎煮，去渣取汁，加绿豆煎汤。

【用法】代茶饮，每日3次。

功效 清热解毒、凉血滋阴，适用于小儿猩红热。

方 6

【配方】绿豆30克，赤小豆15克，百合13克。

【制法】将绿豆、赤小豆、百合洗净，加入清水500毫升，微火煎至300毫升即可。

【用法】每次50～100毫升，每日早、晚各1次。

功效 润肺养肤、和血通脉，适用于脂溢性皮炎。

方7

【配方】绿豆100克，鸡蛋1枚（取蛋清）。

【制法】绿豆研成粉，将绿豆粉炒热与鸡蛋清调和做饼，备用。

【用法】敷胸部，3～4岁儿童敷30分钟后取下，不满周岁的儿童敷15分钟。

功效 本方具有养阴、解毒、退热的功效，适用于小儿感冒高烧不退者。

清热凉血类

生地黄

别名 生地、干地黄。

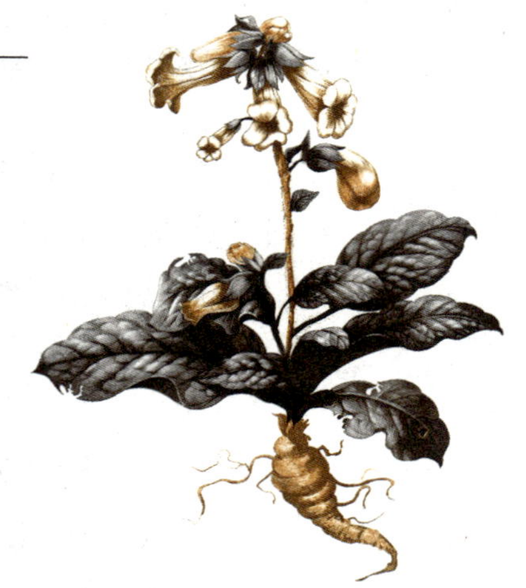

生地黄主产于河南、河北、内蒙古、浙江、山西等地，尤以河南怀庆所产最为有名，是玄参科多年生草本植物地黄的块根，一般秋季或初冬采挖，除去芦头、须根及泥沙，鲜用，即为鲜地黄；或用文火将地黄缓缓烘焙至约八分干，或晒干，即为生地黄。现代研究发现，生地黄中主要含有甘露醇、梓醇、地黄素、生物碱等物质。

【性味归经】性寒，味甘、苦；归心、肝、肾经。

【功效主治】清热凉血，养阴生津。适用于热病后期伤阴引起的舌红口干、烦渴多饮及阴虚内热、骨蒸劳热等；用于血热引起的湿疹、荨麻疹等；用于肠燥便秘、内热消渴等。

【服用禁忌】脾虚泄泻、胃寒食少、胸膈有痰者慎服。

古籍摘要

《本草汇言》：生地黄，为补肾要药，益阴上品，故凉血补血有功，血得补，则筋受荣，肾得之而骨强力壮。又治胎产劳伤，皆血之愆，血得其养，则胎产获安。又肾开窍于二阴，而血主濡之，二便所以润也。

《汤液本草》：生地黄，钱仲阳泻小肠火与木通同用，以导赤也，诸经之血热，与他药相随，亦能治之，溺血便血亦治之。

良方精选

方1

【配方】生地黄2500克，白蜜1升。

【制法】生地黄捣烂取汁，入砂锅内用文火煮沸2～3次，投入白蜜再煎至3升。

【用法】每次500毫升，每日3次，久服。

【功效】适用于再生障碍性贫血。

方2

【配方】生地黄30～60克，地骨皮、寻骨风各12克，钻地风、生甘草各10克。

【制法】将上药以水煎煮，取药汁。

【用法】每日1剂，分2次服用。

【功效】养阴清热、祛风通络，适用于阴虚内热型坐骨神经痛。

方3

【配方】生地黄、当归、红花、柴胡各10克，牛膝12克，川芎、桃仁、枳壳各9克，赤芍、桔梗各6克。

【制法】将上药以水煎煮，取药汁。

【用法】每日1剂，分2次服用。

【功效】本方可活血化瘀，适用于因瘀血所致的癫痫。

方4

【配方】生地黄、黄连、连翘各15克，桑叶、菊花各10克。

【制法】将以上中药加水1000毫升，煎煮去渣备用。

【用法】先熏后洗患处，每日1剂。

【功效】清热散风、消肿止痛，适用于睑腺炎。

方 5

【配方】生地黄、龙胆草、车前子（包）、当归、赤芍、泽泻各15克，黄芩、柴胡各12克，甘草10克。

【制法】将上药以水煎煮，取药汁。

【用法】每日1剂，分早、晚2次服用。

功效 清肝泻火、活血凉血，可用于老年性白内障术后炎症反应的辅助治疗。

方 6

【配方】生地黄、麦冬各15克，玄参、川贝母各10克，牡丹皮、白芍各9克，甘草、薄荷（后下）各6克。

【制法】将上药以水煎煮，取药汁。

【用法】每日1剂，分3次服用。

功效 本方具有养阴、清热、生津的作用。凡阴虚型口眼干燥综合征，如口干无津、小便短黄、大便秘结、手足心热、舌红少苔、脉细数者均适用。

方 7

【配方】生地黄、玄参、麦冬各15克，大黄9克，甘草、生姜各6克，人参、当归各4.5克，芒硝3克，海参2条。

【制法】将上药以水煎煮，取药汁。

【用法】每日1剂，分2次服用。

功效 益气养阴、清热泻结，用于热结里实、大便秘结、腹中胀满而痛、口干咽燥。

方 8

【配方】生地黄、莽草、藁本、桔梗、地榆、谷精草、干地黄、枳壳各30克，蜂窝10克。

【制法】将以上中药一同研成粗末状，每次取90克，加水3000毫升，煎煮去渣，备用。

【用法】趁热淋洗患部或浸浴，每次30分钟。

功效 祛风止痒，适用于皮肤瘙痒。

玄参

别名 黑参、元参。

玄参常生长于溪边、山坡林下及草丛中，今多有栽培，主产于长江流域及陕西、福建等省。属玄参科多年生草本植物，药用部位为根部，一般在立冬前后茎叶枯萎时采挖，除去根茎幼芽、须根及泥沙，晒或烘至半干，堆放3～6日，反复数次直至干燥，切片，生用。现代研究发现，玄参中主要含有玄参素、氨基酸、单萜苷类、微量挥发油、胡萝卜素、甾醇、挥发性生物碱、糖类、脂肪酸等成分。

性味归经 性微寒，味苦、咸、甘；归肺、胃、肾经。

功效主治 清热凉血滋阴，泻火解毒散结。用于温热病，热入营分伤阴引起的身热夜甚、心烦口渴、发斑神昏等；用于目赤、咽痛、瘰疬等；也可用于痈肿疮毒。

服用禁忌 脾胃虚寒、血虚腹痛、食欲不振、大便稀薄或脾胃有湿者忌用；《本草纲目》认为，玄参反藜芦、恶黄芪、干姜、大黄、山茱萸，因此，不可同用。

古籍摘要

《本草纲目》：滋阴降火，解斑毒，利咽喉，通小便血滞。

《本草正义》：疗胸膈心肺热邪，清膀胱肝肾热结，疗风热之咽痛，泄肝阳之目赤，止自汗盗汗，治吐血衄血。

良方精选

方1

配方 黑玄参、生赤芍、白鲜皮各9克，生地黄12克，广陈皮、淡竹叶各4.5克，甘草3克。

制法 将上述中药以水煎煮，取汁。

【用法】每日1剂，分2次服用。

【功效】本方具有醒脾凉血的功效，适用于脾胃湿热所引起的沙眼等。

方2

【配方】玄参18克，石膏（先煎）30克，生地黄、麦门冬、天花粉各15克，知母、牛膝各10克，大黄9克，甘草6克。

【制法】将上述中药以水煎煮，取汁。

【用法】每日1剂，分2次服用。

【功效】清胃泻火、通腑润肠，适用于牙痛。

方3

【配方】玄参、麦门冬各90克，肉桂10克。

【制法】将上述中药以水煎煮，取药汁。

【用法】每日1剂，分2次服用。

【功效】适用于肾阴不足、虚火上炎型阴茎异常勃起。

方4

【配方】玄参150克，金银花、紫苏、牛膝、红花、白菊花、土桔梗、人中黄、陈皮各100克，藏青果、薄荷各50克。

【制法】将上述中药捣碎，每袋10克，制成袋泡剂。

【用法】将制好的袋泡剂放入中药蒸气雾化杯中，加入200毫升的水，烧开后吸雾化的药汁蒸气20分钟，然后服用剩余的药汁，每日1次，每次1袋。

【功效】适用于急性咽炎。

方5

【配方】玄参90克，丹皮、炒枣仁各30克，柏子仁、莲子心各9克，白砂糖少许。

【制法】将上述除白砂糖以外的中药加水煎煮，过滤取汁，再加白砂糖少许拌匀。

【用法】分早、中、晚3次服用，每日1剂。

【功效】适用于心火过旺引起的口腔溃疡、口干舌红、渴欲饮冷、失眠等。

牡丹皮

别名 丹皮、粉丹皮、丹根。

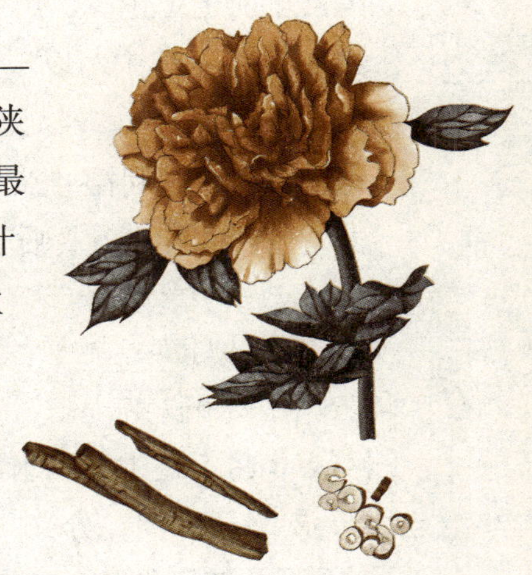

牡丹皮主产于河北、山东、四川、陕西、甘肃等地，以安徽铜陵产牡丹皮质量最好、产量最高。牡丹皮属毛茛科多年生落叶小灌木，其药用部位为干燥根皮，一般秋季采挖根部，除去须根及茎苗，新鲜时抽出木心，晒干，称为原丹皮。现代研究发现，牡丹皮含有丹皮酚、芍药苷、丹皮酸苷、丹皮原苷、丹皮新苷、丹皮多糖等。

性味归经 性微寒，味苦、辛；归心、肝、肾经。

功效主治 清热凉血，活血化瘀，消肿。适用于温热病引起的发斑、吐血衄血等；用于夜热早凉、热退无汗等；用于血滞引起的闭经、痛经等；用于痈肿疮毒、肠痈初起腹痛、跌打损伤等。

服用禁忌 血虚有寒者、孕妇及月经过多者慎服。

古籍摘要

《药性论》：治冷气，散诸痛，治女子经脉不通，血沥腰疼。

《珍珠囊》：治肠胃积血、衄血、吐血、无汗骨蒸。

《本草纲目》：和血，生血，凉血。治血中伏火，除烦热。

良方精选

方 1

配方 牡丹皮30克，生石膏40克，生地黄、枸杞子、知母、麦门冬、牛膝各20克，山萸肉15克。

制法 将上述中药以水煎煮，取汁。

用法 每日1剂，分早、中、晚3次服用，15日为1个疗程。

功效 滋肾阴、清胃热，适用于牙周炎。

方2

【配方】牡丹皮、猪苓、土茯苓、赤芍、败酱草各15克，栀子、泽泻、车前子（包）、川牛膝各10克，生甘草6克。

【制法】将上述中药以水煎煮，取汁。

【用法】每日1剂，分2次服用。

功效 清热利湿止带，适用于湿热下注型宫颈炎，症见带下量多，色黄或夹血丝、质稠如脓、臭秽。

方3

【配方】牡丹皮、栀子各12克，柴胡、白芍、枳壳、甘草各10克，蜈蚣5克，水蛭3克。

【制法】将上述中药以水煎煮，取汁。

【用法】每日1剂，分2次服用。

功效 疏肝解郁，用于肝郁气滞型阳痿，症见阳事不举、性情急躁、心烦易怒、胸胁不舒或胀痛、睡眠多梦、食谷不馨、便溏不爽、苔白脉弦。

方4

【配方】牡丹皮、黄芩各12克，丹参15克，川芎、当归、红花各9克，赤芍5克。

【制法】将上述中药放入砂锅中加水浸泡30分钟，然后煎煮30分钟，倒出药汁，继续在锅中加水，煎煮20～30分钟后滤渣取汁，将两次煎得的药汁混合。

【用法】每日1剂，分2次服用，10～15日为1个疗程。

功效 活血化瘀，适用于血瘀型酒糟鼻。

方5

【配方】牡丹皮、熟地黄、泽泻、天花粉、穿山龙、赤芍、川芎、山萸肉各10克，茯苓、五味子各15克。

【制法】将上述中药以水煎煮，取汁。

【用法】每日1剂，分早、晚2次服用。

功效 滋补肝肾、补益气血，活血化瘀；适用于突发性耳聋。

赤芍

别名 木芍药、红芍药。

赤芍呈圆柱形，稍弯曲，长5～40厘米，直径0.5～3厘米，表面棕褐色，皮糙，有纵沟及皱纹。全国各地均有分布，野生赤芍主产于内蒙古、东北、四川等地。属毛茛科多年生草本植物，毛果赤芍、卵叶芍药或芍药的根均可入药，一般春、秋二季采挖，除去根茎、须根及泥沙，晒干。现代研究发现，赤芍中主要含有芍药苷、芍药内酯苷、氧化芍药苷、牡丹酚、苯甲酸、挥发油、脂肪油、树脂、鞣质、蛋白质、糖、淀粉等。

性味归经 性微寒，味苦；归肝经。

功效主治 清热凉血，散瘀止痛。适用于身热发斑、吐血、衄血等；用于肝热引起的目赤肿痛、胁痛等；用于血滞经闭、痛经、腹痛、跌打损伤等；用于痈肿疮疡。

服用禁忌 血虚无瘀及痈疽已溃者慎服；赤芍忌与藜芦同用。

古籍摘要

《神农本草经》：主邪气腹痛，除血痹，破坚积，寒热疝瘕，止痛，利小便，益气。

《药性论》：治肺邪气，腹中㽲痛，血气积聚，通宣脏腑拥气，治邪痛败血，主时疾骨热，强五脏，补肾气，治心腹坚胀，妇人血闭不通，消瘀血，能蚀脓。

《本草求真》：赤芍与白芍主治略同，但白则有敛阴益营之力，赤则止有散邪行血之意；白则能于土中泻木，赤则能于血中活滞。故凡腹痛坚积，血瘕疝痹，经闭目赤，因于积热而成者，用此则能凉血逐瘀，与白芍主补无泻，大相远耳。

良方精选

方 1

【配方】赤芍、南沙参、北沙参、仙灵脾各12克，丹参30克，红花10克，补骨脂9克，水蛭6克，甘草3克。

【制法】将上述中药用水煎煮，取汁。

【用法】每日1剂，分2次服用。

功效 本方可补肺益气、补肾活血，适用于慢性阻塞性肺气肿。

方 2

【配方】赤芍、生地黄、当归、桃红、五灵脂、大黄、丹皮、茜草、木通各15克。

【制法】将上述中药加水1500毫升，煎煮30分钟，去渣。

【用法】淋洗脐下，每日1次，每次30分钟，7日为1个疗程。

功效 活血化瘀、泻热通经，适用于肝气郁结、气机不利、血滞不畅所引起的实证闭经。

方 3

【配方】赤芍60～100克，丹参50克，泽兰30克，茵陈、白术、薏苡仁各20克，熟附片（先煎10分钟）10克。

【制法】将上药以水煎煮，取药汁。

【用法】每日1剂，分2次服用。

功效 凉血解毒、活血化瘀、清热利湿、健脾扶阳，适用于乙型肝炎之湿毒胶结，表现为黄疸指标明显升高，脉迟者。

方 4

【配方】赤芍、黄芪、怀山各12～15克，党参、当归、丹参、茯苓、路路通、炙甘草各9克，白术、陈皮、制川草乌、桂枝各6克。

【制法】将上药以水煎煮，取药汁。

【用法】每日1剂，分2次服用。

功效 本方可温补脾肾、通络止痛，适用于脾肾阳虚证之关节疼痛、腰膝酸软、性欲减退、畏寒肢冷、舌质淡胖、苔薄白、脉沉迟无力等。

方5

【配方】赤芍、归尾、黄连、薄荷、荆芥各5～10克。

【制法】以上中药加水500毫升，煎煮20分钟，去渣备用。

【用法】洗浴眼部，每日1剂，分2次使用。

功效 清热散风、化瘀通络，适用于角膜炎。

方6

【配方】赤芍、乌梅、补骨脂、丹皮各20克，六月雪10克。

【制法】上述中药用90%～95%酒精浸泡10～15日即可使用。

【用法】每日3～4次，用医用脱脂棉蘸药水擦病变部位，擦至皮肤发热为度。

功效 对白癜风有一定的疗效。

【备注】勿晒太阳，忌食辛辣之品。

方7

【配方】赤芍、党参、黄芪、生地黄、当归各15克，川芎10克。

【制法】将上药以水煎煮，取药汁。

【用法】每日1剂，分2次服用。

功效 本方具有益气健脾、养血活血的作用，用于防治慢性乙型肝炎。

紫草

别名 鸦衔草、紫草根。

紫草为紫草科多年生草本植物紫草、新疆紫草、内蒙紫草的根，主要生产于新疆、西藏、甘肃、黑龙江、吉林、辽宁、河北、河南、广西等地，多生长于山坡、草地、荒漠、戈壁等地，一般在春、秋两季采挖，除去泥沙，晒干或者用微火烘干。

【性味归经】性寒，味甘、咸；归心、肝经。

功效主治 凉血活血，解毒透疹。用于血分热毒壅盛引起的斑疹紫黑、麻疹不透等；用于疮疡、湿疹、烫伤、慢性溃疡等；用于抗菌消炎，对金黄色葡萄球菌、灵杆菌也能起到一定的抑制作用；用于抗肿瘤。

服用禁忌 胃肠虚弱、大便滑泄者慎服。

古籍摘要

《神农本草经》：主心腹邪气，五疸，补中益气，利九窍，通水道。

《名医别录》：疗腹肿胀满痛。以合膏，疗小儿疮。

《本草图经》：治伤寒时疾，发疮疹不出者，以此作药使其发出。

良方精选

方1

配方 紫草30克。

制法 紫草水煎，去渣。

用法 放温后分服，每日1剂。

功效 适用于急性肾盂肾炎、小便不利者。

方2

配方 紫草100克。

制法 紫草放入锅中，加水3升，武火煎40分钟后，滤去药渣。

用法 待药液温度适宜时，坐浴30分钟，每日2次，每日1剂，直至症状消失。

功效 适用于阴道炎。

方3

配方 紫草、芝麻油各适量。

制法 紫草放入芝麻油中，浸渍7日；也可以将芝麻油煮沸，将紫草泡入沸油中，成玫瑰色即可。

用法 每日1次，涂于子宫颈。

功效 适用于宫颈炎。

方4

【配方】紫草、金银花、连翘、蝉蜕、升麻、葛根、淡竹叶、芦根、菊花、牛蒡子各10克，甘草6克。

【制法】将上药以水煎煮，取汁。

【用法】每日1剂，分2次服用。

功效 清热解毒、辛凉透疹，适用于皮疹等的出疹期。

方5

【配方】紫草、紫菀、紫花地丁、茅根、竹叶、赤芍、丹皮、玄参各6～12克，金银花、芦根各12～15克。

【制法】将上药以水煎煮，取汁。

【用法】每日1剂，分2次服用。

功效 泻热凉营、清热解毒，适用于麻疹并发肺炎。

方6

【配方】紫草、银花、大青叶、西河柳各10克，甘草6克，连翘、浙贝母各5克，红花4克，竹叶3克。

【制法】将上药以水煎煮，取汁。

【用法】每日1剂，分2次服用，6日为1个疗程。

功效 清热、解毒、透疹，适用于麻疹。

方7

【配方】紫草20克，茵陈、黄芩、鸡骨草、黄芪、太子参各15克，甘草6克。

【制法】将上药以水煎煮，取汁。

【用法】每日1剂，分2次服用。

功效 凉血化瘀，清热利湿，益气养阴，适用于急性乙型肝炎之湿热蕴结肝经，症见皮肤巩膜黄染、胁痛、尿黄、体倦、气短懒言等。

【备注】兼血瘀者加丹参、山楂、赤芍；兼阴虚者加女贞子、生地黄。

方8

【配方】紫草、鸡骨草各20克，旱莲草、夏枯草、黄芪各15克，白术10克，甘草6克。

【制法】将上药以水煎煮，取汁。

【用法】每日1剂，分2次服用。

【功效】清热利湿、凉血解毒、益气健脾，适用于慢性乙型肝炎患者。

水牛角

别名 牛角、牛角粉。

水牛角主产于云南、广西、广东、四川、湖南、湖北等地，属牛科动物，其角能入药，一般屠宰水牛时收集，将收集好的水牛角劈开，用温水浸泡，捞出，制成片状；或洗净干燥后，磨粗粉，即为水牛角粉。现代研究显示，水牛角中含有角蛋白、胆甾醇、丙氨酸、精氨酸、胱氨酸、天冬氨酸、脂类等。

【性味归经】性寒，味苦；归心、肝经。

【功效主治】清热，解毒，凉血，化斑，定惊，强心。用于温热病引起的高热、吐血衄血、发斑发疹等；用于热病引起的神昏谵语、惊风、癫狂等；用于热头痛、喉头红肿；用于麻疸斑疹、小便色红等。

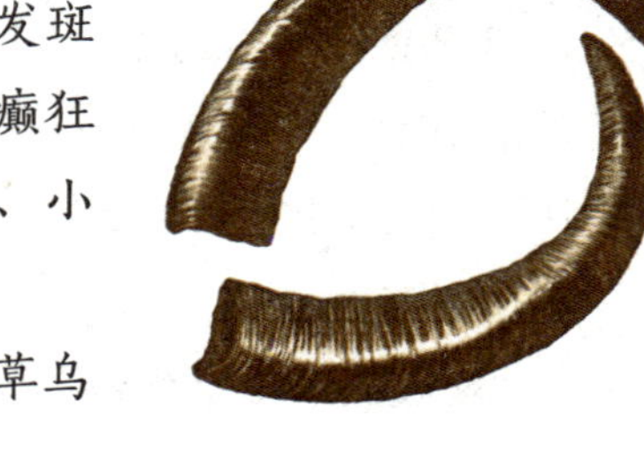

【服用禁忌】脾胃虚寒者慎服；水牛角不可与草乌类药物同用。

古籍摘要

《名医别录》：疗时气寒热头痛。

《日华子本草》：煎，治热毒风并壮热。

《陆川本草》：凉血，解毒，止衄。治热病昏迷，麻疸斑疹，吐血衄血，血热溺赤。

良方精选

方 1

【配方】水牛角120克，石膏60克，板蓝根40克。

【制法】将上述3味药加水500毫升，待水煮至250毫升即可。

【用法】每日1剂，分2～3次服用。

【功效】清热解毒、凉血止血，适用于乙脑高热、鼻出血、便血者。

方 2

【配方】水牛角、泽泻、生山楂、丹参、茵陈各30克，黄芪、防己、白术、川芎、制首乌各15克，仙灵脾10克，生大黄9克。

【制法】将上药水煎取汁100毫升。

【用法】每日2次，每次50毫升；以上为1个剂量，超重25%以上者可增至每日1.5剂，即150毫升。

【功效】补中益气、降脂减肥，适用于肥胖症。

方 3

【配方】水牛角20克，紫珠草30克，槐米、生地黄、八仙草各15克，荆芥、连翘、小红参各10克。

【制法】将上述所有中药共同研成粉末状。

【用法】每次6克，每日3次，温水送服。

【功效】清热凉血，适用于鼻出血、皮下出血、齿龈出血等。

方 4

【配方】水牛角、茵陈各30克，丹皮20克，代赭石、赤芍各15克，半夏、升麻、生地黄、旋覆花、川厚朴、竹茹各10克，黄连6克。

【制法】将上述中药加水煎煮，滤渣取汁。

【用法】温服。

【功效】适用于癌症晚期不明原因的顽固性呃逆。

方 5

【配方】水牛角片30克。

【制法】水牛角片加水煎煮，滤渣取汁。

【用法】代茶饮，每日1剂。

【功效】适用于小儿过敏性紫癜。

清虚热类

青蒿

别名 草蒿，苹蒿，邪蒿，香蒿，茵陈蒿。

青蒿是菊科植物黄花蒿的地上部分，多产于我国河北南部、山东、江苏、浙江、辽宁、吉林、河南、江西、福建、湖南等地，一般在秋季花开时进行采收，去除老茎后晒干或风干。

性味归经 性寒，味苦、辛；归肝、胆经。

功效主治 解暑，清虚热，除蒸，截疟。适用于湿热黄疸、阴虚发热、疟疾寒热、暑热、夜热早凉等。

服用禁忌 产后血虚、脾胃虚弱者慎用。

古籍摘要

《本草纲目》：青蒿二月生苗，茎粗如指而肥软，茎叶色并深青；其叶微似茵陈，而面背俱青，其根白硬；七、八月间开细黄花，颇香；结实大如麻子，中有细子。

《本草拾遗》：主妇人血气，腹内满，及冷热久痢。秋冬用子，春夏用苗，并捣绞汁服。亦暴干为末，小便冲服。如觉冷，用酒煮。

良方精选

方1

配方 鲜青蒿适量。

制法 鲜青蒿捣烂。

用法 敷患处。

功效 适用于黄蜂蜇伤。

方2

配方 鲜青蒿30克，白砂糖适量。

制法 鲜青蒿水煎取汁1小碗。

用法 加白砂糖调匀，每次1剂，每日2次。

功效 适用于肝火上逆所致的鼻出血，症见出血量多、色深红，头晕头痛，口苦咽干，胸胁胀痛，面红目赤，急躁易怒等。

方3

配方 青蒿1把。

制法 将青蒿洗净，加水捣成药汁。

用法 饮服。

功效 适用于疟疾。

方4

配方 青蒿、沙参、麦门冬、怀山、白扁豆各12克，茯苓、丹皮、乌梅、玄参各6克。

制法 将上药以水煎煮，取药汁。

用法 每日1剂，分2次服用。

功效 适用于暑痱。

方5

配方 鲜青蒿、新鲜白毛夏枯草各30克。

制法 将以上中药共捣烂成糊状备用。

用法 敷于脐部。

功效 适用于小儿肺炎以及风热型咳嗽、痰液黏稠、口渴咽痛。

方6

配方 青蒿、茵陈、猪苓、茯苓、泽泻、薏苡仁各15克，生谷芽、生麦芽、六一散各30克，草蔻仁、淡竹叶各10克，通草5克。

制法 将上药以水煎煮，取药汁。

用法 每日1剂，分2次服用。

功效 清热利湿、和胃化浊，适用于乙型肝炎合并伤寒者。

方7

配方 青蒿（后下）、连翘、钩藤各6～9克，白薇、滑石各9～12克，淡竹叶8～12克，麦芽15～20克，蝉衣3～6克。

制法 将上药以450毫升水煎煮，煎至约150毫升，取汁。

用法 每日1剂，分3次服用。

功效 清热解表、利水消食，适用于小儿感冒。

地骨皮

别名 地辅、地骨、枸杞根，杞根、枸杞根皮、地节、山杞子根。

地骨皮是茄科植物枸杞或者宁夏枸杞的根皮，在全国范围内皆有生长，多在春初或者秋后采挖，去除泥沙后取根皮，晒干。

性味归经 性寒，味甘；归肺、肝、肾经。

功效主治 清肺降火，凉血除蒸。适用于肺热咳嗽、血热出血、咯血、盗汗、阴虚发热等。

服用禁忌 脾胃虚寒、外感风寒者慎用。

古籍摘要

《神农本草经》：主五内邪气，热中消渴，周痹。

《名医别录》：主风湿，下胸胁气，客热头痛，补内伤大劳嘘吸，坚筋，强阴，利大小肠，耐寒暑。

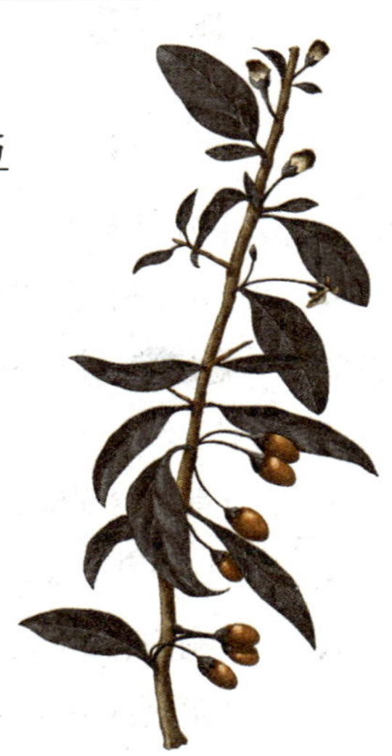

良方精选

方1

配方 地骨皮、桑白皮、桔梗、知母、黄芩、麦门冬各9克，五味子6克，甘草4.5克。

制法 将上药以水煎煮，取汁。

用法 每日1剂，分2次服用，7日为1个疗程。

功效 适用于肺热偏盛型口臭。

方2

配方 地骨皮、薏苡仁各20克，黄精、怀山、茯苓、扁豆、丹参、益母草各15克，葛根10克，炙大黄6克。

制法 将上药以水煎煮，取汁。

用法 每日1剂，分2次服用。

功效 滋阴养脾、化瘀降糖，适用于老年性糖尿病，症见多饮、多食、多尿、形体消瘦、皮肤瘙痒、关节疼痛、眼睛干涩等。

方3

【配方】地骨皮20克

【制法】地骨皮加水煎煮，滤渣取汁。

【用法】温服，每日1剂。

【功效】适用于虚火牙痛。

方4

【配方】地骨皮、生石膏各60克，菊花30克，防风15克，丹皮10克。

【制法】将以上中药加水煎煮2次，混合药液。

【用法】温洗双足，每日3次，每次30～60分钟。

【功效】解毒止痛，适用于牙痛。

【备注】忌食辛辣油腻之品。

方5

【配方】鲜地骨皮30克，茶叶3克。

【制法】鲜地骨皮和茶叶加水煎煮，滤渣取汁。

【用法】于疟发前2～3小时服用。

【功效】适用于疟疾。

胡黄连

别名 胡连、割孤露泽、西藏胡黄连。

胡黄连是玄参科植物胡黄连或者西藏胡黄连的干燥根茎，主要生产于我国云南及西藏，多在秋季采挖，去除泥沙及须根后晒干。内用多煎汤服用，外用研末外敷。

【性味归经】性寒，味苦；归肝、胃、大肠经。

【功效主治】清热祛火，除烦解躁，解毒退虚热。适用于小儿疳疾、黄疸、潮热盗汗、骨蒸潮热、目赤肿痛、吐血、痔疮毒疮等。

【服用禁忌】脾胃虚寒者慎用。

古籍摘要

《唐本草》：主骨蒸劳热，补肝胆，明目。

《开宝本草》：主久痢成疳，伤寒咳嗽，温疟，骨热，理腰肾，去阴汗，小儿惊痫，寒热，不下食，霍乱下痢。

良方精选

方1

【配方】胡黄连、龙胆草各30克，冰片1克。

【制法】将胡黄连、龙胆草加水煎汤2次，去渣合并滤液，再浓缩成糊状，加入研成极细末的冰片，调和均匀，备用。

【用法】涂患眼内眦角，每日2～3次。

功效 清热解毒、利湿明目，适用于角膜溃疡。

方2

【配方】胡黄连、黄连、芦荟、木香、芜荑（炒）、青皮、白雷丸、鹤虱草各30克，麝香10克。

【制法】将以上各药研为末，蒸饼糊，做成如麻子大小的丸。

【用法】每次3克，白汤送服。

功效 清热化湿、杀虫解毒，适用于阴道炎。

方3

【配方】胡黄连、法半夏、陈皮、甘草各6克，麦芽15克，茯苓、神曲、山楂、连翘、黄芩、莱菔子各10克。

【制法】将上述所有中药一同研成粉末状，加水制成丸子。

【用法】每日2次，每次1丸。

功效 消食理气，适用于伤食证、小儿汗证。

方4

【配方】胡黄连、吴茱萸各6克，面粉、醋各适量。

【制法】将胡黄连与吴茱萸一同研成粉末状，加面粉、醋调匀。

【用法】睡前将药粉糊敷于脚心，次日早晨取下，每日1次。

功效 助阳清热，适用于小儿流涎。

第三章

泻下传世良方

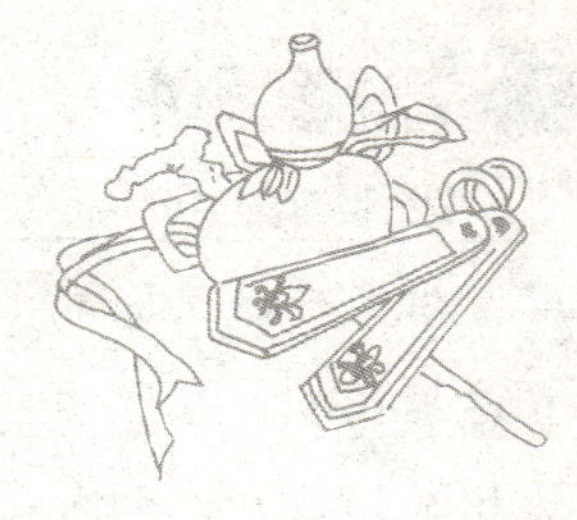

攻下类 大黄

别名 将军、川军。

大黄属于蓼科植物，掌叶大黄、唐古特大黄主产于青海、甘肃等地，药用大黄主产于四川。掌叶大黄、唐古特大黄或药用大黄的干燥根和根茎均可作为中药材使用。一般秋末茎叶枯萎或次春发芽前采挖，风干、烘干或晒干。

正品大黄根呈圆柱形、圆锥形或不规则块状，外皮棕褐色，除去外皮表面为黄棕色至红棕色，质地坚实，断面为淡红棕色，木部发达，具有放射纹理，根茎横切面髓部较宽，可见星点，排列呈环状或散状，气清香，味苦而微涩，嚼之黏牙、有沙砾感。

性味归经 性寒，味苦；归脾、胃、大肠、肝、心包经。

功效主治 泻下攻积、清热泻火、凉血解毒、逐瘀通经。适用于大便干结、热结便秘等；用于火热上炎引起的目赤、咽喉肿痛、牙龈肿痛等；用于血热妄行引起的吐血、咯血等；用于瘀血凝滞引起的产后腹痛、月经不调、跌打损伤等。

服用禁忌 大黄入煎剂应后下，否则会减弱药效；女性孕期、月经期、哺乳期忌用；凡脾胃虚弱、气血虚弱、无积滞或无瘀血者慎用。

古籍摘要

《神农本草经》：主下瘀血，治血闭寒热，破癥积聚，留饮宿食，荡涤肠胃，推陈致新，通利水谷，调中化食，安和五脏。

《药性论》：主寒热，消食，炼五脏，通女子经候，利水肿，破痰实，冷热积聚，宿食，利大小肠，贴热毒肿。

良方精选

方1

【配方】大黄适量。

【制法】大黄研成粉末。

【用法】每次50克，饭前用温开水冲服，每日3次，连用20日。

【功效】适用于慢性结肠炎。

方2

【配方】大黄15克，糯米50克，蜂蜜100克。

【制法】将大黄研为极细末，糯米炒黄研末，二者混合均匀后，调入蜂蜜，调成糊状即可。

【用法】成人1次顿服，儿童可分数次服。

【功效】可以辅助治疗不完全性肠梗阻。

方3

【配方】大黄、干姜、巴豆各30克。

【制法】上药共研细末，制成丸，如大豆大小。

【用法】每次3～4丸，每日2次。

【功效】攻逐寒积，适用于寒实冷积、卒然心腹胀痛、痛如锥刺、气急口噤、大便不通。

方4

【配方】大黄20克，甘草10克。

【制法】将上药以水煎煮，取药汁。

【用法】每日1剂，分2次服用。

【功效】泻浊解毒、利胆退黄，可缓解乙型肝炎部分症状。

方5

【配方】大黄10克，黄连、黄芩各5克。

【制法】将以上中药用水煎煮，滤渣取汁。

【用法】每日1剂，顿服数日。

功效 清热除湿，适用于湿热壅盛型急性湿疹。

方6

【配方】生大黄、黄柏各20克，五倍子、芒硝各10克，凡士林适量。

【制法】把以上除凡士林外的药材共研细末，过筛，用凡士林配制成30%的软膏，备用。

【用法】先用温开水洗净患处，再将药膏敷于患处，隔日敷药1次。

功效 本方可清热燥湿、解毒止痒，适用于带状疱疹。

方7

【配方】生大黄60克，细辛、山柰各14克，川椒7克，冰片2克，90%酒精1350毫升。

【制法】将前4味中药研粗末，先用酒精600毫升浸泡1个月后，过滤，药渣再加酒精750毫升，浸泡半个月后过滤，合并2次滤液，加入冰片，瓶装备用。

【用法】用时以温水洗净患部油污，干后蘸上药液外搽，每日3次。

功效 活血、祛风、止痒，适用于脂溢性皮炎。

方8

【配方】大黄10克，生地黄12克，黄连、当归各9克，丹皮、升麻各6克。

【制法】将上药以水煎煮，取药汁。

【用法】每日1剂，分2次服用。

功效 清泄胃热，用于胃热炽盛所致的鼻部不适。

方9

【配方】大黄、桃仁各24克，桂枝12克，甘草、芒硝各6克。

【制法】将上药以水煎煮2次，取药汁200毫升。

【用法】每日1剂，分2次服用。

功效 破血下瘀、清瘀热，适用于子宫肌瘤。

番泻叶

别名 泻叶、旃那叶、泡竹叶。

番泻叶是豆科植物尖叶番泻或狭叶番泻的小叶部分，多产于我国云南、广东、海南等省，多在九月份采摘，去除杂质后洗净晒干。一般煎服或开水直接冲泡饮用，直接作用于结肠，数小时内生效。

性味归经 性寒，味甘、苦；归大肠经。

功效主治 泻下通便。适用于热结便秘、腹水肿胀等。

服用禁忌 药性强烈，不适宜大量服用；脾胃虚弱者、哺乳期妇女以及月经期妇女慎用。

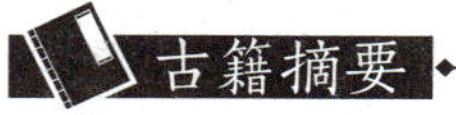

《饮片新参》：泄热，利肠腑，通大便。

良方精选

方1

配方 番泻叶适量。

制法 番泻叶用开水冲泡。

用法 代茶饮。

功效 适用于肥胖便秘者。

备注 肥胖虚证禁用。

方2

配方 番泻叶、大枣各100克。

制法 大枣去核，焙干研粗末；番泻叶焙干、轻捣，二者混匀后装瓶储存。

用法 每次5克，用开水冲泡5分钟，代茶饮。

功效 适用于肥胖症脾虚湿滞者。

方 3

【配方】番泻叶50克。
【制法】番泻叶（儿童酌减）水煎30分钟。
【用法】顿服，每日1剂，煎服2次。
功效 适用于泌尿系结石。

方 4

【配方】番泻叶10克，蜂蜜适量。
【制法】将番泻叶加150毫升沸水浸泡30分钟，滤液。
【用法】加适量蜂蜜即可饮用。
功效 适用于老年人便秘。

方 5

【配方】番泻叶、枳壳、猪苓、桃仁、黄芪各10克。
【制法】将上述所有中药放入清水中浸泡洗净，开水冲服。
【用法】每日1～3次，30日为1个疗程。
功效 通腑利湿、润肠降脂。

芦荟

别名 卢会、劳伟。

芦荟为百合科植物库拉索芦荟、好望角芦荟或斑纹芦荟叶中液汁经浓缩的干燥品。全年可采，割取叶片，收集其流出的汁液，置锅内熬成稠膏，倾入容器，冷却凝固。

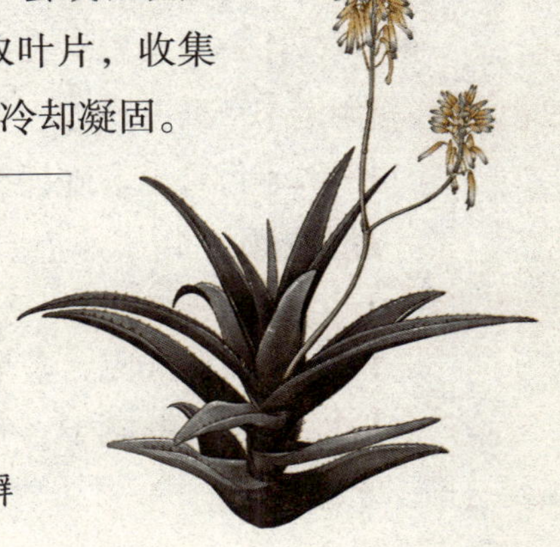

【性味归经】性寒，味苦；归肝、胃、大肠经。
【功效主治】泻热通便，清肝，杀虫。适用于热结便秘、习惯性便秘等；用于肝经火盛引起的头晕、头痛、胁痛、目赤、躁狂易怒等；用于小儿虫积腹痛或疳积等；外用治癣

疮、防溃疡，促进伤口愈合。

服用禁忌 芦荟有臭气，一般不入煎剂；脾胃虚寒者、孕妇及下部有出血倾向者忌用；儿童不宜过量服用。

古籍摘要

《开宝本草》：热风烦闷，胸膈间热气，明目镇心，小儿癫痫惊风，疗五疳，杀三虫及痔病疮瘘，解巴豆毒。

《本草纲目》：卢会，乃厥阴经药也。其功专于杀虫清热。已上诸病，皆热与虫所生故也。

良方精选

方 1

配方 新鲜芦荟200～250克，蜂蜜20克。

制法 芦荟洗净，去除叶皮，留下透明的叶肉切小块，放入小锅中，加入200毫升清水煮沸后放凉，最后调入蜂蜜拌匀即可。

用法 每日1剂，代茶温饮。

功效 补充肌肤水分，让肌肤水灵、白嫩。

方 2

配方 芦荟叶适量。

制法 削掉两侧的刺，然后从中间剖开。

用法 用剖面反复擦脚气创面，也可以用芦荟汁涂患处。

功效 适用于手足癣。

方 3

配方 鲜芦荟叶3～5片，凡士林适量。

制法 芦荟叶洗净，捣烂，绞汁，加凡士林配成7%的软膏。

用法 每日早、晚揉擦患部各1次。

功效 适用于痤疮。

方 4

配方 芦荟30克，炙草15克。

制法 将芦荟晒干，和炙草共为细末，用热水将患处洗净，敷药粉于患处。

|用法| 连涂数次。

功效 泻热导积、杀虫消炎，适用于头癣。

方5

|配方| 芦荟、阿魏、荜茇、胡椒各3克，防己6克，红糖12克。

|制法| 将以上药研细末，混匀备用。

|用法| 每日3次，每次服1.5克，白酒送服。

功效 燥湿，暖胃，适用于虚寒型胃痛或由此引起的胃痉挛。

润下类 火麻仁

别名 火麻、大麻仁、线麻子。

火麻仁属于桑科一年生草本植物大麻的成熟种子，一般秋季果实成熟时割取全株，打下种子，晒干。内用多煎汤或者入丸、散；外用多捣敷或榨油外涂。

性味归经 性平，味甘；归脾、胃、大肠经。

功效主治 润肠通便，润燥生发。适用于老人、产妇、体弱者的肠燥便秘；用于血虚头发脱落不生者；用于癞疮患者。

服用禁忌 不宜与牡蛎、白薇、茯苓一同用药；脾胃虚弱之便溏者、孕妇以及肾虚阳痿、遗精者忌用。

古籍摘要

《神农本草经》：补中益气，久服肥健。

《食疗本草》：取汁煮粥，去五脏风、润肺。治关节不通、发落，通血脉。

《本草纲目》：利女人经脉，调大肠下痢；涂诸疮癞，杀虫；取汁煮粥食，止呕逆。

良方精选

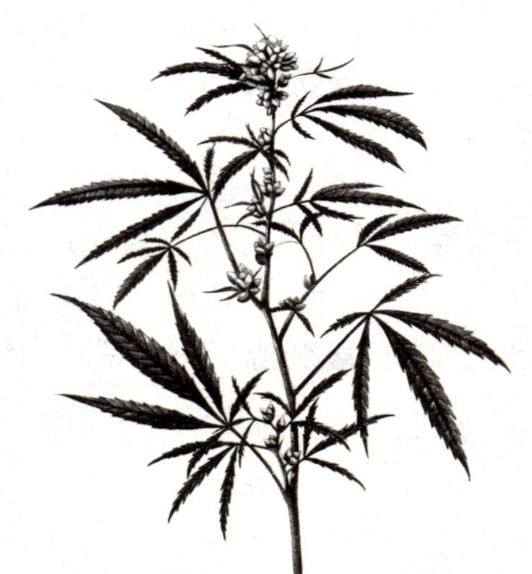

方 1

【配方】火麻仁、北沙参、麦门冬、紫菀、杏仁、瓜蒌仁各12克，何首乌、肉苁蓉各20克，枳壳、厚朴、生大黄（后下）各10克。

【制法】将上药以水煎煮，取药汁。

【用法】每日1剂，分2次服用。

功效 生津润肠、升清降浊，用于肠津失润、腑气燥结、浊气不降致清阳不升之胃缓症。

方 2

【配方】火麻仁3～5克，蜂蜜适量。

【制法】火麻仁入锅中炒香，取出晾凉后研成粉末。

【用法】温开水冲服，加蜂蜜调味，每日1次，每次1剂。

功效 润肠通便。

方 3

【配方】火麻仁、松子仁、炒杏仁、柏子仁各10克。

【制法】将上述所有中药共同捣碎，然后加开水冲泡后倒入保温杯中，闷15分钟。

【用法】代茶频饮，连用1～3日。

功效 润肠通便，适用于耳鸣、消瘦、大便干结、舌红少苔、眩晕、心悸怔忡、腰膝酸软。

【备注】婴幼儿慎用。

方 4

【配方】火麻仁、紫花地丁各30克，黑芝麻15克，松子10克。

【制法】将火麻仁和紫花地丁一同加水煎煮，滤渣取汁后再加入黑芝麻与松子，煮至松子熟透。

【用法】每日1剂。

功效 润肠通便，适用于急性阑尾炎早期。

松子仁

别名 松子、海松子。

松子仁是松科植物红松的种子的仁，中药生长于我国的辽宁、吉林、黑龙江等地，在红松的果实成熟后采摘，晒干后去除外层的硬壳，就可以得到种子。

性味归经 性温，味甘；归肺、肝、大肠经。

功效主治 健脑益智，润肺止咳，润肠通便。适用于肺热咳嗽、慢性便秘、体虚、腰膝酸软等。

服用禁忌 脾虚、腹泻者慎用。

古籍摘要

《本草纲目》：润肺，治燥结咳嗽。

《开宝本草》：主骨节风，头眩，去死肌……润五脏，不饥。

良方精选

方1

配方 松子仁30克，菜油适量。

制法 将松子仁研成细末，加菜油调成糊状。

用法 将做好的药糊涂于患处，每日更换1次即可。

功效 有预防和辅疗冻疮的作用。

备注 嚼食松子仁可以缓解痔疮出血，每日嚼食松子仁3次，每次5克。

方2

配方 松子仁适量。

制法 松子仁去杂质，捣成膏，贮存于器皿中。

用法 每次服10～20克，温酒送下，每日3次。

功效 滋润五脏，补不足，祛风通络，可强壮身体，抗衰老。

备注 脾胃虚弱腹泻者及湿痰所致胸脘胀满者不宜食用。

方 3

|配方| 松子仁适量。

|制法| 将松子用沙炒熟。

|用法| 早、晚当零食吃，每次20～30粒。

功效 补血养阴、润肺滑肠，适用于中老年体虚便秘者。

方 4

|配方| 松子仁20克，花生仁30克，黑米100克。

|制法| 黑米淘洗净，松子仁、花生仁用清水淘洗干净，将松子仁、花生仁与黑大米同煮成粥。

|用法| 每日当早餐或加餐用，5日为1个疗程。

功效 活血生发，适用于血虚者。

峻下逐水类

甘遂

别名 甘藁、甘泽、陵泽、苦泽、重泽、陵藁、化骨丹、鬼丑。

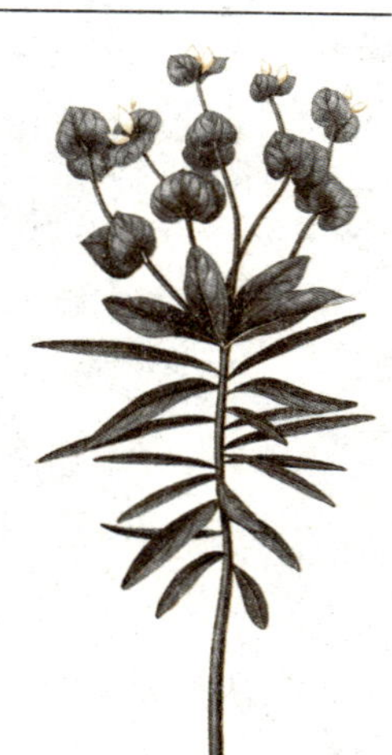

甘遂是大戟科大戟属植物甘遂的干燥根，在秋季苗枯或者春季开花前采挖其根，去除泥沙，洗净，去除根的外皮，晒干。多产于陕西、山西、河北、河南、甘肃、四川等地。

性味归经 性寒，味苦；有毒；归肺、肾、大肠经。

功效主治 消肿，泄水逐饮，通便。适用于水肿、胸胁停饮、癫痫、小便不利、便秘、咳喘等。

服用禁忌 孕妇及体虚者慎用。

古籍摘要

《珍珠囊》：水结胸中，非此（甘遂）不能除。

《本草经疏》：其主大腹者，即世所谓水蛊也。又主疝瘕腹满、面目浮肿及留饮，利水道谷道，下五水，散膀胱留热，皮中痞气肿满者，谓诸病皆从湿水所生，水去饮消湿除，是拔其本也。

良方精选

方1

【配方】甘遂末10克。

【制法】将甘遂末填脐至满，用纱布、胶布敷贴即可。

【用法】每日1次。

【功效】适用于水肿。

方2

【配方】甘遂10克。

【制法】甘遂研末，加水调成膏状。

【用法】把甘遂末敷于脐下，每日1次，1个月为1个疗程。

【功效】适用于前列腺增生。

方3

【配方】甘遂1克。

【用法】于每晚睡觉时将甘遂放入耳内，用棉球塞耳，晨起时取出，10日为1个疗程。

【功效】此方可缓解耳聋症状。

方4

【配方】甘遂9克，冰片6克，面粉适量。

【制法】将甘遂及冰片混合后研成粉末，然后加入面粉混合均匀，再加入适量温水将其调成糊状。

【用法】将中药糊外敷在脐下中极穴上。

【功效】通便祛火，适用于大小便不利、前列腺肥大尿潴留者。

方5

【配方】甘遂、大戟、芫花、甘草膏、醋各适量。

【制法】将甘遂、大戟、芫花共同研成粉末，加醋调成膏状。

【用法】先将甘草膏于患处的四周涂成圈状，再将上述药膏涂于患处，注意不要与甘草膏接触，3日为1个疗程。

【功效】逐痰化瘀、消肿散结，适用于色素痣。

牵牛子

别名 白丑、黑丑、二丑、喇叭花。

牵牛子为旋花科植物牵牛或毛牵牛等的种子，多生于山野灌丛中、村边、路旁，在全国大部分地区均有生长，7～10月间果实成熟时，将藤割下，打出种子，除去果壳杂质，晒干。表面灰黑色者，为黑丑；表面淡黄色者，为白丑。

性味归经 性寒，味苦；有毒；归肺、肾、大肠经。

功效主治 泄水通便，消痰杀虫。适用于积滞便秘、水肿、腹水、大小便不利，痰湿壅肺引起的咳嗽喘急，以及蛔虫、姜片虫、绦虫等引起的腹痛。

服用禁忌 孕妇及体质虚弱、脾胃虚弱或气虚腹胀者忌用。

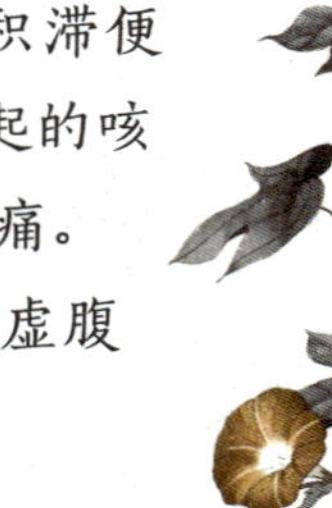

古籍摘要

《汤液本草》：牵牛，以气药引则入气，以大黄引则入血。

《药性论》：治痃癖气块，利大小便，除水气，虚肿。落胎。

良方精选

方1

配方 牵牛子、鸡蛋清各适量。

制法 将牵牛子研成粉末状，加鸡蛋清调至糊状。

用法 睡前将药糊涂抹于患处，次日早晨洗去。

功效 适用于酒糟鼻。

方2

配方 牵牛子7粒。

制法 将牵牛子研成粉末，加温水调成糊状。

用法 在睡前将药糊外敷在肚脐上，外面用纱布加以固定。

功效 适用于小儿夜啼。

方 3

【配方】牵牛子、香附子（炒）各10克，黄柏、大黄各5克，木香、槟榔、青皮、陈皮、莪术、黄连各3克，生姜汤适量。

【制法】上药研为细末，做成丸剂，如小豆大小。

【用法】每次服30丸（6克），生姜汤送服。

功效 行气导滞、攻积泄热，用于痢疾夹食滞者。

巴豆

别名 江子、老阳子、巴米、巴菽、猛子仁、双眼龙。

巴豆主产于四川、广西、云南、贵州等地，属大戟科植物，巴豆的成熟种子可入药，一般秋季果实成熟尚未开裂时采摘，晒干，去果壳，取出种子，用米汤或面汤浸拌，在日光下暴晒或烘裂，去皮，取仁，炒焦黑，即为巴豆炭；或碾碎，用吸油纸包裹，加热微烘，压榨去油，研细，过筛，经此工序制造出的即为巴豆霜。

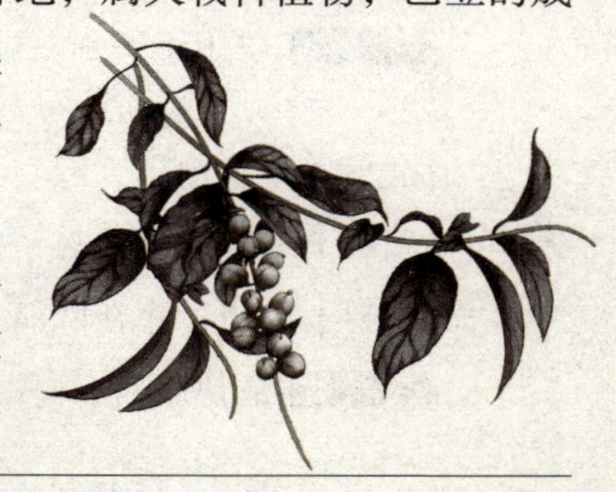

【性味归经】性热，味辛；有大毒；归胃、大肠经。

【功效主治】泻寒积，逐水，祛痰，外用蚀疮。用于寒积便秘、水肿、腹水、痰涎壅盛、气急喘促，或肺痈痰多腥臭等；用于疮疡化脓未破溃，能腐蚀皮肤，促使破溃；用于女性经闭。

【服用禁忌】巴豆有大毒，非急症必须时，不得轻易使用；孕妇忌用。

古籍摘要

《名医别录》：疗女子月闭，烂胎，金疮脓血不利，丈夫阴颓，杀斑螫毒。

《本草纲目》：治泻痢，惊痫，心腹痛，疝气，风歪，耳聋，喉痹，牙痛，通利关窍。

良方精选

方 1

【配方】巴豆（去油）、真金橘、母丁香、广木香、乳香、雄黄、没药、朱砂各等份。

【制法】将上药研为细末备用。

【用法】每次9～12克，空腹温开水冲服，每日3次。

功效 理气降胃、活血散积，适用于胃癌，症见恶心欲呕、脘腹胀满、不欲饮食，或上腹积块、质硬疼痛、舌苔薄白或略白腻。

方 2

【配方】巴豆1颗，菜油适量。

【制法】将巴豆去皮，放入菜油中研磨至尽。

【用法】将患处头发剃除，洗净后涂药，外用油纸覆盖，7日后去除油纸。

功效 适用于头癣。

方 3

【配方】巴豆10颗，绿豆3颗，大枣2枚。

【制法】将巴豆和绿豆研成粉末，大枣去核，加药末一同捣成泥。

【用法】将药膏涂在肚脐下部。

功效 清热解毒，适用于儿童痢疾。

方 4

【配方】巴豆、斑蝥各7个，川槿皮、海桐皮各30克，雄黄、轻粉、大黄各9克，凡士林适量。

【制法】将上述除凡士林外的配方研末后过筛，加凡士林调成膏状。

【用法】涂于患处，约0.1厘米厚。

功效 清热解毒、排脓、杀虫止痒，适用于各种皮炎。

方 5

【配方】巴豆、醋各适量。

【制法】将巴豆去壳，研成粉末状，加醋调匀。

【用法】将患处用淡盐水或凉开水洗净，再涂上药，每周1次。

功效 适用于神经性皮炎。

第四章

祛风湿 传世良方

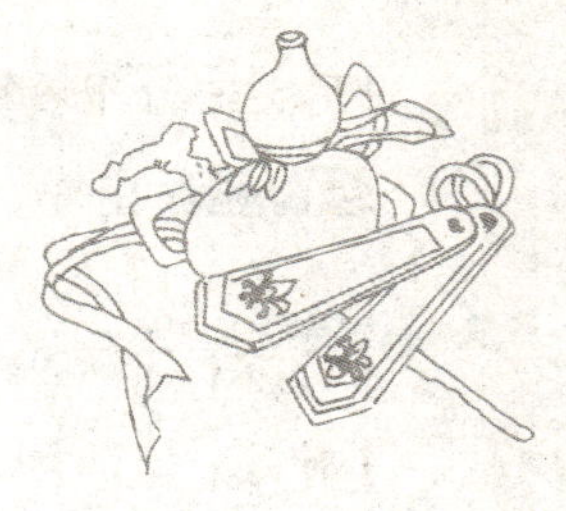

祛风寒湿类

独活

别名 羌青、独摇草。

独活为伞形科植物重齿毛当归的干燥根，分布于四川、湖北、安徽等地，春初或秋末采挖，除去须根及泥沙，用柴火熏烘，烘至全干即成。

性味归经 性微温，味辛、苦；归肾、膀胱经。

功效主治 祛风除湿，通痹止痛，解表。用于风寒湿痹、下肢疼痛、少阴伏风头痛等。

服用禁忌 阴虚血燥者慎服。

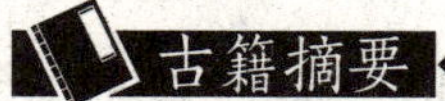

古籍摘要

《汤液本草》：独活，治足少阴伏风，而不治太阳，故两足寒湿，浑不能动止，非此不能治。

《名医别录》：独活生雍州川谷、或陇西南安，二月、八月采根暴干。

良方精选

方 1

配方 独活、柴胡、防风、茯苓、桔梗、前胡、羌活、荆芥各10克，甘草、川芎各8克。

制法 将上述所有中药放入砂锅中加清水浸泡30分钟，然后加热煎煮30分钟，倒出药汁后继续在锅中加水，煎煮20分钟后滤渣取汁，将2次煎得的药汁混合。

【用法】分早、晚2次服用，每日1剂，一般10～15日为1个疗程。

功效 止痒、疏风散寒。

方2

【配方】独活20克。

【制法】独活用水煎煮，滤渣取汁。

【用法】代茶饮。

功效 祛风散寒，适用于神经根型颈椎病。

方3

【配方】独活50克，大豆200克，白附子10克，米酒1000毫升。

【制法】先将大豆炒熟，与独活、白附子一同捣碎，加入米酒内煎数沸，去渣备用。

【用法】每日早、晚各1次，每次10毫升。

功效 祛风通络。

方4

【配方】独活、红糖各10克。

【制法】独活和红糖加水煎成100毫升药液。

【用法】分3～4次服用，7日为1个疗程。

功效 适用于慢性支气管炎。

方5

【配方】独活、羌活各45克，皂荚500克，丁香、白芷、白附子各75克，高良姜15克。

【制法】将上述除皂荚外的所有中药研成粉末状，加入皂荚，炼蜜为丸，储存在干净容器中。

【用法】早晚用药丸洗脸，15日为1个疗程。

功效 活血通络、散风祛邪。

方6

【配方】独活、桑寄生、秦艽、防风、细辛、酒川芎、茯苓、牛膝、桂心、炒杜仲、人参各6克，酒当归、酒白芍、熟地黄、甘草各5克，冰糖25克。

【制法】将上述中药（除冰糖外）洗净，装入纱布袋内，扎紧口；冰糖打碎成屑；将中药袋放入锅内，加800毫升水，置武火上烧沸，再用文火炖煮25分钟，关火，滤出药液，再加800毫升水，如上法再煎煮1次，然后将2次药液放在一起，加入冰糖屑搅匀即成。

用法 每日2次，适量饮用。

功效 行气、活血、止痛，适用于气血不足之痛风症。

威灵仙

别名 百条根、老虎须。

威灵仙为毛莨科植物威灵仙、棉团铁线莲（山蓼）或东北铁线莲（黑薇）的干燥根及根茎，秋季采挖，除去泥沙，晒干即可。内用多煎汤、浸酒或入丸、散；外用多捣敷。

性味归经 性温，味辛、咸；归膀胱经。

功效主治 祛风除湿，通络止痛，消骨鲠。用于风湿痹痛，肢体麻木、筋脉拘挛、屈伸不利及鱼骨鲠喉等。

服用禁忌 气虚血弱、无风寒湿邪者忌服。

古籍摘要

《开宝本草》：主诸风，宣通五脏，去腹内冷气，心膈痰水久积，癥瘕痃癖气块，膀胱蓄脓恶水，腰膝冷疼及疗折伤。

良方精选

方1

配方 威灵仙10克。

制法 威灵仙用开水冲泡。

用法 每日3次，连用10～15日。

功效 适用于偏头痛。

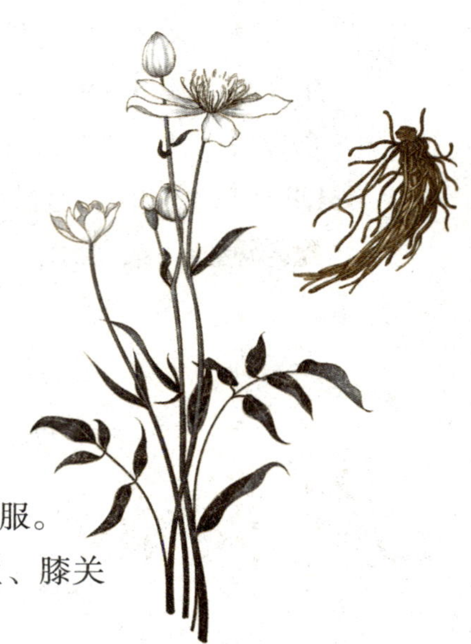

方2

【配方】威灵仙60克。

【制法】威灵仙水煎，滤渣取汁。

【用法】每日1剂，分2次服用。

功效 适用于肾结石。

方3

【配方】威灵仙72克，当归、土鳖虫、血竭、透骨草、防风各36克，白花蛇4条。

【制法】上药共研细末。

【用法】每日2次，每次取3克，温水送服。

功效 壮腰健肾，对腰椎骨质增生、膝关节骨质增生有一定的作用。

方4

【配方】威灵仙15克，杜仲20克，猪肾1～2具。

【制法】将威灵仙、杜仲共研细末调匀，再取猪肾1～2具，破开，洗去血液，再放入药粉，摊匀后合紧，放入锅内，加水少许，置火上久蒸。

【用法】吃猪肾，饮汤，每日1剂，孕妇忌服。

功效 适用于肝肾亏虚兼风寒湿痹者。

方5

【配方】威灵仙15克，芝麻油3毫升，独头蒜1个。

【制法】将威灵仙、独头蒜、芝麻油放在一起捣烂。

【用法】热酒兑服。

功效 辅助治疗破伤风。

方6

【配方】威灵仙100克，白酒500毫升。

【制法】威灵仙放入白酒中浸泡3～7日，捞出，晾干，研成粉末状，炼蜜为丸，每丸约8克。

【用法】每日2次，每次1丸。

功效 适用于风湿性关节炎。

川乌

别名 铁花、鹅儿花、五毒。

川乌是毛茛科植物乌头的母根，多在6月下旬至8月上旬采挖，挖出后去除子根及泥沙，晒干后切片。多生长于我国四川、云南、陕西，以及长江中下游地区。

性味归经 性热，味辛、苦；有大毒；归心、肝、肾、脾经。

功效主治 温经止痛、祛风湿。适用于关节疼痛、跌打损伤、心腹冷痛、风寒湿痹等。

服用禁忌 孕妇忌用；川乌有大毒，严重者可致人死亡，应在医生指导下服用，以免引起严重后果。

古籍摘要

《长沙药解》：乌头，温燥下行，其性疏利迅速，开通关膝，驱逐寒湿之力甚捷，凡历节、脚气、寒疝、冷积、心腹疼痛之类并有良功。

《本草正义》：乌头主治，温经散寒，虽与附子大略相近，而温中之力较为不如。

良方精选

方1

配方 生川乌、威灵仙、生桃仁、生草乌、三棱、莪术、羌活、独活、五加皮、秦艽、茜草、牛膝、透骨草、凌霄花各30克，细辛15克，川芎、血竭各10克。

用法 将上药水煎后置患足下，熏至足部出汗，至不烫足时浸入，每次20分钟，每日1次，睡前进行，15日为1个疗程。

功效 活血通络，适用于血瘀型足跟痛。

备注 足跟热痛者加黄柏、生大黄、元明粉各15克；冷痛者加马钱子、白芥子各15克。

方2

【配方】川乌10克，樟脑9克，醋适量。

【制法】川乌与樟脑一同研为细末，用醋调和，摊于纱布上，约5毫米厚。

【用法】贴敷于疼痛处，同时用热水袋热敷30分钟，每日1次，连用4～6日。

功效 适用于肩周炎。

方3

【配方】川乌、半枝莲、七叶一枝花、白花蛇舌草、白鲜皮、土茯苓、防己、白芍、生地黄、桑枝、银藤、生甘草、桂枝各等份。

【制法】将上药以水煎煮，取汁。

【用法】每日1剂，分2次服用。

功效 养阴清热、祛湿通络，适用于阴虚内热型类风湿关节炎。

方4

【配方】生川乌、生南星、生半夏、生草乌各240克，桑白皮180克，当归、川芎、红花、天麻、续断、秦艽、独活各30克，桐油2.5升，黄丹1000克。

【制法】将除桐油、黄丹外的药物研为药末，然后与黄丹混合，再加入桐油调为糊状即可，使用时取适量外贴患处。

【用法】隔日1次，10日为1个疗程。

功效 活血祛风、化瘀通络、祛寒止痛，对肩周炎有一定的作用。

木瓜

别名 皱皮木瓜、万寿果、乳瓜、铁脚梨。

木瓜不但营养价值非常丰富，药用价值也不可忽视，被誉为“百益之果”、“水果之皇”，多吃可延年益寿。木瓜主产于安徽、四川、湖北等地。属于蔷薇科植物，贴梗海棠的近成熟果实可入药。一般夏、秋二季果实绿黄时采收，置沸水中烫5～10分钟，对半纵剖，晒至颜色变红，切片，生用。

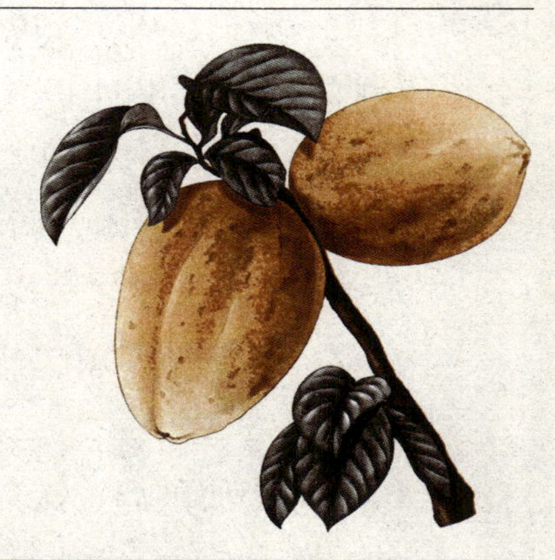

性味归经 性温，味酸；归肝、脾经。

功效主治 舒筋活络，和胃化湿，消食。适用于风湿痹痛引起的筋脉拘挛、腰膝关节酸重疼痛等；适用于肝脾不和引起的吐泻转筋及脚气水肿等；适用于消化不良。

服用禁忌 脾胃虚寒、湿热偏盛、小便淋闭者慎用；孕妇忌用。

古籍摘要

《得配本草》：血为热迫，筋转而痛，气为湿滞，筋缓而软，木瓜凉血收脱，故可并治。

《本草新编》：木瓜，但可臣、佐、使，而不可以为君，乃入肝益筋之品，养血卫脚之味，最宜与参、术同施，归、熟（地）并用。

良方精选

方1

配方 木瓜、白芷、防风、牛膝、当归、乳香、没药、蒲公英、地丁、大黄各适量。

制法 将上药共研成粉末，然后调成糊状。

用法 将药糊敷于患处，最后上小夹板固定，每日更换1次，7日为1个疗程。

功效 踝关节扭伤是常见病，多发病。常见踝关节骤然剧痛，尤以走路或负重时最明显。外踝下方及前下方明显压痛，局部瘀血，伤后2～4日更为明显，踝前外侧足背部肿胀，跛行或不能行走。

方2

配方 木瓜15克。

制法 木瓜加水煎煮，去渣，取汁。

用法 每日1剂。

功效 适用于消化性溃疡。

方3

【配方】木瓜、熟地黄、白芍各15克，龟板、锁阳、白术、陈皮各12克，黄柏、知母各10克，豹骨6克。

【制法】将上药以水煎煮，取汁。

【用法】每日1剂，分2次服用。

【功效】滋水涵木，调和气血，适用于头晕眼花，耳鸣耳聋，头脑胀痛，失眠多梦，急躁易怒，腰膝酸软，步履蹒跚甚则瘫痪，小便淋漓、次数增多或二便失控、便秘、性功能障碍等肝肾不足型颈椎病。

【备注】小便淋漓，次数多者加益智仁、乌药、怀山、制附片、杜仲；性功能障碍者加鹿角片、鹿角胶、菟丝子、肉苁蓉。

方4

【配方】木瓜、熟附片、黄芪、牛膝、锁阳、三七、甘草各等份。

【制法】将上药以水煎煮，取汁。

【用法】每日1剂，分2次服用。

【功效】温化寒湿、通络止痛，对于寒湿阻络型坐骨神经痛有一定的作用。

方5

【配方】木瓜、葛根、白芍、杜仲、川牛膝各15克，桂枝、砂仁各6克，三七粉3克。

【制法】将上药以水煎煮，取汁。

【用法】每日1剂，分2次服用。

【功效】补肾活血、通络止痛，对坐骨神经痛有辅助治疗的作用。

方6

【配方】木瓜、威灵仙、五加皮、苍术、乳香、没药、白芷、三棱、莪术、细辛、黄柏、大黄、赤芍、红花、冰片、盐、黄酒各适量。

【制法】取等量上述中药并研细末，调匀，加适量盐和黄酒，炒至糊状，装入2个棉布袋内，放锅内蒸至布袋40℃左右即可。

【用法】用布袋直敷患处，以患者能够耐受为度，2袋交替使用，早、晚各1次，每次30分钟，药物袋可多次使用。

功效 对颈椎病有辅助治疗作用。

方7

【配方】木瓜、茯苓各25克。

【制法】茯苓洗净、切片，木瓜洗净后切小块，将木瓜块、茯苓块及清水250毫升一同放入锅中，先用武火煮3分钟，再转文火煮20分钟后，滤渣取汁。

【用法】分次饮用。

功效 除湿热、通络止痛，适用于风湿型强直性脊柱炎。

方8

【配方】木瓜、半夏、全蝎、羌活、荆芥、茯苓、秦艽、僵蚕、防风、钩藤、蝉蜕各10克，甘草5克。

【制法】将上述所有中药加水煎煮，倒出药汁后继续在锅中再次倒入水，煎煮后滤渣取汁，然后将2次煎得的药汁混合。

【用法】每日1剂、分2次服用，15日为1个疗程。

功效 化痰通络、祛风明目，适用于风中经络者。

方9

【配方】木瓜15克，防风、半夏、胆南星、羌活、僵蚕、白附子、陈皮各10克，甘草6克。

【制法】将上述所有中药加水煎煮，滤渣取汁。

【用法】温服，每日1剂，分2次服用，10日为1个疗程。

功效 通络祛风、化痰，适用于风中经络者。

方10

【配方】木瓜2个，没药60克，乳香8克，生地黄适量，白酒2碗。

【制法】木瓜切开，去瓤，将没药、乳香放入，密封后绑紧，放入锅中蒸熟，捣烂。

【用法】生地黄捣烂取汁，取半碗与白酒混合后暖热，冲服木瓜药糊10克。

功效 适用于颈部拘急、不可转侧者。

伸筋草

别名 百部伸筋、大伸筋、大顺筋藤、牛尾菜。

伸筋草为石松科植物石松的全草，在我国湖南、湖北、浙江、江苏、江西、广西、四川等地均有分布，多生长在山坡、树林下的荫蔽处或者树林边缘，多在夏、秋季节采收，去除杂质后晒干，切段后生用，放在干燥的环境中储存。

性味归经 性温，味辛、微苦；归肝经。

功效主治 祛风湿、舒筋活络。适用于跌打损伤、肢体麻木、风寒湿痹、关节酸痛等。

服用禁忌 孕妇慎用。

古籍摘要

《本草拾遗》：主人久患风痹，脚膝疼冷，皮肤不仁，气力衰弱。

《湖南药物志》：舒筋活血，补气通络。治腰痛，关节痛，闭经。

《滇南本草》：石松，其性走而不守，其用沉而不浮，得槟榔良。

良方精选

方1

配方 伸筋草、钩藤根、当归尾各15克，白芍35克，紫丹参、炙甘草各20克，白龙须15～20克，熟地黄18克，延胡索、续断各12克，香附10克，制乳没6～10克，生麻黄、草江花各3克。

制法 将上药以水煎煮，取汁。

用法 每日1剂，分2次服用。

功效 行气活血、舒筋止痉，适用于气血阻滞、脉络不通者。

方2

配方 伸筋草、鸡血藤各30克，白芍60克，当归、丹参、木瓜各15克，金铃子、延胡索各12克，甘草6克。

制法 将上药水煎3次，取汁。

【用法】每日1剂，分3次早、中、晚服用。

功效 柔肝缓急、理气活血、通络解痉止痛。

方3

【配方】伸筋草、络石藤、路路通、秦艽各12克。

【制法】将上述所有中药加水煎煮，滤渣取汁。

【用法】每日1剂。

功效 活血止痛、祛风除湿，适用于风湿性关节炎。

方4

【配方】伸筋草、白芍、醋制元胡各20克，生山楂、桑椹各50克，桑枝、乌梅各25克，威灵仙、桂枝、姜黄、醋制香附各15克，甘草10克。

【制法】将上述中药加水煎煮，滤渣取汁。

【用法】温服，3日2剂，一般连用1个月为1个疗程。

功效 化瘀止痛、舒筋通络、滑利关节，适用于肩周炎。

青风藤

别名 土木通、大青木香、大叶青藤、排风藤、土藤。

青风藤是防己科植物青藤或者毛青藤的茎，可在夏季采割，去除较细的茎及叶后，去除泥沙，晒干；或者在秋冬季节采割其老茎，切段后晒干。多产于我国长江流域及其以南各地，包括江苏、浙江、湖北等地，多生于沟边、灌丛、山坡林缘的岩石上或树上。

【性味归经】性平，味苦、辛；归肝、脾经。

【功效主治】祛风湿，通经络，利小便。适用于水肿、脚气、关节疼痛、口眼歪斜、皮肤瘙痒等。

【服用禁忌】脾胃虚弱者慎用。

古籍摘要

《本草纲目》：治风湿流注，历节鹤膝，麻痹瘙痒，损伤疮肿。入酒药中用。

《浙江天目怀山植志》：行水利尿，泻下焦血分湿热。治风水肿，脚气，风湿关节疼痛，口眼歪斜，痈肿恶疮。

《中国药植志》：除湿，祛风，行气，利水。治膀胱水肿，风肿，脚气湿肿。

良方精选

方1

【配方】青风藤、生地黄、薏苡仁各30克，土鳖虫、地龙各20克，制没药、乳香各12克，桃仁、蜈蚣各10克，制川乌3克。

【制法】将上述所有中药加水煎煮，滤渣取汁。

【用法】每日1剂，3个月为1个疗程。

【功效】利湿除痹、化瘀通络，适用于类风湿关节炎。

方2

【配方】青风藤40克，桑寄生30克，薏苡仁、杜仲各15克，当归、红花、秦艽、桃仁、川芎、苍术、防己、牛膝、独活、柴胡、没药各10克，血竭、制川乌各6克。

【制法】将上药以水煎煮，取汁。

【用法】每日1剂，分2次服用。

【功效】祛风除湿、活血化瘀、通络除痹。

方3

【配方】青风藤40克，桑寄生、薏苡仁各30克，杜仲、白术各15克，制川乌、独活、秦艽、乳香、没药、苍术各10克，制附子6克，细辛3克。

【制法】将上药以水煎煮，取汁。

【用法】每日1剂，分2次服用。

【功效】温经散寒、舒筋通络、祛湿止痛，适用于风湿型腰椎骨质增生。

方4

【配方】青风藤、黑附子（先煎）、防己、白芍、络石藤、鸡血藤各30克，生黄芪45克，防风、当归、自然铜各15克，党参、知母、甘草各12克，麻黄5克，细辛3克，血竭1.5克，全虫1个。

【制法】将上药以水煎煮，取汁。

【用法】每日1剂，分2次服用。

功效 温经、通络、止痛，对风湿性关节炎、类风湿关节炎有一定的缓解作用。

方5

【配方】青风藤、桑枝、生石膏、丝瓜络各30克，乌药、灵仙、独活、知母、滑石、杏仁、桃仁、萆茇各9克。

【制法】将上药以水煎煮，取汁。

【用法】每日1剂，分2次服用。

功效 清热化湿、通经活络，适用于经络痹阻，关节肿胀，疼痛明显或疼痛固定，重着不移，关节触之灼热，得冷则舒，昼轻夜重，手足笨重，活动受限等症状的类风湿关节炎。

路路通

别名 九孔子、九空子、狼目。

路路通又叫做狼目，选购时以果大、干燥、无果梗、无泥土者为佳，全国各地均有分布。药用部位为金缕梅科落叶乔木枫香树的干燥成熟果实，一般秋、冬二季果实成熟后采收，除去杂质，干燥，生用。现代研究发现，路路通中主要含有路路通酸、白桦脂酮酸、挥发油等物质。

【性味归经】性平，味苦；归肝、肾经。

【功效主治】祛风活络，利水消肿，通经下乳。适用于风湿痹痛、麻木拘挛、水肿胀满、小便不利等。

服用禁忌 阴虚或月经过多者忌用；孕妇忌用。

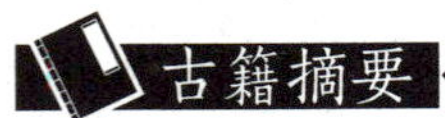

古籍摘要

《纲目拾遗》：枫果，树似白杨，内圆如蜂窝，即路路通。其性大能通行十二经穴，故《救生苦海》治水肿胀用之，以其能搜逐伏水也。

《岭南采药录》：治风湿流注疼痛，及痈疽肿毒。

良方精选

方1

配方 路路通15克。

制法 先将路路通放入冷水中浸泡1小时，然后加热煎煮成药汁，滤渣取汁。

用法 代茶频饮，5日为1个疗程。

功效 活血通络，适用于耳鸣、耳聋。

方2

配方 路路通、百部、麦门冬、槟榔、赤芍、桃仁各15克，雷丸、郁金、石见穿各20克，丹皮、穿山甲、皂角刺各10克，桂枝、细辛各5克。

制法 将上药以水煎煮，取汁。

用法 每周4剂，每剂分2次服用。

功效 本方能活血通络、理气调经，适用于不孕症。

方3

配方 路路通12克，甜瓜子60克，赤小豆30克。

制法 将上药以水煎煮，取汁。

用法 每日1剂，分2次服用。

功效 活络通乳，适用于产后乳汁不足。

方4

配方 路路通、辛夷花、浙贝、枸杞子各12克，苍耳子、黄芩、菊花、桑白皮、金银花、赤芍各15克，天花粉、桔梗各10克，栀子8克。

制法 将上药以水煎煮，取汁。

【用法】每日1剂，分2次服用。

功效 清热润肺，适用于慢性鼻炎。

方5

【配方】路路通、泽泻各15克，半夏10克。

【制法】将上述中药加水煎煮30分钟，滤渣取汁。

【用法】温服。

功效 利水消肿、镇吐止呕、活血化瘀，适用于耳源性眩晕所致的呕吐。

祛风湿热类

秦艽

别名 小秦艽、左秦艽、西秦艽、大艽、西大艽、麻花艽。

秦艽是龙胆科植物秦艽、粗茎秦艽、麻花秦艽或小秦艽的干燥根，前三种按照性状的不同分别称为“秦艽”“麻花艽”，后一种多称“小秦艽”。主要生长在我国河北、内蒙古、宁夏、陕西、山西，以及东北地区，多在春、秋季节采挖。

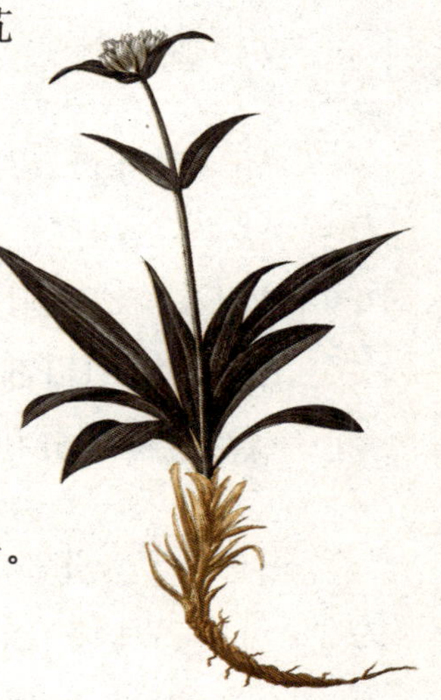

性味归经 性平，味辛、苦；归胃、肝、胆经。

功效主治 清虚热，祛风除湿，舒筋止痛。适用于风湿痹痛、中风不遂、小儿疳积发热、骨节酸痛等。

服用禁忌 大便滑者忌用。

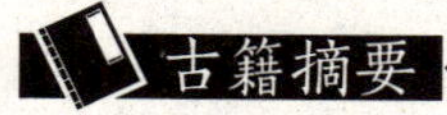

古籍摘要

《名医别录》：疗风无问久新，通身挛急。

《本草纲目》：秦艽，手足不遂，黄疸，烦渴之病须之，取其去阳明之湿热也。阳明有湿，则身体酸疼烦热，有热则日晡潮热骨蒸。

良方精选

方1

¦配方¦秦艽100克。

¦制法¦秦艽水煎，滤渣取汁。

¦用法¦用药汁清洗红肿关节，每日2次，每次约洗30分钟，7日为1个疗程。

功效 适用于风湿性关节炎。

方2

¦配方¦秦艽、葛根粉、威灵仙、当归各20克，白芍30克，延胡索、制川乌、独活各10克，天麻6克，蜈蚣3条。

¦制法¦将上药以水煎煮，取汁。

¦用法¦每日1剂，分2次服用。

功效 养血通络，行痹止痛，适用于血虚痹阻型颈椎骨质增生。

¦备注¦偏寒者加桂枝、细辛、白芥子、制附子；偏热者加银花、连翘；偏湿者加茯苓、苍术、薏苡仁；气虚血滞者加党参、丹参；肾虚者加枸杞子、巴戟天等。

方3

¦配方¦秦艽、柴胡、当归、炒白芍、茯苓、黄芩、制附片、陈皮、法半夏各9克，甘草、白芥子各6克。

¦制法¦将上药以水煎煮，取汁。

¦用法¦每日1剂，分2次服用，白酒为引。

功效 舒肝和脾、祛风除痰、温经止痛，适用于肩周炎。

方4

¦配方¦秦艽、羌活、独活、当归、苍术、防己各12克，薏苡仁30克，桂枝、川芎、木香、乳香各10克，细辛5克。

¦制法¦将上药以水煎煮，取汁。

¦用法¦每日1剂，分2次服用。

功效 散寒除湿、温经通脉，对下肢疼痛重着不移、酸痛交作、伴有肌肤不仁之寒湿型坐骨神经痛有一定的作用。

方5

【配方】秦艽、天门冬、知母、蒺藜各12克，自然铜30克，生地黄、徐长卿各15～20克，茜草、预知子各15克，甘草6克。

【制法】将上述所有中药放入砂锅中加水浸泡30分钟，然后加热煎煮30分钟，倒出药汁，继续在锅中加水，煎煮20分钟后滤渣取汁，将2次煎得的药汁混合。

【用法】早晚各1次，每日1剂，2个月为1个疗程。

功效 滋阴活血、舒筋通络、祛风除湿。

方6

【配方】秦艽、地肤子、当归尾、甘草各10克，防风6克，荆芥4克。

【制法】将上述所有中药放入砂锅中加水浸泡30分钟，然后加热煎煮30分钟，倒出药汁，继续在锅中加水，煎煮20分钟后滤渣取汁，将2次煎得的药汁混合。

【用法】每日1剂，分2～3次服用，连用7～10日为1个疗程。

功效 散寒祛湿、辛温解表。

方7

【配方】秦艽、枸杞子、制何首乌、黄精、石斛各10克，生地黄12～15克，紫草6克。

【制法】将上述所有中药放入砂锅中加水浸泡30分钟，然后加热煎煮30分钟，倒出药汁，继续在锅中加水，煎煮20～30分钟后滤渣取汁，将2次煎得的药汁混合。

【用法】早晚各1次，每日1剂。

功效 解毒、补益肝肾。

方8

【配方】秦艽、何首乌、寻骨风、青风藤各12克。

【制法】将上述中药加水煎煮，滤渣取汁。

【用法】每日1剂。

功效 适用于风湿性关节炎伴体虚者。

防己

别名 汉防己、粉防己、土防己、倒地拱、石蟾蜍。

防己是防己科植物粉防己的干燥根，在我国安徽、福建、浙江、广东、江西、广西等地均有生长，多生于草丛、树林边缘、山野丘陵等地，多在秋季采挖，去除泥沙后剥去粗皮，晒干，切厚片。

性味归经 性寒，味辛、苦；归膀胱、肺经。

功效主治 利水消肿，祛湿止痛。适用于小便不利、水肿、湿肿、风湿型关节疼痛、脚气等。

服用禁忌 不宜与细辛共同服用；食欲不振、脾胃虚寒者慎用。

古籍摘要

《本草拾遗》：汉主水气，木主风气，宣通。作藤著木生，吹气通一头如通草。

《神农本草经》：味辛，平。主治风寒，温症，热气，诸痫，除邪，利大小便。

良方精选

方1

配方 防己、威灵仙、羌活、独活、牛膝、槲寄生、木瓜各12克，黄柏、龙胆草、附子、元胡、没药、苍术各10克，红花6克。

制法 将上药以水煎煮，取汁。

用法 每日1剂，分2次服用。

功效 祛风除湿、散寒清热、活血通络，适用于各种痹证。

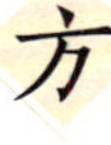

方2

配方 防己、荆芥、黄芩、石膏、山栀、赤芍、连翘、鲜生地黄、薄荷、灯心草根各3克，甘草1.5克。

制法 将上药以水煎煮，取汁。

【用法】每日1剂，分2次服用。

【功效】祛风邪、清胃火、解热毒，对唇风、唇炎等有一定作用。

方3

【配方】防己、防风各7克，远志、桔梗、薏苡仁、杏仁、木通各10克，麻黄6克，蝉蜕5克，制南星、木香各4克。

【制法】将上述中药加水煎煮，滤渣取汁。

【用法】每日1剂，分2次服用，同时捏鼻闭目鼓气10次左右，再用双手手掌摩擦至发热，迅速盖住耳朵，一松一按20次左右。

【功效】祛湿排脓，适用于分泌性中耳炎。

方4

【配方】防己、当归、柴胡、香附、白芍、苍耳草各15克，蒺藜45克，川芎20克，红花、补骨脂各10克。

【制法】将上述中药加水煎煮，滤渣取汁。

【用法】每日1剂，分2次服用，10日为1个疗程。

【功效】疏肝解郁、益气养血。

方5

【配方】防己、桃仁、熟地黄、红花、独活、防风各30克，羌活60克，牡丹皮45克。

【制法】将上述所有中药一同研成粉末状，加适量水制成梧桐子大小的丸子。

【用法】每日2次，每次3～6克，温开水送服，10～15日为1个疗程。

【功效】润肤活血、燥湿止痒。

方6

【配方】防己、黄芪、白术、制首乌各15克，泽泻30克，淫羊藿10克，大黄9克。

【制法】将上述中药加水煎煮，滤渣取汁100毫升。

【用法】每日1剂，分2次温服，肥胖者可增至每日150毫升，4～23周为1个疗程。

【功效】利水消肿、益气健脾。

桑枝

别名 桑条、嫩桑枝。

桑树全身都是宝，桑叶、桑椹、桑枝都可入药，由于它多生于山林中或村庄附近，免遭污染与破坏，因此，其药用价值才上升了一个层次，桑枝主产于江苏、山东、河南等地。桑树属于桑科落叶乔木，桑树的嫩枝可入药，一般春末夏初间采收，去叶，晒干，或趁鲜切片，晒干。现代研究发现，桑枝中主要含有桑素、游离蔗糖、葡萄糖、鞣质、桑色素、环桑素、有机酸、维生素、挥发油等。

性味归经 性平，味微苦；归肝经。

功效主治 祛风湿、利关节。适用于肩臂、关节酸痛麻木，适用于水肿、小便不利、中风歪斜等。

服用禁忌 孕妇慎用。

古籍摘要

《岭南采药录》：去骨节风疾，治老年鹤膝风。

《本草图经》：疗遍体风痒干燥，脚气风气，四肢拘挛，上气，眼晕，肺气嗽，消食，利小便……兼疗口干。

《现代实用中药》：嫩枝及叶熬膏服，治高血压，手足麻木。

良方精选

方1

配方 鲜嫩桑枝适量。

制法 将桑枝剪碎，加水煎服，或用酒炒后煎服。

用法 温服。

功效 适用于风湿性关节炎。

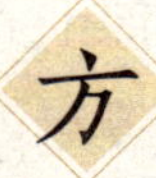

方 2

【配方】桑枝30克，青柿1个。

【制法】将桑枝和青柿加水煎煮，滤渣取汁。

【用法】每日1剂，分2次服用。

功效 减肥瘦身。

方 3

【配方】桑枝、榆枝、柳枝、桃枝各32～64克。

【制法】将上述中药加水煎煮。

【用法】用药汁熏洗患处，每日2～3次。

功效 适用于风湿性关节炎。

方 4

【配方】桑枝、党参、桂枝各12克，黄芪、白芍各20克，麻黄10克，炮山甲、炙乳没各6克，鹿茸5克。

【制法】将上药用水煎煮，取汁。

【用法】每2日服用1剂。

功效 补气养血、散寒通络、强筋壮骨，可用于缓解类风湿关节畸形。

方 5

【配方】桑枝适量。

【制法】桑枝加水略煎或用沸水冲泡。

【用法】代茶饮。

功效 具有减肥瘦身的功效。

丝瓜络

别名 丝瓜网、丝瓜壳、瓜络、丝瓜筋。

丝瓜络在全国各地均有分布，以浙江慈溪、江苏南通、苏州三地所产质量最佳，属葫芦科一年生草本植物。丝瓜的果络可作为中药材使用，果络是成熟果实中的维管束，一般在夏、秋二季果实成熟、皮变黄、内部干枯时采摘，除去外皮及果肉，晒干，再除去种子，生用或炒用。广东粤丝瓜摘取后不去皮、子，称为“丝瓜布”。

现代研究发现，丝瓜络中主要含有甘露聚糖、半乳聚糖、木聚糖、纤维素等成分。

性味归经 性平，味甘；归肺、胃、肝经。

功效主治 祛风通络，解毒化痰。适用于风湿痹痛、手足拘挛、关节疼痛；用于胸胁胀痛、乳痈、乳汁不通；还可缓解咳嗽痰多等。

服用禁忌 脾胃虚寒者慎用。

古籍摘要

《本草便读》：丝瓜络，入经络，解邪热。热除则风去，络中津液不致结合而为痰，变成肿毒诸症，故云解毒耳。

《本草纲目》：能通人脉络脏腑，而去风解毒，消肿化痰，祛痛杀虫，丝瓜络治诸血病。

良方精选

方 1

配方 丝瓜络、白酒各适量。

制法 丝瓜络切碎，焙焦黄，研为粉末。

用法 每日15克，分2次服用，如用少许白酒冲服疗效更佳。

功效 适用于腰肌劳损。

方 2

配方 干丝瓜络120克，猪肚1具。

制法 将猪肚洗净，置于瓦罐内，先加入丝瓜络60克和冷水500毫升，共煮90分钟左右至猪肚熟烂，去丝瓜络；再将余下的60克丝瓜络炒黄研末。

用法 每日服3次，将猪肚、汤、丝瓜络末分3日吃完，饭前30分钟加热温服。

功效 健胃、通络、止痛，适用于胃下垂。

方3

【配方】丝瓜络、怀牛膝各20克，石菖蒲15克，路路通10克，生地、枳壳、当归、川芎各9克，桔梗、柴胡、甘草、桃仁、红花各6克。

【制法】将上述材料水煎服。

【用法】每日1剂，分2次服。

【功效】理气活血通窍，适用于神经性耳聋。

方4

【配方】丝瓜络30克，黄酒适量。

【制法】丝瓜络水煎，滤渣取汁。

【用法】加黄酒内服。

【功效】可用于缓解经期腰痛。

方5

【配方】丝瓜络、桂枝、川芎、橘络、香附各12克，桑枝、鸡血藤各30克，丹参、威灵仙各15克。

【制法】将上述材料水煎服。

【用法】每日1剂。

【功效】活血通络止痛。

方6

【配方】丝瓜络60克。

【制法】将上药焙干研末。

【用法】每次服20克，温开水送下，每日1次。

【功效】凉血活血、通络解毒，适用于血脉瘀阻型阴茎异常勃起，因外力撞击、跌仆坠落或因手术伤及阴部或会阴部，瘀血阻于脉络，阴茎气血运行受阻，造成异常勃起，挺纵不收者。

方7

【配方】丝瓜络、白菊花、白茯苓、白僵蚕各10克，珍珠母20克，大枣10枚，玫瑰花3朵。

【制法】将上述所有中药放入砂锅中加水煎煮30分钟，倒出药汁，继续在锅中加水，煎煮20分钟后滤渣取汁，将2次煎得的药汁混合。

【用法】每日1剂，分2次饭后服用。

【功效】消斑悦颜，适用于面部色斑。

祛风湿强筋骨类

五加皮

别名 五皮风、刺五甲、南五加皮。

五加皮属五加科落叶小灌木，其中细柱五加的干燥根皮可作为中药材使用，夏、秋二季采挖根部，洗净，趁新鲜时剥取根皮，晒干。主要生产于湖北、河南、安徽等地，多生于林缘、路边或灌丛中。内服多煎汤、浸酒或入丸、散；外用多捣敷或水煎熏洗。

性味归经 性温，味辛、苦；归肝、肾经。

功效主治 祛风除湿，强筋健骨补肝肾，利水。用于风湿痹痛、筋骨痿弱、小儿行迟、体虚乏力、水肿、脚气等病症。

服用禁忌 阴虚火旺者慎服。

古籍摘要

《药性论》：能破逐恶风血，四肢不遂，贼风伤人，软脚，暨腰，主多年瘀血在皮肌，治痹湿内不足，主虚羸，小儿三岁不能行。

《名医别录》：主男子阴痿，囊下湿，小便余沥，女人阴痒及腰脊痛，两脚疼痹风弱，五缓，虚羸，补中益精，坚筋骨，强志意。

良方精选

方1

配方 五加皮、石斛、天麻、川芎、仙灵脾、牛膝、萆薢、桂心、当归、牛蒡子、杜仲、制附子、乌蛇肉（微炒）、茵陈、狗脊、丹参各20克，虎胫骨代用品（涂酥炙黄）32克，川椒（去闭口者，微炒出汁）25克，白酒1500毫升。

制法 将上药共捣碎末，酒浸，瓮中密封，7日后饮用。

用法 每日1小杯，不拘时温饮。

功效 本方可育阴潜阳、息风，适用于脑卒中所致的手足不遂、骨节疼痛、肌肉顽麻、腰膝酸痛、不能仰俯、腿脚肿胀。

方 2

【配方】五加皮30克，清酒800毫升。

【制法】五加皮切细，用清酒浸泡10日。

【用法】每次温服1杯，每日3次。

功效 可减肥健身、延缓衰老、聪耳明目。

方 3

【配方】五加皮、炙甘草、大枣、阿胶、麦门冬各10克，生地黄20克，党参、丹参各15克，桂枝、柴胡各9克，生姜3片。

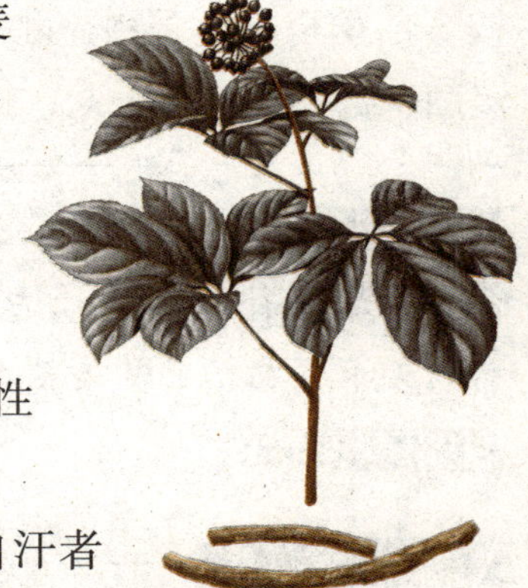

【制法】将上药以水煎煮，取药汁。

【用法】每日1剂，分2次服用。

功效 本方能养心复脉，可用于风湿性心脏病的辅助治疗。

【备注】四肢发凉者加熟附子9克；心烦自汗者去桂枝，重用生地黄，加龙骨、牡蛎、山栀或万年青各10克；水肿者加炙黄芪、茯苓、猪苓、车前子各15克；咳嗽咯血者去桂枝，加三七9克；发热者加柴胡10克；心动过缓者加附子10克、仙茅12克；心衰严重者去党参，加红参12克。

方 4

【配方】五加皮、杜仲各10克，65° 白酒500毫升。

【制法】先将杜仲炒炭，去除杜仲里面的白丝，然后将五加皮、杜仲炭泡到白酒里，再将白酒隔水煮30分钟左右。

【用法】每次用餐前温服25毫升。

功效 活血化瘀、补肾益肝、强筋健骨，适用于半身不遂。

方 5

【配方】五加皮、荆芥、防风、地骨皮、花椒、丁香各10克，米醋500毫升，白凤仙花汁300毫升，皂荚3个。

【制法】将所有配方拌匀后浸泡，取药汁。

【用法】浸泡患处，每日1～2次，30日为1个疗程。

功效 杀虫止痒、祛风除湿，适用于灰指甲。

桑寄生

别名 桑上寄生、寓木、宛童。

桑寄生为桑寄生科植物桑寄生、四川寄生、红花寄生等的干燥带叶茎枝。冬季至次春采割，除去粗茎，切段，晒干或蒸后干燥。内服多煎汤、浸酒、捣汁饮，或入丸、散；外用多捣敷。

性味归经 性平，味苦、甘；归肝、肾经。

功效主治 补益肝肾，祛风通络，强筋骨，安胎。用于肝肾不足、血虚失养的关节不利、筋骨痿软、腰膝酸痛，血虚胎动不安，高血压等。

服用禁忌 无。

古籍摘要

《神农本草经》：主腰痛，小儿背强，痈肿，安胎，充肌肤，坚发齿，长须眉。

《名医别录》：主金疮，去痹，女子崩中，内伤不足，产后余疾，下乳汁。

《药性论》：能令胎牢固，主怀妊漏血不止。

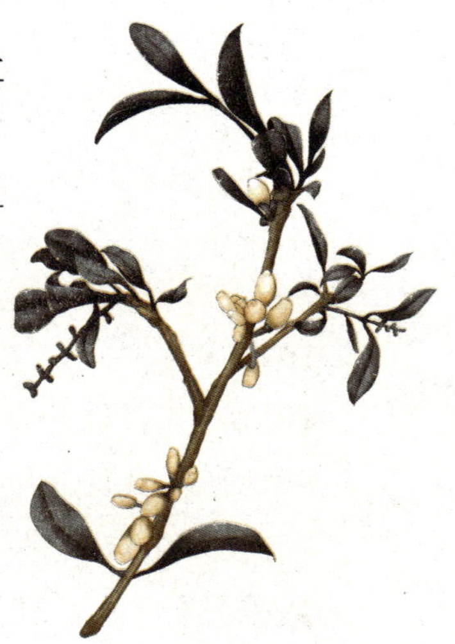

良方精选

方1

配方 桑寄生20克。

制法 桑寄生水煎取汤。

用法 每日早、晚各服1次。

功效 可辅助治疗房性期前收缩、室性期前收缩等。

方2

配方 桑寄生30克，鸡蛋2枚。

制法 桑寄生与鸡蛋一起水煎，鸡蛋熟后敲破壳再继续煎煮10分钟。

用法 每日2次。

功效 适用于习惯性流产。

方3

【配方】桑寄生、桑椹子各25克，山楂、丹参各20克，女贞子、旱莲草、黄柏、茯苓、猪苓、泽泻、五味子各10克，白矾1克。

【制法】将上药以水煎煮，取汁。

【用法】每日1剂，分2次服用。

功效 滋补肝肾、清热利湿、活血化瘀，适用于乙型肝炎患者。

方4

【配方】桑寄生、菟丝子、女贞子各300克，墨旱莲200克，生地黄150克，当归120克。

【制法】将上述药物研末，加适量水制成如梧桐子大小丸剂，装瓶。

【用法】每日3次，每次1丸。

功效 滋阴补肾、祛斑，适用于肝肾阴虚者。

方5

【配方】桑寄生30克，丹参、决明子各25克，地龙、何首乌、女贞子、谷精草各15克，柏子仁、酸枣仁各12克，杜仲、川芎各6克。

【制法】将上药以水煎煮，取汁。

【用法】每日1剂，分2次服用。

功效 滋补肝肾、活血潜阳、安神降糖，适用于糖尿病合并高脂血症、高血压患者。

方6

【配方】桑寄生、制首乌各30克，党参20克，白术、益母草各15克，炙甘草、艾叶、血余炭各9克。

【制法】将上药以水煎煮，取药汁即可。

【用法】每日1剂，分早、晚2次服用。

功效 益气养血、收涩止血，适用于产后恶露不止。

方7

【配方】桑寄生、米汤各适量。

【制法】桑寄生研成细末。

【用法】用米汤送服。

功效 适用于痔漏。

方8

【配方】桑寄生、白炒杜仲各24克，炙黄芪15克，狗脊、茯苓、炒白术、续断、阿胶（烊化）、鱼鳔珠各12克，当归、炒白芍、陈皮各9克，炙甘草6克。

【制法】将上药以水煎煮，取汁。

【用法】每日1剂，分2次服用。

功效 养血安胎，适用于习惯性流产。

方9

【配方】桑寄生、补骨脂、蒺藜、丹参、何首乌各25克。

【制法】将上述所有中药放入砂锅中加水浸泡30分钟，然后加热煎煮30分钟，倒出药汁，继续在锅中加水，煎煮20分钟后滤渣取汁，将2次煎得的药汁混合。

【用法】每日1剂，分2次服用，7日为1个疗程。

功效 活血化瘀、祛风通络，适用于白癜风。

鹿衔草

别名 鹿蹄草、纸背金牛草、小秦王草、破血丹。

鹿衔草是鹿蹄草科植物鹿蹄草的干燥全草，在我国大部分地区均可生长，多生长于荫凉处，全年都可采收，宜带根采收，去除泥沙、杂质后晒干，切段用。

性味归经 性温，味甘、苦；归肝、肾经。

功效主治 强筋健骨、祛风湿、止血、止咳。适用于月经过多、风湿痹症、腰膝酸软、外伤出血、久咳劳嗽等。

服用禁忌 孕妇慎用。

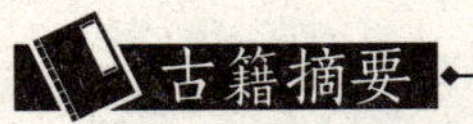

《陕西中草药》：补肾壮阳，调经活血，收敛止血。

《四川常用中草药》：祛风除湿，止惊悸，盗汗。

《滇南本草》：填精补髓，延年益寿。治筋骨疼痛、痰火之症。

良方精选

方1

【配方】鹿衔草50克。

【制法】鹿衔草加水煎煮，滤渣取汁。

【用法】每日1剂，分早、中、晚3次温服。

【功效】软坚散结、利尿通淋，适用于膀胱或输尿管结石。

方2

【配方】鹿衔草、半夏、天南星各30克，骨碎补、肉苁蓉、桑寄生、独活各20克，山萸肉15克，风化硝、全蝎各10克。

【制法】将上药以水煎煮，取汁。

【用法】每日1剂，分2次服用。

【功效】补益肝肾、祛风通络，适用于颈椎骨质增生症。

方3

【配方】鹿衔草、熟地黄、当归、鸡血藤各12克，木瓜、川牛膝、怀牛膝各9克，仙灵脾6克，桂枝3克。

【制法】将上药以水煎煮，取汁。

【用法】每日1剂，分2次服用。

【功效】补血活血、舒筋通络、祛风止痛，适用于风湿性关节炎、风湿肌痛、筋骨疼痛等。

方4

【配方】鹿衔草、淫羊藿各30克，三枝茶20克，白酒2500毫升。

【制法】将上药以水煎煮，取汁。

【用法】每日1剂，分3次服用，或将5剂浸泡于白酒中，早、晚各1次，每次100毫升。

【功效】适用于早泄、阳痿。

第五章 化湿传世良方

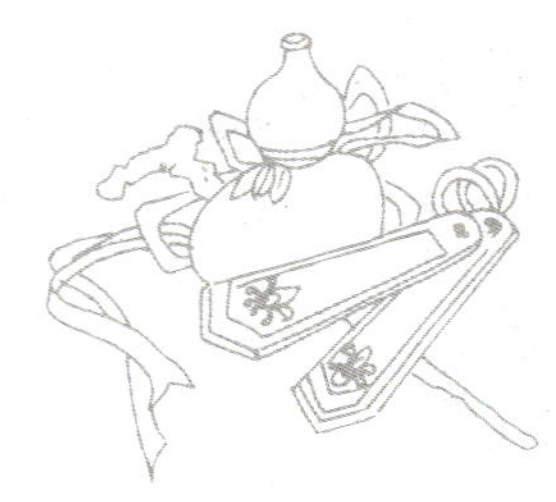

藿香

别名 排香草、野藿香。

藿香为唇形科植物广藿香或藿香的茎叶，多生长于山坡或路旁，分布于黑龙江、吉林、辽宁、河北、河南、广东、福建、云南等地。多在夏、秋季节采收，去除杂质后切段生用。内服多煎汤或入丸、散；外用煎水含漱或烧存性研末调敷。

性味归经 性微温，味辛；归肺、脾、胃经。

功效主治 祛暑解表，化湿和胃。用于夏令感冒、鼻渊、胸脘痞闷、呕吐泄泻、妊娠呕吐及手、足癣等。

服用禁忌 阴虚火旺者忌服。

古籍摘要

《本草正义》：祛除阴霾湿邪，而助脾胃正气，为湿困脾阳，倦怠无力，饮食不甘，舌苔浊垢者最捷之药。

《名医别录》：疗风水毒肿，去恶气，疗霍乱，心痛。

《本草图经》：治脾胃吐逆，为最要之药。

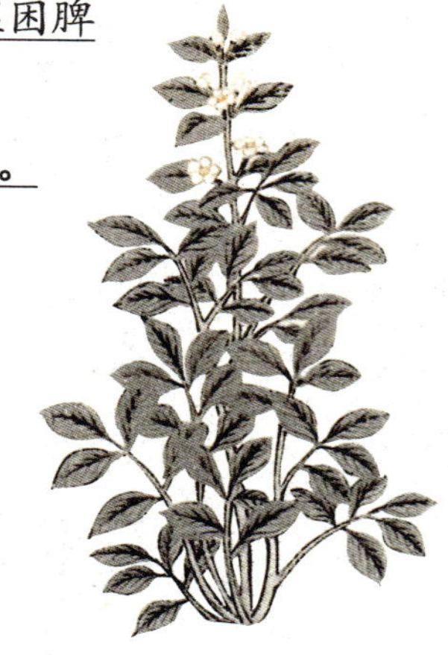

良方精选

方1

配方 藿香、川芎、佩兰各9克，细辛、白芷各3克。

制法 将上药以水煎煮，取汁。

【用法】每日1剂，时时含漱，亦可饮用。

【功效】对口臭有一定的功效。

方2

【配方】藿香（后下）、苏叶、佩兰（后下）、白芍、葛根、黄芩各10克，香薷（后下）、黄连、木香、桂枝各6克。

【制法】将上药以水煎煮，取汁。

【用法】每日1剂，分2次服用。

【功效】本方可芳香宣化、清热止泻，用于痢疾初起有表证者，症见发热、恶寒、恶心、腹痛阵作，里急后重。

方3

【配方】藿香10克，紫苏12克，茯苓、陈皮、厚朴、大腹皮各9克，桔梗、白术、半夏、白芷、生姜各6克，甘草3克，大枣3枚。

【制法】将上药以水煎煮，取汁。

【用法】每日1剂，分3次服用。

【功效】解表、芳香化浊，适用于外受风寒或暑湿秽浊之邪，阻遏胃气，和降失司之呕吐，伴发热、恶寒之表证。

方4

【配方】藿香90克，炙甘草75克，半夏曲、白术、陈皮（去白）、厚朴（去粗皮，姜汁炙）、苦桔梗各60克，大腹皮、白芷、紫苏、茯苓（去皮）各30克。

【制法】将上药捣为末。

【用法】每次9克，用姜、枣汤送服，亦可以水煎服，每日1剂，分2次服用。

【功效】适用于感受寒湿之邪所致的呕吐、泄泻等。

方5

【配方】藿香、白芷各12克，葛根粉30克，木香10克，公丁香6克。

【制法】将上药以水煎煮，取汁。

【用法】每日1剂，分多次含漱。

【功效】泻火散结，用于口臭。

【备注】本方不宜久煎，口腔溃疡者不宜采用。

方 6

【配方】藿香、枳壳、白芷各10克，大青叶15克，滑石、薏苡仁各12克，薄荷、黄连各6克，生甘草3克。

【制法】将上药以水煎煮，取汁。

【用法】每日1剂，分2次服用。

功效 清热、凉血、解毒，适用于小儿手足口病。

方 7

【配方】藿香24克，甘松香21克，零陵香15克，丁香3克，檀香、沉香、麝香各1.5克。

【制法】将甘松香捣碎研细，然后依次加入檀香、沉香、零陵香、藿香、丁香，研细研匀，最后加入麝香，和匀，装入绢袋内，备用。

【用法】佩戴于内衣中。

功效 芳香除臭，适用于汗臭者。

方 8

【配方】藿香、防风、甘草、栀子、连翘、玄参各10克，石膏30克。

【制法】将上述所有中药放入砂锅中加水浸泡30分钟，然后加热煎煮30分钟，倒出药汁，继续在锅中加水，煎煮20分钟后滤渣取汁，将2次煎得的药汁混合。

【用法】早晚各1次，每日1剂，连用7～10日为1个疗程。

功效 清胃火、解毒凉血。

方 9

【配方】藿香、苍术、厚朴各10克，陈皮6克，甘草、半夏各5克，姜7片，大枣2枚。

【制法】将上述中药加水煎煮至200毫升，滤渣取汁。

【用法】温服。

功效 和胃顺气，适用于呕吐。

方 10

【配方】藿香、金银花各5克，甘草2克。

【制法】将上述所有中药加开水冲泡约10分钟。

【用法】代茶频饮，10日为1个疗程。

功效 解毒、清热化浊。

佩兰

别名 水香、鸡骨香。

佩兰是菊科多年生草本植物佩兰的地上部分，多产于我国广西、河北、山东、江苏、浙江、广东、贵州、四川、云南等地，多在夏、秋季节进行两次采收，晒干，也可鲜用。

性味归经 性平，味辛；归脾、胃、肺经。

功效主治 化湿解暑。适用于胸中痰癖、恶心呕吐、口中甜腻、口臭、中暑、无汗发热等。

服用禁忌 脾胃虚弱者慎用。

古籍摘要

《神农本草经》：主利水道，杀蛊毒，辟不祥。久服益气，轻身不老，通神明。

《本草纲目》：消痈肿，调月经。

《名医别录》：除胸中痰癖。

良方精选

方1

配方 佩兰10克。

制法 佩兰用武火急煎，去渣取汁。

用法 分2次服，每日1剂，连服3～5日。

功效 适用于流行性感冒。

方2

配方 佩兰12克，麦芽20克，茵陈、茯苓、大腹皮、扁豆各15克，郁金10克，竹茹9克，厚朴6克，人工牛黄1.5克（冲）。

制法 将上药以水煎煮，取汁。

用法 每日1剂，分2次服用。

功效 适用于重症黄疸型肝炎。

方 3

|配方| 佩兰、香薷、藿香、荆芥、紫苏叶、蒲公英、金银花、车前草各30克。

|制法| 将上述中药水煎取汁，放入浴盆中，趁热熏洗患儿全身。

|用法| 每日2～3次，每日1剂，连续2～3日。

功效 可芳香化湿、疏风清热。

苍术

别名 赤术、青术菜。

苍术为菊科植物茅苍术或北苍术的干燥根茎，春、秋二季采挖，除去泥沙，晒干，摘去须根。内服多煎汤，熬膏或入丸、散。

性味归经 性温，味辛、苦；归脾、胃、肝经。

功效主治 燥湿健脾，祛风散寒，明目。用于脘腹胀满、泄泻、水肿、风湿痹痛、风寒感冒、夜盲等。

服用禁忌 阴虚火旺、邪实便秘者禁服；气虚多汗者忌服。

古籍摘要

《本草纲目》：治湿痰留饮，或挟瘀血成窠囊，及脾湿下流，浊沥带下，滑泻肠风。

《本草求原》：止水泻飧泄，伤食暑泻，脾湿下血。

良方精选

方 1

|配方| 苍术10～15克。

|制法| 苍术加水武火煮沸，改用文火煎20分钟，滤渣取药汁300毫升。

|用法| 每日1剂，少量频饮，连服3个月为1个疗程。

功效 适用于胃下垂。

方2

【配方】苍术1个，艾炷5～7壮。

【制法】将苍术削成圆锥形，中刺数个小孔，塞进外耳道，然后将艾炷放在苍术上点燃。

【用法】每日或隔日1次，10次为1个疗程。

【功效】适用于神经性耳鸣。

【备注】此法有一定危险性，最好在医生指导下操作。

方3

【配方】苍术、法半夏、茯苓、厚朴、白芥子、莱菔子各10克，陈皮6克，炙甘草5克。

【制法】将上药用水煎煮，取汁。

【用法】每日1剂，分2次服用。

【功效】本方可健脾燥湿、化痰止咳，可用于缓解慢性阻塞性肺气肿之痰湿蕴肺证。

方4

【配方】苍术、藁本、炒神曲、桂枝、茯苓、泽泻各10克，炒麦芽15克，柴胡9克，川芎7克，炙甘草4克。

【制法】将上药以水煎煮，取汁。

【用法】每日1剂，分4次温服。

【功效】升阳化气、和胃助运，用于胃气不运、湿邪停滞、清阳不升、中气下陷之胃缓症。

方5

【配方】苍术、柴胡、香附、郁金、枳壳、半夏、元胡、建曲各10克，白芍15克，炙川芎、栀子各8克，炙甘草5克。

【制法】将上药以水煎煮，取汁。

【用法】每日1剂，分2次服用。

【功效】疏肝和胃、理气止痛，用于慢性浅表性胃炎，反复脘腹疼痛，食后为甚，胸闷心烦，嗳气吞酸，食欲不振，便干等。

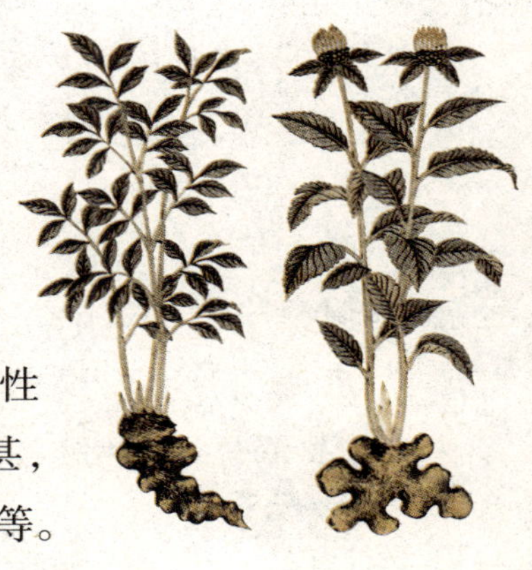

方6

【配方】苍术、香附、川芎、神曲、栀子各等份。

【制法】上药研为细末，搓成绿豆大的丸剂。

【用法】每次服6～9克，温开水送服。

【功效】行气解郁，对因气、食、热、湿等所致的反酸、嗳气、胸脘痞闷、消化不良等具有较好的疗效。

方7

【配方】苍术、陈皮、枳壳、麻黄（去根节）各720克，桔梗（去芦头）、厚朴（去粗皮）各200克，干姜120克，白芷、川芎、炙甘草、云苓、当归、半夏（洗）、肉桂（去粗皮）各90克。

【制法】上药除肉桂、枳壳2味外，其他几味药同捣为粗末，文火炒至变色，摊冷，次入肉桂，最后入枳壳，搅匀即可。

【用法】每次服9克，每日2次。

【功效】适用于内热外伤之积滞、腹痛、不食者。

方8

【配方】苍术、白术、茯苓、扁豆、陈皮、半夏各10克，党参15克，怀山12克，砂仁8克（研末，冲入药汤内服），木香、甘草各7克。

【制法】将上药以水煎煮，取汁。

【用法】每日1剂，分2次服用。

【功效】本方可健脾益胃、补气，适用于脾胃气虚所致的泄泻。

方9

【配方】苍术、芝麻油各适量。

【制法】将苍术烘干研为细末，以芝麻油调成稀糊状。

【用法】取药糊涂敷在烫伤部位，每日3次。

【功效】适用于烧烫伤。

方10

【配方】苍术、吴茱萸各15克，丁香3克，胡椒15粒。

【制法】将以上4味焙干，共研细末。

【用法】每次取药末1～3克，用食油调成糊，敷于脐部，然后用消毒纱布覆盖，再用胶布固定，每日换药1次，一般1～2次即愈。

【功效】温中燥湿，适用于寒湿中阻之腹胀泄泻。

厚朴

别名 厚皮、烈朴、川朴。

厚朴为木兰科植物厚朴和庐山厚朴的树皮、根皮和枝皮，分布在浙江、陕西、四川、湖南、云南等地。内服多煎汤或入丸、散。

性味归经 性温，味苦、辛；归脾、胃、肺、大肠经。

功效主治 燥湿消痰，下气除满。用于湿滞伤中、胸腹痞满胀痛、宿食不消、寒湿泻痢、痰饮喘咳等。

服用禁忌 孕妇慎用；不宜与豆类食物一起食用。

古籍摘要

《名医别录》：主温中，益气，消痰下气，治霍乱及腹痛，胀满，胃中冷逆及胸中呕逆不止，泄痢，淋露，除惊，去留热，止烦满，厚肠胃。

《药性论》：主疗积年冷气，腹内雷鸣，虚吼，宿食不消，除痰饮，去结水，破宿血，消化水谷，止痛。大温胃气，呕吐酸水。主心腹满，病人虚而尿白。

良方精选

方1

配方 厚朴、枳实、瓜蒌各12克，薤白9克，桂枝6克。

制法 先煮厚朴、枳实，加入桂枝、瓜蒌、薤白煎煮。

用法 每日1剂，分2次服用。

功效 可用于辅助治疗冠心病、心绞痛。

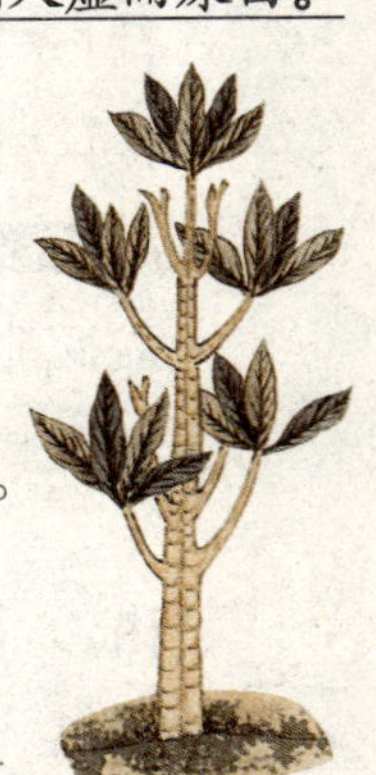

方2

配方 厚朴9克，生姜15克，半夏、茯苓各12克，苏叶6克。

制法 将上药以水煎煮，取汁。

用法 每日1剂，分4次服用。

功效 适用于慢性咽炎、焦虑性神经症、抑郁症、顽固性失眠、慢性支气管炎、慢性胃炎、食管痉挛等属痰气交阻的多种疾病。

方3

【配方】厚朴（炙，去皮）9克，大黄（白酒洗）12克，枳实（炙）6克。

【制法】将上药以水煎煮，取汁。

【用法】每日1剂，分2次温服。

功效 适用于大便硬而无潮热，初服该剂则能改善大便干燥。如果大便不下，可以再服1剂；如果大便下，则勿再服。

方4

【配方】厚朴13～30克，大黄10～30克，枳实12～25克，芒硝12～30克。

【制法】先用水煎煮厚朴、枳实，去渣，加入大黄煎煮，去渣，最后加入芒硝，用文火煮沸。

【用法】待温热时服下。

功效 本方可以驱邪外出、消胀破结，适用于胀满及肥胖患者月经不调。

方5

【配方】厚朴（姜汁炒）、紫苏、茯苓、半夏、枳实（炒）、砂仁、苏子、陈皮各4.5克，甘草10.5克，生姜3片。

【制法】将上述中药以水煎煮，滤渣取汁。

【用法】空腹服下，每日1剂。

功效 理气降胃、化痰散结，适用于情志不畅所致的膈噎翻胃，脘腹胀痛，食欲不振，烦躁易怒，或咳嗽痰多，上腹包块，舌淡红苔薄腻。

方6

【配方】厚朴、白术、泽泻、陈皮、枳壳、茯苓、车前子、黄柏各10克。

【制法】将上述所有中药放入砂锅中加水浸泡30分钟，然后加热煎煮30分钟，倒出药汁，继续在锅中加水，煎煮20分钟后滤渣取汁，将2次煎得的药汁混合。

【用法】早晚各服1次，每日1剂，7～10日为1个疗程。

功效 清热利湿，解毒止痒。

方 7

【配方】厚朴、苍术、车前子、黄柏、白术、大腹皮各10克，茯苓15克，砂仁4克。

【制法】将上述所有中药放入砂锅中加水浸泡30分钟，然后加热煎煮30分钟，倒出药汁，继续在锅中加水，煎煮20分钟后滤渣取汁，将2次煎得的药汁混合。

【用法】分早、晚2次服用，每日1剂，10～15日为1个疗程。

功效 健脾胃，除湿解毒，止痒。

方 8

【配方】厚朴、苍术、陈皮各10克，甘草6克，生姜3片，大枣5枚。

【制法】将上述中药加水煎煮30分钟，滤渣取汁。

【用法】温服。

功效 本方可健脾养胃，化湿行气，适用于脾胃湿滞所致的口中甜腻、大便不爽。

方 9

【配方】厚朴、木香、槟榔、乌药各10克，枳实、香附各12克，沉香9克，柴胡6克。

【制法】将上述中药加水煎煮，滤渣取汁。

【用法】每日1剂。

功效 适用于肝气郁结引起的便秘、腹胀、腹痛。

方 10

【配方】厚朴、槟榔、草果各12克，白芍15克，知母、黄柏各10克，甘草6克。

【制法】将上述所有中药加水煎煮至剩药汁400毫升，滤渣取汁。

【用法】早、晚各服1次，每日1剂，服至症状减轻后，将原来药方制成散剂，每次服用6克，每日3次，连用1个月为1个疗程，一般用3个疗程。

功效 疏肝利胆、祛湿化痰，适用于单纯性肥胖。

砂仁

别名 阳春砂、缩砂仁、缩沙蜜、蜜砂仁。

砂仁是姜科植物阳春砂、海南砂或者绿壳砂的成熟果实，多生长在山谷中树林下的阴湿地。阳春砂主要生长于我国云南、广西、广东、福建等地；海南砂主要生长于海南；绿壳砂主要生长于云南、广东等地。在早秋果实成熟时进行采摘，晒干或风干。

性味归经 性温，味辛；归脾、胃、肾经。

功效主治 和胃温脾，化湿止泻，安胎理气，适用于胎动不安、脾胃虚寒、呕吐、腹泻、妊娠恶阻等。

服用禁忌 气虚肺满、阴虚血燥者慎用。

古籍摘要

《日华子本草》：治一切气，霍乱转筋，心腹痛。

《珍珠囊》：治脾胃气结治不散。

《本草纲目》：名义未详。取其密藏之意。此物实在根下，仁藏壳内，亦中此意。

良方精选

方1

配方 砂仁、黄酒各适量。

制法 砂仁去皮，炒干，研为细末。

用法 每次取5～10克，黄酒送服，觉腹中温暖胎即安。

功效 适用于先兆性流产、跌仆损伤。

方2

配方 砂仁、肉豆蔻各6克，广木香、公丁香各3克。

制法 将上药共研细末。

用法 每日2次（早、晚饭前服），每次2克（加入红糖6克），温水冲服。

功效 用于遇寒必犯的胃痛。

方3

|配方| 砂仁、人参、白术、木香、生姜各9克，茯苓、半夏各10克，甘草、陈皮各6克，大枣3枚。

|制法| 将上药以水煎煮，取汁。

|用法| 每日1剂，分2次服用。

功效 本方可健脾益气和胃，适用于脾虚所致的唇淡白，唇淡无华，面色萎白，乏力倦怠，口吐涎沫，呕吐痞闷，舌质淡，舌苔白，脉沉弱者。

方4

|配方| 缩砂仁、沉香各6克，血竭、乳香（研末）各4.5克，玄胡索3克，麝香2.4克，木香、没药各1.5克。

|制法| 将上药研为细末状，糯米糊为丸，如子弹大，用辰砂为衣，备用。

|用法| 每日3次，每次1丸，烧酒送服。

功效 活血散结、理气化痰、散寒止痛，适用于男子胃脘寒痰结阻，反胃呕吐，食欲不振，或食入复吐出，腹痛脘闷，舌质暗或有瘀斑，脉弦涩。

方5

|配方| 砂仁10克，炒杜仲30克。

|制法| 将上药共研细末备用。

|用法| 每日2次，每次3克。

功效 补肾、健脾、安胎，适用于习惯性流产。

方6

|配方| 砂仁、陈皮、半夏、茯苓、白术、党参、焦麦芽各10克，甘草6克。

|制法| 将上述中药加水煎煮半个小时，滤渣取汁。

|用法| 温服。

功效 适用于腹胀、口淡兼神疲气短、便溏者。

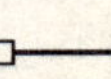

豆蔻

别名 白豆蔻、原豆蔻、紫蔻。

豆蔻是姜科多年生草本植物白豆蔻或爪哇白豆蔻的干燥成熟果实，常生长在山沟的阴湿处，人工养殖时常种于树下，多生长在柬埔寨、泰国等地，在我国的云南、广西等地有人工种植。多在秋季果实成熟后采摘，去除杂质后晒干。

性味归经 性温，味辛；归肺、脾、胃经。

功效主治 祛湿解毒，行气暖胃。适用于呕吐、食欲不振、腹胀腹痛、脾胃气滞等。

服用禁忌 阴虚血燥、内火旺盛者慎用。

古籍摘要

《本草纲目》：豆蔻治病，取其辛热浮散，能入太阴、阳明，除寒燥湿，开郁化食之力而已。南地卑下，山岚烟瘴，饮啖酸咸，脾胃常多寒湿郁滞之病，故食料必用，与之相宜。然过多亦能助脾热，伤肺损目。

《名医别录》：主温中，心腹痛，呕吐，去口臭气。

《开宝本草》：下气，止霍乱，一切冷气，消酒毒。

良方精选

方1

配方 豆蔻、藿香、零陵香、桂心各30克，香附子60克，甘松香、当归各15克，青木香3克，槟榔2枚。

制法 将以上中药一同研成粉末状，蜜和为丸，如大豆大。

用法 经常含1粒药丸在口中，待口中出现药液后咽汁。

功效 芳香辟秽、香口香体，适用于秽浊内蕴型腋臭。

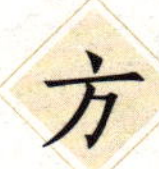

方 2

【配方】豆蔻、五倍子各6克，焦白术、罂粟壳各12克，金樱子、海金沙、龙骨（先煎）、牡蛎（先煎）各9克，竹叶3克。

【制法】将上药以水煎煮，取汁。

【用法】每日1剂，分2次服用。

【功效】固肾涩精、健脾助胃，适用于早泄。

方 3

【配方】豆蔻10克，牛奶250毫升，白砂糖2克。

【制法】豆蔻去壳，研成细粉；牛奶用中火烧沸，加入豆蔻粉，用文火煮5分钟，停火；将白砂糖加入牛奶内，搅匀即成。

【用法】每日1剂，饭前饮用。

【功效】具有滋补气血、行气消食的作用。

方 4

【配方】豆蔻、车前子各30克，党参20克，碱面（制）15克，大苋、诃子各9克。

【制法】将上述中药研成粉末状。

【用法】温水冲服，每日3次，每次3克。

【功效】适用于肾衰竭患者服用。

方 5

【配方】豆蔻30克，木瓜、生姜各适量。

【制法】将豆蔻去皮，研成粉末状；木瓜、生姜切片后加水煎煮，滤渣取汁。

【用法】每次取2克豆蔻粉，用木瓜生姜汤送服。

【功效】适用于气短、腹胀腹满。

方 6

【配方】豆蔻15克，石榴25克，桂皮10克，胡椒5克。

【制法】将上述所有中药一同研成粉末状，混合均匀。

【用法】每次取制好的药粉3克，用温开水或者红糖水送服，每日2～3次。

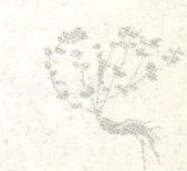

【功效】健脾益胃、凉血清热、解毒止呕，适用于腹痛腹胀、呕吐、肠鸣等。

第六章 利水渗湿

传世良方

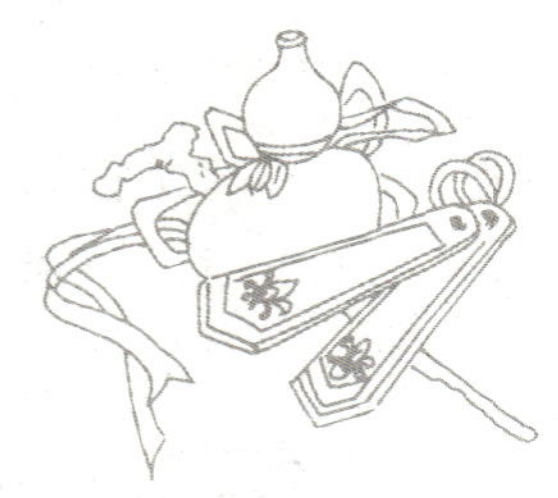

茯苓

利水消肿类

别名 茯苓块、赤茯苓、白茯苓。

茯苓主产于云南、湖北、安徽、四川、河南等地，属多孔菌科的真菌，生于砾质土壤、向阳山坡、松属植物的根际，现多为人工栽培。茯苓的药用部位为菌核，为多孔菌科真菌茯苓的干燥菌核，多于7～9月采挖，除去泥沙，堆置“发汗”后，摊开晾至表面干燥，再“发汗”，反复数次至出现皱纹、内部水分大部分散失后，阴干即成。

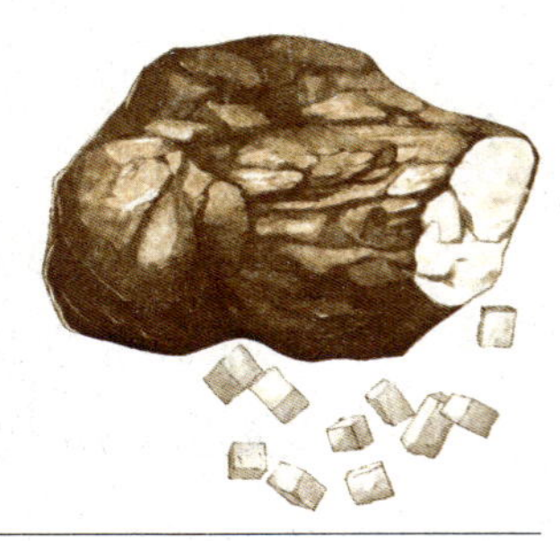

性味归经 性平，味甘、淡；归心、脾、肾经。

功效主治 利水渗湿，健脾、宁心。适用于小便不利、水肿、痰饮眩晕、心神不安、心慌失眠等，以及脾虚引起的倦怠乏力、食欲不振、大便稀薄等。

服用禁忌 阴虚湿热、虚寒滑精或者气虚下陷者慎用。

古籍摘要

《神农本草经》：主胸胁逆气，利小便，久服安魂、养神、不饥、延年。

《本草纲目》：治头风虚眩，暖腰膝，主五劳七伤。

《药性论》：开胃，止呕逆，善安心神。

《本草正》：能利窍去湿，利窍则开心益智，导浊生津；去湿则逐水燥脾，补中健胃；祛惊痫，厚肠脏，治痰之本，助药之降。以其味有微甘，故曰补阳。但补少利多。

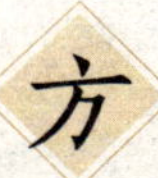

良方精选

方1

|配方| 茯苓12克，米汤适量。

|制法| 将茯苓研成细末。

|用法| 每日2次，调米汤吞服。

功效 适用于肾虚遗精。

方2

|配方| 茯苓60克，白酒500毫升。

|制法| 将茯苓捣碎，用纱布包好，放入酒坛中，密封坛口，浸泡10日即可。

|用法| 每日早餐1小杯。

功效 调和气血、舒筋和血。

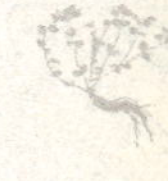

方3

|配方| 茯苓、生黄芪、土茯苓、怀山、蒲公英各30克，苍术、白术、羌活、柴胡、密蒙花、黄芩、陈皮、木贼各12克。

|制法| 将上药以水煎煮，取汁。

|用法| 每日1剂，分2次服用。

功效 益气健脾、祛风清热，适用于病毒性角膜炎。

方4

|配方| 茯苓、白砂糖各适量。

|制法| 茯苓研细末，加白砂糖和水，调成糊状，以微火在锅内摊烙成薄饼。

|用法| 每日适量服食。

功效 适用于青光眼。

方5

|配方| 茯苓适量。

|制法| 茯苓削成如大枣一样大的方块，放在新瓮内，用好酒浸泡，然后用纸封起来，百日之后打开，其颜色如饧糖。

|用法| 每日吃1块。

功效 润泽肌肤、洁面祛斑、延年益寿。

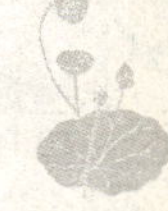

方6

|配方| 茯苓、白蜜各适量。

|制法| 茯苓研为细末，加白蜜调和。

|用法| 每夜敷之。

功效 适用于雀斑。

方7

|配方| 茯苓、人参各15克，白术、黄连各12克，干姜、炙甘草各6克。

|制法| 将上药以水煎煮，取汁。

|用法| 每日1剂，分2次服用。

功效 温中清肠、调气化滞，适用于下痢时发时止，日久难愈，食量减少，嗜卧，大便夹有黏液或见赤色，舌质淡苔腻，脉濡软或虚数。

方8

|配方| 茯苓、黄芩、神曲、白术、泽泻各12克，枳实9克，大黄、黄连各6克。

|制法| 将上药以水煎煮，取汁。

|用法| 每日1剂，分2次服用。

功效 消积导滞、清热利湿，用于积滞内阻、湿蕴生热、胸腹痞满疼痛、泄泻腹痛或里急后重，或大便干结，苔黄腻、脉沉实。

方9

|配方| 茯苓20克。

|制法| 茯苓水煎，取汁。

|用法| 代茶饮。

功效 适用于脾虚湿蕴型带状疱疹。

方10

|配方| 茯苓、生姜、白芍、当归、白术、柴胡各15克，薄荷、炙甘草各6克。

|制法| 将上述所有中药加水煎煮，滤渣取汁。

|用法| 每日1剂。

功效 健脾和中、疏肝解郁，适用于抑郁症。

方 11

【配方】茯苓、郁金、白术、当归各10克，甘草6克。

【制法】将上述所有中药放入砂锅中加水浸泡30分钟，然后加热以文火煎煮30分钟，倒出药汁，继续在锅中加入温水，煎煮40分钟后滤渣取汁，将2次煎得的药汁混合。

【用法】每日1剂，分2次服用，15日为1个疗程。

功效 适用于黄褐斑。

薏苡仁

别名 薏仁、起实、回回米。

薏苡仁喜生于湿润地区，如屋旁、荒野、河边、溪涧或阴湿山谷中，主产于福建、河北、辽宁等地，全国各地亦有栽培，属禾本科一年或多年生草本植物。

薏苡仁是薏苡的干燥成熟种仁，一般在每年的11～12月份采割全株，晒干，打下果实，再晒干，除去外壳、黄褐色种皮以及杂质，收集种仁，生用；也可以用文火炒至微黄，即为炒薏苡仁。清热利湿宜生用，健脾止泻宜炒用。

性味归经 性凉，味甘、淡；归脾、胃、肺经。

功效主治 健脾渗湿，除痹止泻，清热排脓。适用于脾虚湿盛引起的水肿、脚气、小便不利、腹泻，风湿痹痛、筋脉拘挛及肺痈、肠痈等。

服用禁忌 小便量多、大便燥结、津液不足者忌用；孕妇忌用；消化功能较弱的儿童及老弱者慎用。

古籍摘要

《本草纲目》：薏苡仁，健脾，益胃，补肺，清热，去风，祛湿，增食欲，治冷气。

《本草新编》：最善利水，不至损耗真阴之气，凡湿盛在下身者，最宜用之，视病之轻重，准用药之多寡，则阴阳不伤，而湿病易去。

良方精选

方1

【配方】薏苡仁粉10克，蜂蜜少许。

【制法】用薏苡仁粉煎茶，加蜂蜜服用。

【用法】每次饭前半小时至1小时内服用，连续服用6个月。

功效 具有光滑细嫩皮肤的作用。

方2

【配方】薏苡仁200克，糖水适量。

【制法】将薏苡仁洗净，浸泡2小时后煮半小时，再用锅焖5小时，最后加入糖水即可。

【用法】代茶饮用。

功效 利湿减肥。

方3

【配方】薏苡仁20克，桑白皮10克。

【制法】将薏苡仁洗净，与桑白皮一同放入锅内，加适量水煮至薏苡仁熟烂即可。

【用法】代茶饮用。

功效 消肿祛湿，对泄泻、湿痹、筋脉拘挛、水肿、脚气等病症有一定的作用。

方4

【配方】薏苡仁50克，白梨500克，冰糖30克。

【制法】薏苡仁、白梨、冰糖入锅内，加水1大碗，共煮至半碗。

【用法】1次服完，每日2次，连服1个月。

功效 适用于肺气肿。

方 5

【配方】薏苡仁60克。

【制法】薏苡仁加水煎煮，滤渣取汁。

【用法】每日1次，1个月为1个疗程。

功效 健脾利湿。

方 6

【配方】薏苡仁、绿豆各30克。

【制法】薏苡仁和绿豆水煎。

【用法】直接服用。

功效 适用于慢性肾盂肾炎。

方 7

【配方】薏苡仁、赤小豆各100克。

【制法】将赤小豆、薏苡仁用水浸泡半天，加水适量，用文火煮烂。

【用法】每日1剂，分3次服用。

功效 有助缓解丹毒下肢肿胀明显，或伴水疱者。

方 8

【配方】薏苡仁30克，茵陈、金银花、牡丹皮各15克，黄柏、半夏各10克，甘草6克。

【制法】将上述所有中药放入砂锅中加水浸泡30分钟，然后用文火煎煮30分钟，倒出药汁，继续在锅中加温水，煎煮40分钟后滤渣取汁，将2次煎得的药汁混合。

【用法】每日1剂，分2次服用，7日为1个疗程。

功效 化痰散结、活血凉血，适用于痰结血热。

方 9

【配方】薏苡仁、石膏各50克，麻黄、杏仁各15克，甘草10克。

【制法】将上述所有中药放入砂锅中加水浸泡30分钟，然后用文火煎煮30分钟，倒出药汁，继续在锅中加温水，煎煮40分钟后滤渣取汁，将2次煎得的药汁混合。

【用法】早晚各服1次，隔日1剂，5剂为1个疗程。

功效 解毒、祛湿、凉血。

猪苓

别名 猪茯苓、猳猪屎、野猪食、猪屎苓。

猪苓是多孔菌科树花属真菌猪苓的菌核，在我国多数地区皆有分布，包括河南、河北、山西、陕西、云南、北京、四川等地，多在春、秋季节采挖，去除杂质，晒干后切片。

性味归经 性平，味甘、淡；归肾、膀胱经。

功效主治 利尿消肿，利水祛湿。适用于小便不利、泄泻、水肿、白带异常等。

服用禁忌 目昏、无湿而渴者慎用。

古籍摘要

《本草求真》：猪苓，凡四苓、五苓等方，并皆用此，性虽有类泽泻，同入膀胱肾经，解热除湿，行窍利水，然水消则脾必燥，水尽则气必走。

《本草衍义》：猪苓，行水之功灵，久服必损肾气，昏入目。

良方精选

方1

配方 猪苓、川楝子、木通、橘核、槟榔、小茴香、白术各12克，茯苓、泽泻各15克。

制法 将上药以水煎煮，取汁。

用法 每日1剂，分2次服用。

功效 适用于湿热型睾丸炎。

方2

配方 猪苓、生地黄、熟地黄、牛膝、泽泻、黄柏、知母各6克，绿豆9克，龙胆草4.5克，车前子3克（包煎）。

制法 将上药以水煎煮，取汁。

用法 每日1剂，分2次服用。

功效 适用于阴虚火旺、真阴不足、虚火有余者。

方3

【配方】猪苓、半夏、天南星、夏枯草、石菖蒲、僵蚕、生牡蛎、地龙、蜈蚣、茯苓、蟾酥、土元、天龙各适量。

【制法】将上药以水煎煮2次，取汁。

【用法】每日1剂，分2次空腹服用。

功效 化痰开窍、解毒散结，对中枢神经系统的各种原发性肿瘤有一定的辅助治疗作用。

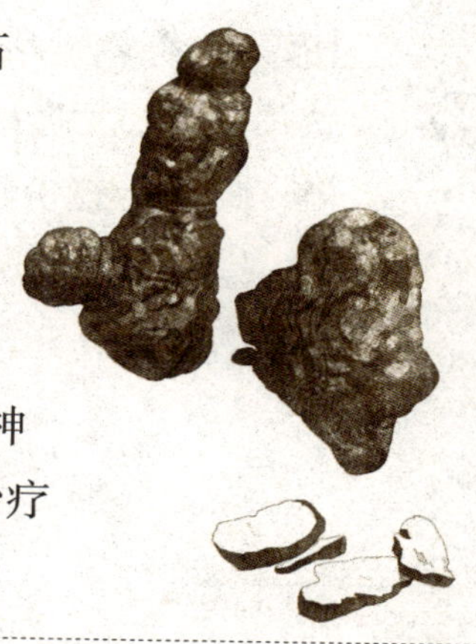

方4

【配方】猪苓、车前子、赤芍、金银花、薏苡仁、连翘、丝瓜络各10克。

【制法】将上述所有中药放入砂锅中加水浸泡30分钟，然后加热煎煮30分钟，倒出药汁，继续在锅中加水，煎煮20分钟后滤渣取汁，将2次煎得的药汁混合。

【用法】早晚各服1次，每日1剂，连用7～10日为1个疗程。

功效 化湿除风止痒。

方5

【配方】猪苓、茯苓、车前子、泽泻、赤芍、牡丹皮、黄柏、栀子、牛膝各10克，茵陈12克。

【制法】将上述所有中药放入砂锅中加水浸泡30分钟，然后加热煎煮30分钟，倒出药汁，继续在锅中加水，煎煮20分钟后滤渣取汁，将2次煎得的药汁混合。

【用法】每日1剂，分2次服用。

功效 祛湿止带，适用于白带异常，外阴瘙痒，小便黄赤者。

方6

【配方】猪苓、泽泻、茯苓各12克，丹参、葛根各15克，桂枝9克。

【制法】将上述所有中药加水煎煮，滤渣取汁。

【用法】温服，20日为1个疗程。

功效 可用于中心性浆液性脉络膜视网膜病变的辅助治疗。

方 7

【配方】猪苓、厚朴、杏仁、赤苓、淡豆豉、藿香、泽泻各10克，薏苡仁15克，豆蔻9克，半夏8克。

【制法】将上述中药加水煎煮，滤渣取汁。

【用法】每日1剂，分2次服用。

功效 适用于口淡黏腻、恶心胸闷者。

泽泻

别名 水泻、水泽、禹孙。

泽泻为泽泻科植物泽泻的干燥块茎，分布于福建、四川、江西等地，多于冬季采挖，去除泥沙及须根，晒干后去粗皮，用时多切片。泽泻以个大、质坚、色黄白、粉性足者为佳。多用来内服煎汤或入丸、散。

【性味归经】性寒，味甘；归肾、膀胱经。

【功效主治】渗湿利尿，清泻肾火。用于小便不利、水肿胀满、痰饮眩晕、泄泻尿少、热淋涩痛等症，被誉为“利水第一良品”。

【服用禁忌】肾虚不固精滑者忌服。

古籍摘要

《神农本草经》：主风寒湿痹，乳难，消水，养五脏，益气力，肥健。

《药性论》：主肾虚精自出，治五淋，利膀胱热，宣通水道。

《名医别录》：补虚损五劳，除五脏痞满，起阴气，止泄精、消渴、淋沥，逐膀胱、三焦停水。

良方精选

方 1

【配方】泽泻15克，乌龙茶3克。

【制法】将泽泻加水煮沸，取药汁冲泡乌龙茶即可。

【用法】代茶饮，可冲泡3～5次，当日饮完。

功效 护肝消脂、利湿减肥。

方 2

【配方】泽泻15克。

【制法】泽泻水煎煮，滤渣取汁。

【用法】每日1剂，分3次服用，1个月为1个疗程。

功效 适用于高脂血症。

方 3

【配方】泽泻9～15克，茯苓15～20克，白术、苍术各9～12克，陈皮、半夏各9克。

【制法】将上药以水煎煮，取汁。

【用法】每日1剂，分2次服用，1个月为1个疗程。

功效 燥湿化痰、降浊消脂，适用于痰湿型糖尿病或血脂高者。

【备注】脾虚明显者加黄芪、怀山；合并冠心病者加瓜蒌、枳实、石菖蒲、丹参；血压高者加天麻、牛膝；白内障者加菊花、茺蔚子；视网膜出血者加三七、旱莲草。

方 4

【配方】泽泻、茯苓、牡丹皮各10克，生地黄、山药、山茱萸各15克。

【制法】将上述中药水煎2次。

【用法】每次服200毫升，每日3次。

功效 滋阴补肾、健肤美白。适用于肾阴虚者。

方 5

【配方】泽泻、黄芪、红藤、茵陈各15克，虎杖7.5克，制大黄4.5克，炙甘草3克。

【制法】将上药以水煎煮，取汁。

【用法】每日1剂，分2次服用。

功效　益气活血、降脂降糖，适用于Ⅱ型糖尿病合并高脂血症、血管病变者。

备注　服用本方的同时，在专业医师指导下，可配服甲苯磺丁脲或格列本脲。

方6

配方　泽泻、黄芩、当归、赤芍、白芷各10克，金银花、蒲公英、紫花地丁、连翘、菊花各10～20克，大黄5～10克。

制法　将上药以水煎煮，取汁。

用法　每日1剂，分2次服用。

功效　清热解毒、活血排脓，适用于细菌性角膜炎。

方7

配方　泽泻、防风、白术、栀子、柴胡、山楂各10克，黄芩、野菊花各12克，苍术、厚朴、陈皮各6克，生甘草3克。

制法　将上药加水煎煮，取汁。

用法　每日1剂，分2次服用。

功效　清热除湿、理气消导，适用于湿热蕴阻型脂溢性皮炎。

方8

配方　泽泻、车前子、黄柏、蒲公英、土茯苓、苍术、茵陈、滑石各10克，甘草5克。

制法　将上述所有中药放入砂锅中加水浸泡30分钟，然后加热煎煮30分钟，倒出药汁，继续在锅中加水，煎煮20分钟后滤渣取汁，将2次煎得的药汁混合。

用法　早晚各服1次，每日1剂，10～12日为1个疗程。

功效　清热解毒利湿。

方9

配方　泽泻、苦参、车前子各15克，茯苓、白术、黄柏、枳壳各10克。

制法　将上药放入砂锅中加水浸泡30分钟，加热煎煮30分钟，倒出药汁，在锅中加水，煎煮20分钟后滤渣取汁，将2次煎得的药汁混合。

用法　早晚各服1次，每日1剂，7～10日为1个疗程。

功效　祛湿健脾，适用于脾虚湿盛型湿疹。

冬瓜皮

别名 白瓜皮、白冬瓜皮。

冬瓜主要分布于亚洲热带、亚热带、澳大利亚东部、马达加斯加等地区，现在我国各地均有栽培。属于葫芦科一年生草本植物，冬瓜的药用部位为外果皮，通常情况下，夏末秋初是食用冬瓜的最好时节，可将其洗净，削取外层果皮，晒干，生用。

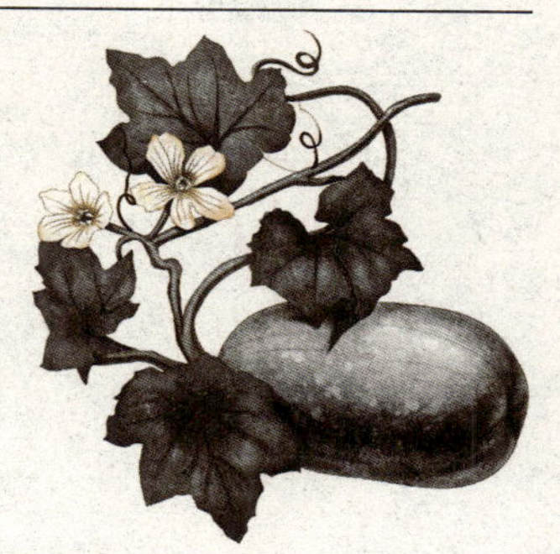

性味归经 性凉，味甘；归脾、小肠经。

功效主治 利水消肿，清热解暑。用于湿热水肿、小便不利、暑热口渴，以及肥胖、维生素缺乏、肝硬化、高血压、糖尿病、冠心病等。

服用禁忌 营养不良引起的虚肿者慎用。

古籍摘要

《滇南本草》：止渴，消痰，利小便。

《本草纲目》：主驴马汗入疮肿痛，阴干为末涂之，又主折伤损痛。

良方精选

方1

配方 冬瓜皮（干者为佳）50克。

制法 冬瓜皮加水熬煮成汤。

用法 趁热将药汁放入容器中先熏后洗，每日1次。

功效 适用于足癣。

方2

配方 冬瓜皮适量。

制法 冬瓜皮晒干，研成细粉状，然后用开水冲泡。

用法 每次30克，每日1次。

功效 消脂减肥，适用于肥胖者。

方3

【配方】冬瓜皮60克，益母草30克。

【制法】冬瓜皮和益母草加水煎煮，滤渣取汁。

【用法】每日1剂，分2～3次服用。

功效 适用于急性肾炎。

方4

【配方】鲜冬瓜皮90克。

【制法】鲜冬瓜皮加水适量，煎煮成汤。

【用法】每日1剂，经常服用。

功效 利尿消肿，适用于水肿胀满、小便不利者。

方5

【配方】冬瓜皮（鲜品）、西瓜皮（鲜品）、黄瓜皮（鲜品）各20克，盐少许。

【制法】将冬瓜皮、西瓜皮、黄瓜皮加水煮至熟烂，加入盐拌匀。

【用法】每日1剂，可分数次饮用，20日为1个疗程。

功效 利水行气，可用于减肥。

方6

【配方】鲫鱼250克，冬瓜皮60克，薏苡仁30克，生姜适量。

【制法】将鲫鱼洗净，内脏备用，冬瓜皮、薏苡仁分别洗净与鱼一起放进砂锅中，加入清水和生姜，用武火煮沸后，改用文火煮大约1个小时即可。

【用法】食鱼喝汤，10日为1个疗程。

功效 利水消肿、清润。

方7

【配方】冬瓜皮18克，何首乌30克，槐角18克，山楂15克，乌龙茶6克。

【制法】前4味研为细末，置于热水瓶中，用适量沸水冲泡，盖闷约20分钟，再纳入乌龙茶，轻摇热水瓶，继续盖闷5～6分钟。

【用法】频频饮用，于1日内饮尽。

功效 消脂、减肥、益寿。主治中老年人高脂血症、高血压，或伴发冠心病，常有头晕、胸闷者；或形体肥胖，头晕，全身乏力者。

玉米须

别名 玉麦须、玉蜀黍蕊。

玉米须是玉蜀黍的花柱和花头，玉米须在全国各地均有分布，属乔本科一年生植物，药用部位为玉米须的花柱，一般在夏季收获玉米时采收，晒干或烘干，生用。现代研究发现，玉米须中主要含有挥发性生物碱、黄酮、甾醇、肌醇、尿囊素、多糖等。

性味归经 性平，味甘；归肝、胆、膀胱经。

功效主治 利尿消肿，清肝利胆。用于水肿、小便不利或小便短赤等，以及肝胆湿热引起的肝炎黄疸、胆囊炎、胆结石等；高血压病、糖尿病等。

服用禁忌 不作药时不宜食用。

古籍摘要

《本草汇言》：禹余粮，养肺金，固大肠之药也。凡属水土不和，清浊混乱诸疾，用之奏效。

《本草求真》：禹余粮功与石脂相同，而禹余粮之质，重于石脂，石脂之温，过于余粮，不可不辨。

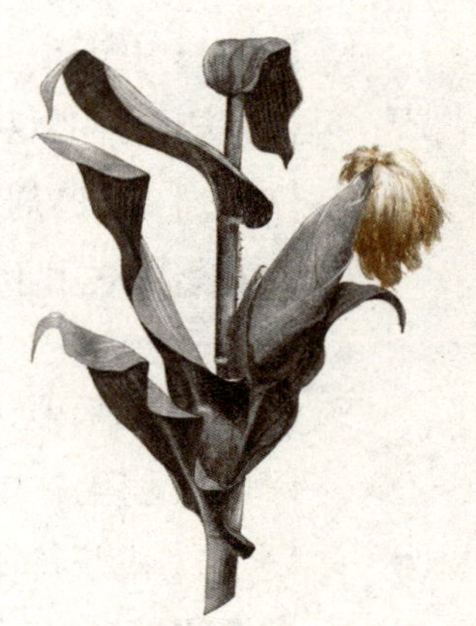

良方精选

方1

配方 玉米须120克。

制法 玉米须加水煎煮，滤渣取汁。

用法 代茶饮，每日1剂。

功效 清热利尿、降压止血，适用于脾肾阳虚型慢性肾炎。

方2

配方 玉米须60克，大枣50克。

制法 玉米须与大枣一同加水煎煮，捡去玉米须。

用法 每日1剂，分3次服用。

功效 适用于急性肾炎。

方3

【配方】玉米须60克，松萝茶5克。

【制法】玉米须和松萝茶置于杯中，用开水浸泡15分钟即可。

【用法】每日1剂，分2次饮服。

功效 健脾、利尿、消肿，适用于脾虚水泛型慢性肾炎。

方4

【配方】玉米须1把。

【制法】将玉米须晒干，用热水冲泡，加盖焖片刻。

【用法】代茶频饮。

功效 利尿消肿，适用于膀胱炎。

方5

【配方】玉米须60克，葫芦茶30克。

【制法】玉米须和葫芦茶加水煎煮，滤渣取汁。

【用法】每日服1次。

功效 适用于眼压增高明显者。

方6

【配方】玉米须、冰糖各60克。

【制法】玉米须和冰糖混合后加水煎煮，滤渣取汁。

【用法】每日1剂，分3次服用。

功效 适用于咯血。

方7

【配方】玉米须、山楂根各50克。

【制法】将上述中药放入砂锅中加水煎煮，滤渣取汁。

【用法】代茶频饮，20日为1个疗程。

功效 健脾利水，可用于减肥。

方8

【配方】玉米须10克，红糖适量。

【制法】将玉米须用布包好，加水煎煮，加入红糖拌匀后，去除玉米须。

【用法】每日1剂，可连服8～10日。

功效 抗过敏，适用于荨麻疹。

方 9

|配方| 玉米须、西瓜皮（鲜品用量加倍）各60克，香蕉3根，冰糖适量。

|制法| 香蕉剥皮，切段后与玉米须、西瓜皮一同加水煎煮，最后加冰糖煮至融化。

|用法| 每日1剂，分2次服用。

功效 平肝利尿、润肠泄热，适用于肝阳上亢型高血压。

方 10

|配方| 玉米须30克，鲜白茅根（切成末后下）100克，赤小豆50克。

|制法| 将上述材料用水煎煮，滤渣取汁。

|用法| 代茶饮。

功效 有效改善水肿症状。

荠菜

别名 荠、地菜、护生草、地丁菜、鸡心菜、枕头草、净肠草。

荠菜是十字花科植物荠菜的干燥全草，在全国各个范围内皆有生长，在春末夏初时采挖，去除杂质后晒干。荠菜是一种营养价值较高的野菜，除了用作中药外，还是生活中常吃的蔬菜，其部分营养素的含量比大白菜、菠菜等常用家蔬要高。

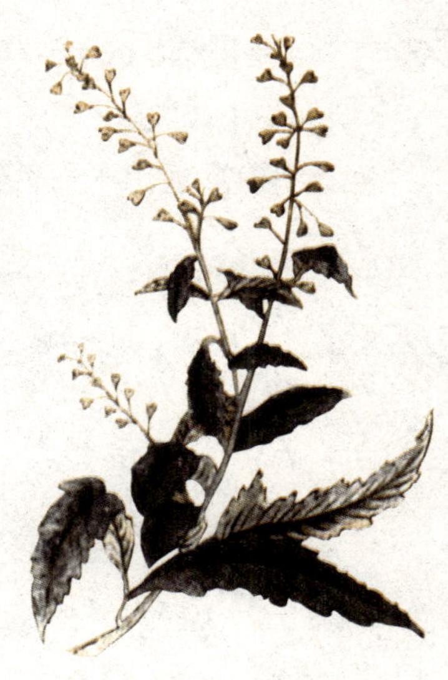

性味归经 性凉，味甘；归肝、胃经。

功效主治 利水消肿，明目，止血。适用于骨质疏松、口腔溃疡、疥疮、水肿、目赤疼痛、肥胖、心血管疾病、头晕、心慌、消化不良。

服用禁忌 肠胃虚寒、腹泻者慎用。

古籍摘要

《名医别录》：主利肝气，和中。

《陆川本草》：消肿解毒，治疮疖，赤眼。

《药性论》：烧灰（服），能治赤白痢。

良方精选

方1

【配方】干荠菜适量。

【制法】干荠菜研末。

【用法】敷脐，每次6克，每日3次。

功效 清热利尿，适用于尿路感染、肾炎水肿及乳糜尿者。

方2

【配方】新鲜带根荠菜500克。

【制法】新鲜荠菜洗净、切碎，放入砂锅中，加适量水，用中火煮沸即可。

【用法】饮服，每日1次，约500毫升。

功效 适用于月经过多、产后流血、流产出血等。

方3

【配方】荠菜15克，兰香草全草25克。

【制法】荠菜与兰香草全草水煎取汤。

【用法】代茶饮。

功效 适用于伤风感冒。

方4

【配方】荠菜20克。

【制法】把荠菜洗净，切碎后放入杯中，用沸水冲泡，然后加盖闷泡15分钟。

【用法】代茶饮用。

功效 荠菜中含有的特殊物质荠菜酸有止血作用，对各种出血均有一定的缓解作用。

利尿通淋类

车前子

别名 车前实、虾蟆衣子、猪耳朵穗子、凤眼前仁、车轱辘草子。

车前子是多年生草本植物车前的种子，近似椭圆形，黑褐色，主要产于江西、河南等地。车前子一般是炮制之后入药，炮制的时候将净车前子置锅内用文火炒至鼓起，喷淋盐水，再略炒取出，晾干，就是所谓的“盐车前子”。

性味归经 性微寒，味甘；归肺、肝、肾、小肠经。

功效主治 利尿通淋，渗湿止泻。适用于小便不利、淋浊带下、水肿胀满、暑湿泻痢等。

服用禁忌 凡内伤劳倦、阳气下陷、肾虚精滑及内无湿热者慎服。

古籍摘要

《药性论》：去风毒，肝中风热，毒风冲眼目，赤痛障翳，脑痛泪出，心胸烦热。

《日华子本草》：通小便淋涩，壮阳。

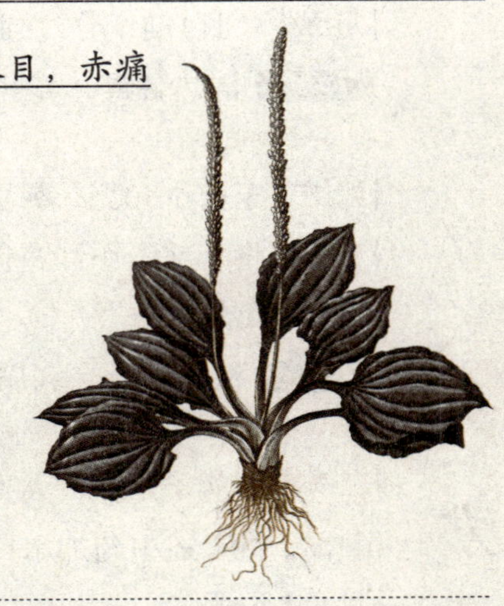

良方精选

方1

配方 车前子30克。

制法 车前子加水煎煮，滤渣取汁。

用法 每日分2次服用。

功效 适用于尿血。

方2

配方 车前子10克，发菜15克，冰糖适量。

制法 将车前子用纱布包好同发菜放入锅内煎煮，再加入少许冰糖即可。

用法 吃发菜喝汤。

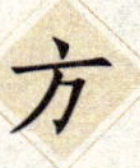

功效 利水消肿，适用于浮肿、小便不利。

方 3

|配方| 车前子100克，白酒适量。

|制法| 将车前子研成细末，用白酒调匀。

|用法| 敷伤处。

功效 适用于跌打损伤。

方 4

|配方| 车前子30克。

|制法| 车前子水煎，取汁。

|用法| 每日1剂，分3次服用。

功效 适用于咳嗽。

方 5

|配方| 车前子200克，枸杞子20克，姜1块，大枣6枚。

|制法| 将车前子用清水洗干净，同姜块一起放入1500毫升的水中，上火煎煮，武火煮至沸腾；加入大枣，武火再次煮沸后转文火继续煮20分钟，最后加入枸杞子，煮10分钟左右即可。

|用法| 每日1剂，分2次服完。

功效 清热解毒、养肝滋阴。

方 6

|配方| 车前子30克，绿豆60克。

|制法| 将车前子用纱布包好，绿豆洗净，共放锅内加水煮熟。

|用法| 每日1剂。

功效 清热解毒、利尿通淋，适用于下焦湿热型尿路结石。

方 7

|配方| 车前子10克，大枣7枚。

|制法| 将上述中药加水煎煮。

|用法| 温服。

功效 健脾利尿、泻火，适用于青光眼。

方 8

|配方| 车前子15克，泽泻、茯苓、连翘、生地黄各12克，槐花、金银花各10克，黄连、龙胆草、栀子各6克。

|制法| 将上述所有中药放入砂锅中加水浸泡30分钟，然后加热煎煮

30分钟，倒出药汁，继续在锅中加水，煎煮20分钟后滤渣取汁，将2次煎得的药汁混合。

用法 每日1剂，分2～3次服用，10～15日为1个疗程。

功效 清热祛湿止痒。

滑石

别名 冷石、液石、番石。

滑石是一种硅酸盐类矿物，质地软，入手滑腻，主要成分为水硅酸镁。主要分布于我国山东、山西、辽宁、江西等地，全年可采矿，采挖后去除泥沙、杂质，研成粉末状或者制成小块用。

性味归经 性寒，味甘、淡；归膀胱、肺、胃经。

功效主治 祛湿解暑，利尿通淋，收湿敛疮。适用于湿疹、痱子、小便不利、热淋、石淋、暑湿等。

服用禁忌 孕妇、脾胃虚弱者慎用。

古籍摘要

《神农本草经》：主身热泄澼，女子乳难，癃闭，利小便，荡胃中积聚寒热，益精气。

《名医别录》：通九窍六腑津液，去留结，止渴，令人利中。

良方精选

方1

配方 滑石40克。

制法 将滑石用布包，加水500毫升，浸泡30分钟后煮沸调匀。

用法 代茶饮，每日1剂。

功效 适用于痛风。

方 2

|配方| 滑石粉18克，甘草粉3克，雄黄、冰片各1.5克，朱砂面0.9克。

|制法| 将上药共研为细末。

|用法| 早晚刷牙后蘸药刷患处或以25克药粉兑60克生蜜调和涂患处，每日早、晚各1次。

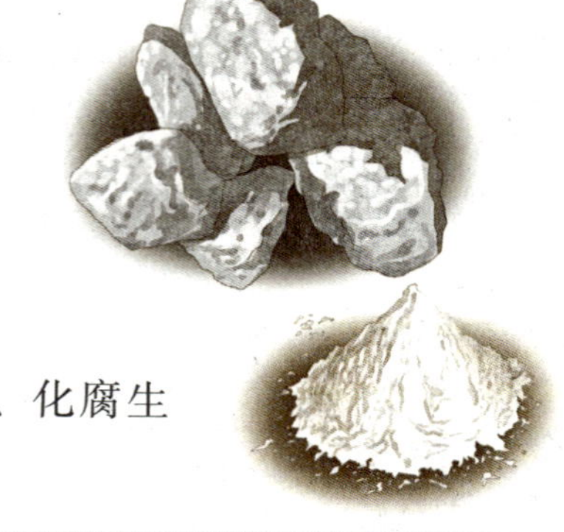

功效 本方清热解毒、消肿止痛、化腐生肌、收敛止血，适用于牙周炎。

方 3

|配方| 滑石、浙贝母、白附子、菊花叶、防风、白芷各15克，皂角10克。

|制法| 将上药共研为末，用皂角蒸熟，去筋膜，加药末捣为丸。

|用法| 早、晚擦面。

功效 祛风清热，适用于痤疮、雀斑。

方 4

|配方| 滑石、白鲜皮各15克，萆薢、薏苡仁各12克，知母、制苍术各10克，黄柏、赤茯苓、牡丹皮、泽泻、通草各9克。

|制法| 将上药以水煎煮，取汁。

|用法| 每日1剂，分2次服用。

功效 清热祛湿止痒，对外阴瘙痒有一定的作用。

方 5

|配方| 滑石粉适量。

|用法| 将滑石粉涂抹于患处，并保持干燥。

功效 适用于肛周脓肿。

方 6

|配方| 滑石、金银花各30克，生地黄、知母各15克，连翘、薄荷、桔梗、升麻、葛根、紫草各10克，炙甘草3克。

|制法| 将上药以水煎煮，取汁。

|用法| 每日1剂，分2次服用。

功效 清热利湿、透疹凉血，适用于麻疹。

方7

|配方| 滑石、金银花、黄连、苦参、防风、牡丹皮、蛇床子各10克，甘草3克。

|制法| 将上述所有中药放入砂锅中加水浸泡30分钟，然后加热煎煮30分钟，倒出药汁，继续在锅中加水，煎煮20分钟后滤渣取汁，将2次煎得的药汁混合。

|用法| 早晚各服1次，每日1剂，7～10日为1个疗程。

功效 止痒、健脾祛湿，适用于湿疹。

方8

|配方| 滑石40克，石膏18克，白矾少许。

|制法| 将上述所有药材分别研成粉末状后混合均匀。

|用法| 将药粉涂抹在皮肤上，10日为1个疗程。

功效 止痒杀虫、祛湿，可用于香体美肤。

方9

|配方| 滑石90克，甘草60克，石膏、黄芩各30克，川芎、防风、芍药、大黄、当归、麻黄各15克。

|制法| 将上述所有中药加适量清水煎煮至药汁剩余200毫升，滤渣取汁，放至温热。

|用法| 每日2次，每次10毫升，10日为1个疗程。

功效 清热、发汗、通便。

地肤子

别名 扫帚子、地麦、地葵、落帚子。

地肤子是蓼科植物地肤的果实，多生于荒野、路旁，主要生长于河北、河南、山东、江苏等地，在秋季果实成熟后采收植物，晒干后打下果实，去除杂质，生用。

|性味归经| 性寒，味辛、苦；归肾、膀胱经。

功效主治 利尿通淋，清热利湿，止痒。适用于膀胱湿热、小便不利、湿疹、风疹、白带异常、外阴瘙痒等。

服用禁忌 不宜与螵蛸同用。

古籍摘要

《神农本草经》：主膀胱热，利小便。补中，益精气。

《名医别录》：去皮肤中热气，散恶疮，疝瘕，强阴，使人润泽。

《药性论》：与阳起石同服，主丈夫阴痿不起，补气益力；治阴卵癀疾，去热风，可作汤沐浴。

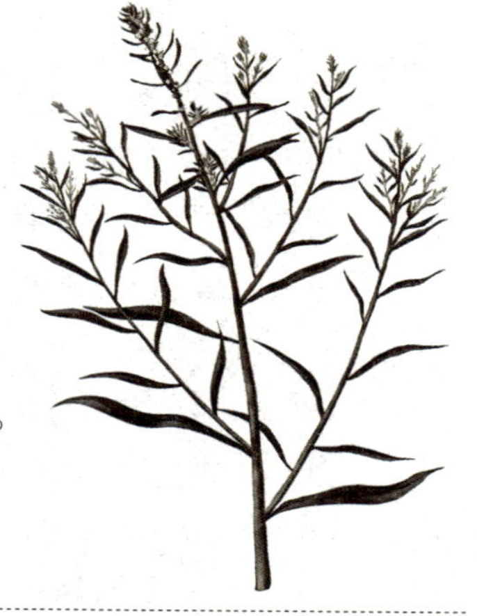

良方精选

方1

配方 鲜地肤子嫩苗适量。

制法 鲜地肤子嫩苗捣烂，取汁100毫升。

用法 每日1～3次。

功效 适用于急性肾盂肾炎。

方2

配方 地肤子25克，白芷、荆芥、百部、防风、川椒、赤芍、透骨草各20克，艾叶15克，独活10克。

制法 取以上中药加水2000毫升，浸泡30分钟，用文火煎沸10分钟，去渣备用。

用法 温洗全身，每次15～20分钟，每日早、晚各1次。

功效 祛风止痒，适用于荨麻疹。

方3

配方 地肤子、红糖各30克。

制法 地肤子放入锅中，加500毫升水，煎至250毫升，过滤取汁，冲入红糖搅匀。

用法 趁热服下，然后盖被出汗，如不出汗，效果可能减弱。每日早、晚各1次。

功效 适用于荨麻疹。

方4

【配方】地肤子、苦参各30克，白鲜皮15克，蛇床子、川槿皮各10克。

【制法】用以上5味中药加水煎煮，去渣备用。

【用法】将患唇浸泡于药液内，每次浸泡15分钟，每日1剂。

功效 清热、祛风、利湿，适用于慢性唇疔。

方5

【配方】地肤子、酒各适量。

【制法】地肤子炒黄，研末。

【用法】以酒送服，每次3克。

功效 适用于睾丸炎睾丸肿大者。

方6

【配方】地肤子、水牛角、生地黄、赤芍、丹皮、僵蚕、白蒺藜各30克。

【制法】将上药以水煎煮，取汁200毫升。

【用法】每日1剂，分早、晚2次温服，1个月为1个疗程。

功效 凉血清热、润燥祛风，适用于糖尿病引起的皮肤瘙痒症。

方7

【配方】地肤子50克，甘草20克。

【制法】将上述药材加水煎煮。

【用法】用煎煮好的药汁擦洗患处，每日1剂，10～15日为1个疗程。

功效 止痒祛湿，适用于灰指甲。

方8

【配方】地肤子、夜交藤各60克。

【制法】将上述中药加水煎煮，滤渣取汁。

【用法】每日1剂，服用后微微发汗。

功效 本方可以补血养血、安神镇静、祛风止痒，可用于缓解荨麻疹等。

方9

【配方】地肤子、苦参、丹参、赤芍、蛇床子各20克，羌活、桂枝、荆芥各10克。

【制法】将上述所有中药放入砂锅中加水浸泡30分钟，然后加热煎煮

30分钟，倒出药汁，继续在锅中加水，煎煮20分钟后滤渣取汁，将2次煎得的药汁混合。

【用法】每日1剂，分2次服用，7～10日为1个疗程。

功效 活血化瘀、辛温解表，适用于风寒型荨麻疹。

方10

【配方】地肤子25克，赤芍、黄柏各12克，荆芥、粉萆薢各10克，牡丹皮9克，僵蚕、甘草、金银花各6克。

【制法】将上述中药加水煎煮，滤渣取汁。

【用法】分早、晚2次服用，每日1剂，15日为1个疗程。

功效 祛风除湿、清热止痒，适用于疥疮。

石韦

别名 小石韦、石皮、石剑若、石兰。

石韦是水龙骨科多年生草本植物石韦或庐山石韦、有柄石韦的干燥的叶子。全国均有生长，主产于我国河北、浙江、湖北等地，全年均可采收，取叶，阴干或者晒干。

性味归经 性微寒，味甘、苦；归膀胱、肺经。

功效主治 利尿通淋，清肺止咳，凉血止血。适用于小便不利、尿血、肺热咳嗽、出血、吐血等。

服用禁忌 阴虚无湿热者慎用。

古籍摘要

《名医别录》：石韦，止烦下气，通膀胱满，补五劳，安五藏，去恶风，益精气。

《神农本草经》：石韦，主劳热邪气，五癃闭不通，利小便水道。

良方精选

方 1

|配方| 石韦30克。

|制法| 石韦加水煎煮，滤渣取汁。

|用法| 每日1剂，分3次服用。

功效 适用于急性肾炎。

方 2

|配方| 石韦、车前子、威灵仙、生鸡内金、王不留行、川牛膝各10克，金钱草、海金沙各30克，甘草6克。

|制法| 将上述中药以水煎服，滤渣取汁。

|用法| 每日1剂，15日为1个疗程。

功效 适用于尿结石。

方 3

|配方| 石韦、蒲公英、马齿苋各30克，苦参9～15克，柴胡9～18克，黄柏9克。

|制法| 将上述中药以水煎服，滤渣取汁。

|用法| 每日1剂。

功效 清热解毒、利尿通淋，适用于急性尿路感染。

方 4

|配方| 石韦150克。

|制法| 将石韦加水煎煮。

|用法| 用煎煮好的药汁擦洗患处，每日1次。

功效 清热凉血，适用于荨麻疹。

方 5

|配方| 石韦12克，车前草15克，苦杏仁10克，鸭梨1个，冰糖少许。

|制法| 鸭梨洗净，去核切成块；苦杏仁去皮，捣碎。所有配方加水煎煮。

|用法| 代茶频饮。

功效 清热泻火、利尿，适用于慢性前列腺炎并口苦、咽干、咳嗽、痰黄者。

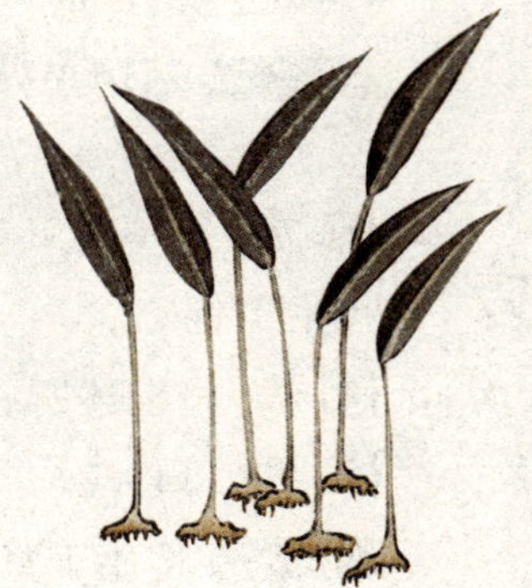

冬葵子

别名 葵子、葵菜子。

冬葵子高60～90厘米；径直立，有星状长柔毛，叶互生，肾状圆形，掌状5～7浅裂，两面依稀生些伏毛或几无毛。花小，颜色淡红，丛生于叶腋间，成熟时心分离与中轴脱落。全国各地均有分布。属锦葵科一年生草本植物，药用部位为冬葵的成熟种子，一般在春季种子成熟时采收，晒干，生用。

性味归经 性凉，味甘、涩；归大肠、小肠、膀胱经。

功效主治 利尿通淋，下乳，润肠。用于水肿、淋证、乳汁不通、乳房胀痛等，以及肠燥便秘。

服用禁忌 脾虚大便稀薄或腹泻者忌用；孕妇慎用。

古籍摘要

《本草纲目》：通大便、消水气、滑胎、治痢。

《药性本草》：治五淋、主奶肿、下乳汁。

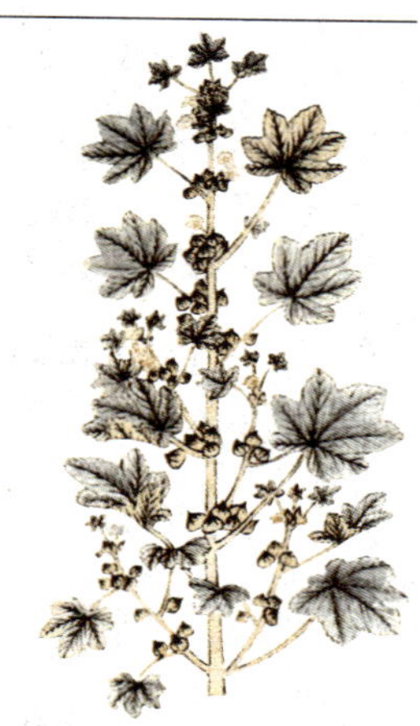

良方精选

方1

配方 冬葵子30克。

制法 冬葵子加水煎煮，滤渣取汁。

用法 每日1剂，连服数日。

功效 适用于外阴瘙痒。

方2

配方 冬葵子90克，滑石、茯苓各30克，芒硝15克，肉桂、甘草（生）各6克。

制法 将上述所有中药研成粉末状。

用法 每日3次，每次9克。

功效 适用于肾结石伴小便滞涩、怕冷者。

方 3

【配方】冬葵子、车前子（包煎）、冬瓜子、甜瓜子、葶苈子（包煎）各30克，薤白、杏仁、桔梗、旋覆花（包煎）、枳壳各9克，柴胡3克。

【制法】将冬瓜子、甜瓜子分别打碎，然后将上述所有中药加水煎煮，滤渣取汁。

【用法】每日1剂。

功效 本方具有理气化痰的作用，对结核性胸膜炎、胸腔积液等有一定的缓解作用。

方 4

【配方】冬葵子15克，牛膝90克。

【制法】将上述所有中药加水煎煮，滤渣取汁。

【用法】温服。

功效 通经活血，适用于胞衣不下。

灯心草

别名 水灯心、龙须草、灯草、秧草。

灯心草是灯芯草科多年生草本植物灯芯草的茎髓，多生长在水边或草地、沼泽。主要分布于我国云南、贵州、江苏、四川、河北、陕西等地。在夏末或者秋初茎尖刚刚开始枯黄时进行采收，取出茎髓，晒干后切段，生用或者制用。

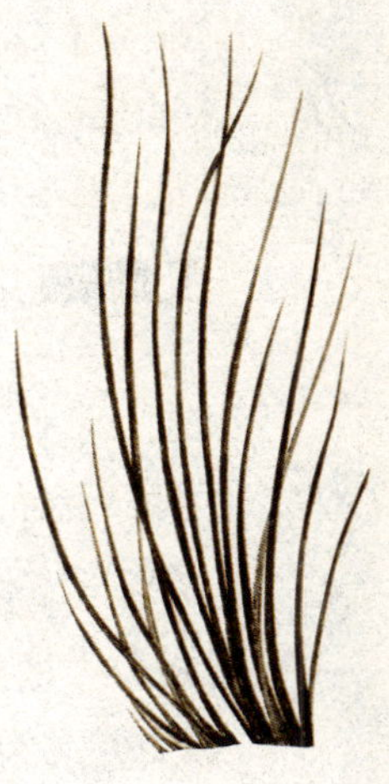

【性味归经】性微寒，味甘、淡；归心、肺、小肠经。

【功效主治】清心降火，利尿通淋。适用于水肿、小便不利、心烦气躁、失眠、口舌生疮、湿热黄疸等。

【服用禁忌】虚寒者慎用。

古籍摘要

《本草衍义补遗》：治急喉痹，小儿夜啼。

《开宝本草》：主五淋。

良方精选

方1

【配方】灯心草少许。

【制法】灯心草烧焦研末。

【用法】睡前用奶水或温开水送服，连服3～5日。

【功效】适用于小儿夜啼。

方2

【配方】灯心草适量。

【制法】灯心草洗净，晒干，点火烧成灰。

【用法】开水冲服，每日2次，每次6克。

【功效】适用于顽固性呃逆。

方3

【配方】灯心草15克，六月雪根60克，鸡蛋2枚。

【制法】将上述中药加水煎煮至鸡蛋熟透，取汁，鸡蛋剥壳。

【用法】食蛋饮汁，早晚各1次，饭前服用。

【功效】适用于热盛引起的小儿尿血。

方4

【配方】灯心草50克。

【制法】灯心草以水煎汤，滤渣取汁。

【用法】趁热服用。

【功效】适用于流感。

方5

【配方】灯心草适量。

【制法】灯心草放在生铁小平锅内，置火上烧，直至锅内药物从焦黄变黑且不燃为止，取出研末，备用。

【用法】适量涂抹患处。

【功效】适用于口腔溃疡。

方 6

【配方】灯心草9克，竹叶6克。

【制法】将上药加水适量煎煮滤汁代茶饮；或沸水沏。

【用法】代茶饮。

功效 具有清心火、利湿热、除烦安神的作用。

方 7

【配方】灯心草适量，朱砂9克，冰片1克。

【制法】将朱砂与冰片共研细末，备用。

【用法】用灯心草蘸冷开水后蘸取药末少许，点涂患眼内眦角，每日早、晚各1次，连用7日为1个疗程。

功效 清热解毒、退障明目，适用于白内障。

利湿退黄类

茵陈

别名 绵茵陈、茵陈蒿、绒蒿。

茵陈为菊科植物滨蒿或茵陈蒿的干燥地上部分。春季采收的习称绵茵陈，秋季采割的称茵陈蒿，全国各地均有分布。

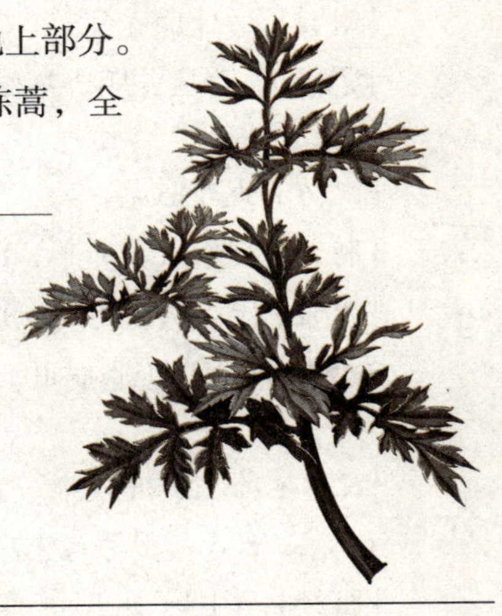

【性味归经】性微寒，味苦、辛；归脾、胃、肝、胆经。

【功效主治】清湿热，退黄疸。用于黄疸尿少、湿疮瘙痒、黄疸型肝炎等。

【服用禁忌】体虚多汗、阴虚阳亢者忌服。

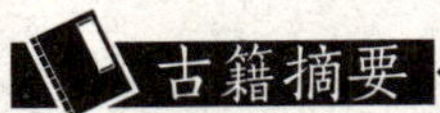

古籍摘要

《名医别录》：通身发黄，小便不利，除头痛，去伏瘕。

《神农本草经》：主风湿寒热邪气，热结黄疸。

良方精选

方 1

【配方】茵陈30克。

【制法】将茵陈放入500毫升水中，先浸泡15分钟，然后用文火煎煮20分钟，取汁350毫升。

【用法】每日1剂，分2次服用，10日为1个疗程。

功效 适用于痤疮。

方 2

【配方】茵陈30克。

【制法】茵陈泡开水250毫升。

【用法】轻者每日漱口数次；重者代茶饮，每日3～4次。

功效 适用于复发性口腔溃疡。

方 3

【配方】茵陈25克，仙鹤草、半枝莲各30克，生地黄、麦门冬各20克，紫草、石斛、黄芩各15克，银柴胡、蜂房各12克，制胆星10克，五灵脂、干蟾皮各9克，枳实6克，知母2克。

【制法】将上述中药加水煎煮，滤渣取汁。

【用法】每日1剂。

功效 清热养阴、散结解毒，适用于瘀毒内阻型胃癌。

方 4

【配方】茵陈15克。

【制法】茵陈以水煎煮，滤渣取汁。

【用法】代茶饮，每日1剂，1个月为1个疗程。

功效 适用于脂肪肝。

方 5

【配方】茵陈、虎杖根、青蒿各15克，金钱草30克，牡丹皮、茯苓各12克，半夏、黄芩各9克，炙甘草6克，龙胆草3克。

【制法】将上述中药加水煎煮，滤渣取汁。

【用法】每日1剂。

功效 退黄清热、解毒化瘀、利湿凉血，适用于急性病毒性肝炎。

方6

【配方】鲜茵陈叶适量。

【制法】鲜茵陈叶捣烂。

【用法】外敷患处。

功效 适用于蜂蜇伤。

方7

【配方】茵陈、车前草各100克。

【制法】将上述中药加水1000毫升，煎煮至还剩药汁800毫升，滤渣取汁。

【用法】每日2～3次，每次200毫升。

功效 清热利湿，适用于甲肝急性期伴有黄疸。

方8

【配方】茵陈30克，黄芪、丹参各20克，白茅根、丹皮、五味子、当归各15克，鸡内金、茯苓、川芎、郁金、甘草各10克。

【制法】将上药以水煎煮，取汁。

【用法】每日1剂，分2次服用。

功效 清热利湿、益气健脾、解郁活血，可用于防治病毒性肝炎。

【备注】黄疸明显者，黄芪减量，重用茵陈、白茅根、郁金；肝区疼痛者加香附；干呕欲吐者加竹茹、代赭石；肝脾肿大加鳖甲；脾虚者加白术；肝肾阴虚者加女贞子、枸杞子。

方9

【配方】茵陈20克，生山楂、生麦芽各15克。

【制法】将上述所有中药放入砂锅中加水煎煮20分钟，倒出药汁，继续在锅中加水，煎煮20分钟后滤渣取汁，将2次煎得的药汁混合。

【用法】每次100毫升，每日2次，连用15日。

功效 利胆清肝、化湿清热、健脾消脂，适用于早期高脂血症。

方10

【配方】茵陈60克，鸡蛋6枚。

【制法】将以上配方同煮，煮至鸡蛋发黑。

【用法】每日2～3个，直至病愈。

功效 适用于急性黄疸型肝炎。

金钱草

别名 野花生、铜钱草、一串钱、大金钱草、地蜈蚣。

金钱草是报春花科多年生小草本植物过路黄的干燥全草，多在夏、秋季节采挖，去除杂叶、沙尘，晒干，切段，在我国长江以南各地区均有分布，多生长在较湿润地区，如沟边。

性味归经 性微寒，味甘、咸；归肝、胆、肾、膀胱经。

功效主治 利湿退黄，利尿通淋，解毒消肿。适用于泌尿系结石、胆结石、湿热黄疸、肾炎水肿、毒蛇咬伤、痈肿疔疮等。

服用禁忌 脾虚泄泻者慎用。

古籍摘要

《百草镜》：治黄疸初起，又治脱力虚黄：神仙对坐草三叶，白荷包草、平地木、茵陈各三钱。水煎分三服，早、中、晚下。

《采药志》：反胃噎膈，水肿臌胀，黄白火丹。

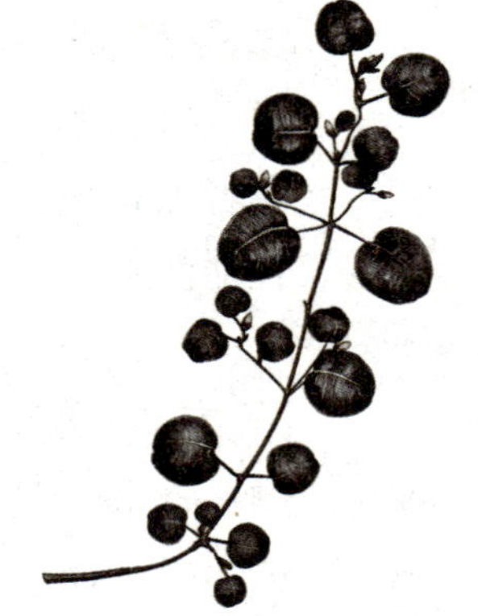

良方精选

方1

配方 金钱草20克。

制法 金钱草加水煎煮，滤渣取汤。

用法 每日1剂，分2次服用。

功效 适用于胃及十二指肠溃疡。

方2

配方 金钱草、茵陈各30克，厚朴、大黄、柴胡、黄芩、枳实、郁金各15克，栀子12克。

制法 将上述材料以水煎煮，滤渣取汁。

用法 每日1剂。

功效 清热利湿、通里攻下，适用于胆石症上腹疼痛、口干、黄疸或大便干结者。

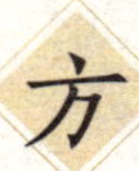

方3

【配方】金钱草适量。

【制法】金钱草揉碎。

【用法】于发疟之前5～6个小时，以之塞鼻。如果气味淡，再揉再塞，数次后有效果即可。

【功效】适用于疟疾。

方4

【配方】金钱草、蛇果草、龙葵、白英、白茯苓各50克，白砂糖3克。

【制法】将上述药物洗净，放入砂锅内，加水适量，将砂锅置武火上烧沸，再用文火煎煮25分钟，停火，过滤去渣，留汁液，在汁液内放入白砂糖即成。

【用法】每日3次，每次150毫升。

【功效】清热解毒、利尿消肿，对膀胱癌有一定的缓解作用。

方5

【配方】金钱草30～60克，海金沙、滑石各30克，川牛膝、乌药、延胡索、木香各10克，冬葵子、鸡内金、灵仙各15克。

【制法】将上述材料用水煎煮，滤渣取汁。

【用法】每日1剂，1周为1个疗程。

【功效】利尿通淋、行气消石止痛，适用于泌尿系结石。

方6

【配方】连根鲜金钱草32克，冰片3克，六神丸、仙人掌各适量，茶油少许。

【制法】将上述所有配方全部捣烂，混合均匀。

【用法】将上述药方敷于患处，在外用纱布固定，每日换药1次。

【功效】清热、抗病毒，适用于疱疹。

方7

【配方】金钱草50克，白酒200毫升。

【制法】金钱草捣烂取汁，用白酒200毫升，加水400毫升煎至剩余药汁350毫升。

【用法】温服，每日1剂。

【功效】适用于肺脓肿的辅助治疗。

虎杖

别名 假川七、苦杖、大虫杖、斑杖、酸杖、斑杖根、花斑竹。

虎杖是蓼科多年生灌木状草本植物虎杖的干燥根茎和根，主要生长于我国山东、陕西、江苏、四川、江西、湖南等地，多在春季或秋季采挖，去除泥沙和须根后，切段晒干，也可鲜用。

性味归经 性微寒，味微苦；归肝、胆、肺经。

功效主治 利湿退黄。清热解毒，清热解毒，散瘀止痛，适用于经闭、水火烫伤、跌打损伤、白带异常、湿热黄疸、毒蛇咬伤、痈肿疮毒、肺热咳嗽等。

服用禁忌 孕妇慎用。

古籍摘要

《本草拾遗》：主风在骨节间及血瘀。煮汁作酒服之。

《日华子本草》：治产后恶血不下，心腹胀满，排脓，主疮疖痈者，妇人血晕，扑损瘀血，破风毒结气。

《药性论》：治大热烦躁，止渴，利小便，压一切热毒。

良方精选

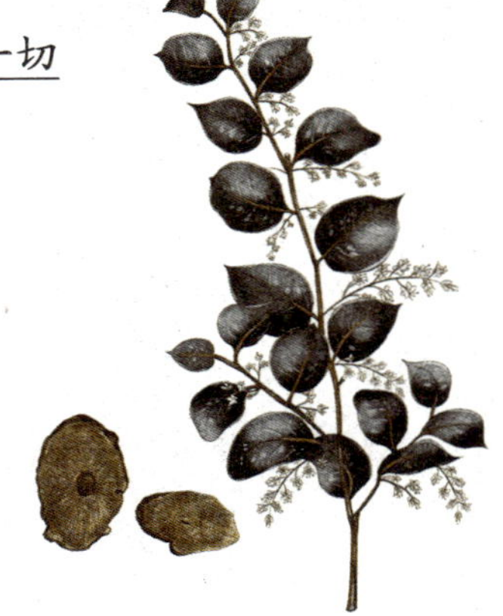

方1

配方 虎杖30克。

制法 虎杖加水煎煮，滤渣取汁。

用法 每日1次，每次1剂。

功效 适用于高脂血症。

方2

配方 虎杖根100克。

制法 虎杖根放入锅中，加水1.5升，煎取药汁约1升，过滤。

用法 待药液冷到适宜温度时，坐浴10～15分钟，每日1次，7日为

1个疗程。

功效 适用于真菌性阴道炎。

方3

配方 虎杖、贯众、龟板、太子参、山楂各适量。

制法 上药制成浓缩剂，装胶囊每粒0.5克。

用法 每日2次，每次3粒，3个月为1个疗程。

功效 清热解毒、益气养阴、滋补肝肾、活血化瘀、适用于乙型病毒性肝炎。

方4

配方 虎杖、蜂蜜各30克，板蓝根20克。

制法 将虎杖、板蓝根洗净，入锅，加适量水，武火煮沸，改文火煎煮30分钟，取汁，待药汁转温后加入蜂蜜搅匀即成。

用法 每日1剂，分早、晚2次服用。

功效 平肝泻火、清热解毒，用于急性结膜炎。

方5

配方 虎杖、紫花地丁、蒲公英各15克，金银花12克，大黄、白花蛇舌草、赤芍各10克，川楝子、牡丹皮各9克。

制法 将上述材料加水煎煮，滤渣取汁。

用法 每日1剂。

功效 化瘀止痛、清热解毒，适用于热蕴型阑尾炎。

方6

配方 虎杖、桑树根各30克，大枣10枚。

制法 将上述中药加水煎煮，滤渣取汁。

用法 每日1剂。

功效 清热解毒、散风，适用于局部红肿严重的风湿性关节炎。

方7

配方 虎杖、山楂各12克，蒲公英、金银花各15克，大黄10克。

制法 将上述中药加水500毫升煎煮至300毫升，滤渣取汁。

用法 每日1剂，分3次服用，30日为1个疗程。

功效 解毒清热、止痒，适用于痤疮。

鸡骨草

别名 红母鸡草、黄食草、大黄草、石门坎。

鸡骨草是豆科植物广州相思子的干燥全草，多生长在灌木林边、山地，主要生产于广西、广东等地，在全年均可采挖，但多在11~12月份，去除泥沙后晒干，也可鲜用。

性味归经 性凉，味甘、微苦；归肝、胃经。

功效主治 利湿退黄，清热解毒，疏肝止痛。适用于黄疸、胁肋不舒、胃脘胀满、乳腺炎等。

服用禁忌 体质虚寒者慎用。

古籍摘要

《岭南采药录》：清郁热，舒肝，和脾，续折伤。

良方精选

方1

配方 鸡骨草100克。

制法 鸡骨草加水煎煮，滤渣取汁。

用法 每日分3次服，连服2~3周。

功效 辅助治疗病毒性肝炎。

方2

配方 鸡骨草30克，白砂糖、沙参各20克。

制法 将鸡骨草豆荚全部摘除，洗净，切3厘米长的段；沙参浸润后切片；将鸡骨草段、沙参片放入砂锅内，加入适量水，用武火烧沸，再转用文火煎25分钟，滤去药渣，加入白砂糖搅匀即成。

用法 每日2次，适量饮用。

功效 清热解毒、消肿散瘀，适用于急性病毒性肝炎患者。

备注 鸡骨草的种子有大毒，切勿服用，鸡骨草用前必须将豆荚摘除干净。

方 3

【配方】鸡骨草、夏枯草、百叶草各10克。

【制法】将上述中药加水煎煮，滤渣取汁，煎煮2次。

【用法】早晚各服1次，每日1剂。

功效 适用于乙型病毒性肝炎。

方 4

【配方】鲜鸡骨草、鲜粉枝莓各250克，白酒100毫升，白杨树皮（核桃树皮）适量。

【制法】将鲜鸡骨草、鲜粉枝莓洗净后捣烂，加白酒拌匀。

【用法】将调好的药敷在患处，外面加用白杨树皮或者核桃树皮固定，每1个星期换药1次。

功效 本方祛风除湿、消肿止痛，可以促进骨质生长，适用于四肢骨折。

方 5

【配方】鸡骨草、山栀根各30克，猪瘦肉50克，鸡蛋2枚。

【制法】将上述所有配方加水煎煮，鸡蛋煮熟后剥去外壳，继续再煮60分钟。

【用法】吃肉及蛋，喝汤。

功效 适用于慢性肝炎。

方 6

【配方】鸡骨草30克，田螺250克。

【制法】将田螺洗净后用清水养至其吐尽泥沙，然后与鸡骨草一起加水煎煮，捡去鸡骨草。

【用法】趁热服用，可食田螺肉。

功效 适用于脂肪肝、黄疸型肝炎、肝硬化、慢性肝炎。

方 7

【配方】鸡骨草10克，猪瘦肉50克，灯心草、蝉蜕各3克，木棉花1朵。

【制法】将上述所有配方加水煎煮，留药汁及猪瘦肉。

【用法】食肉饮汁。

功效 利尿降火、疏风透疹、祛湿解毒。

第七章
温里 传世良方

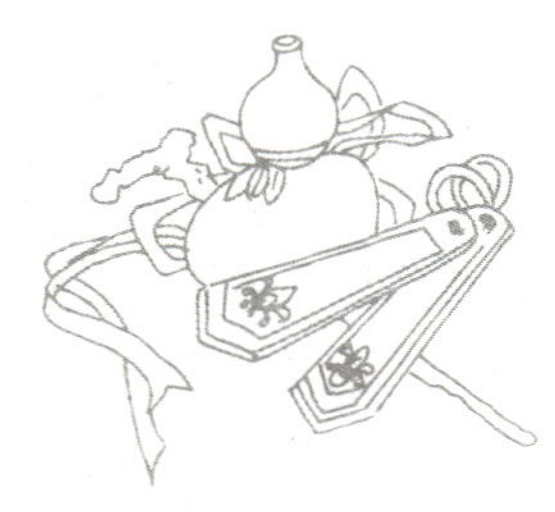

附子

别名　盐附子、黑顺片、白附片。

附子为毛茛科植物乌头子根的加工品，分布于四川、湖北、湖南等地，被称为“回阳救逆第一品”。内服煎汤或入丸、散；外用研末调敷。

性味归经 性大热，味辛、甘；有毒；归心、脾、肾经。

功效主治 回阳救逆，补益阳气，祛寒止痛。用于亡阳虚脱、肢冷脉微、寒湿痹痛、虚寒吐泻、心腹冷痛、阴寒水肿、阳虚外感等。

服用禁忌 阴虚阳盛、真热假寒者及孕妇禁用；不宜与半夏、瓜蒌、天花粉、贝母、白蔹、白及等同用；因有毒，内服须经炮制。

古籍摘要

《名医别录》：脚疼冷弱，腰脊风寒，心腹冷痛，霍乱转筋，下痢赤白，坚肌骨，强阴，又堕胎，为百药长。

《神农本草经》：主风寒咳逆邪气，温中，金疮，破症坚积聚，血瘕，寒湿，拘挛膝痛，不能行步。

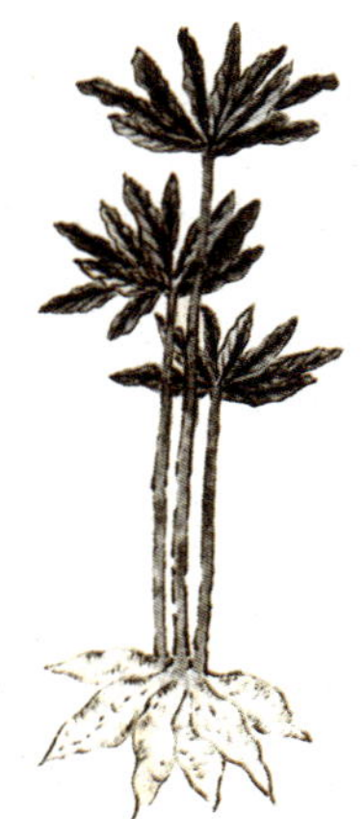

良方精选

方1

配方 附子20克，白砂糖适量。

制法 附子与白砂糖水煎取汁。

用法 每次服3毫升，每日3次。

功效 适用于辅助治疗慢性肺源性心脏病。

方 2

【配方】附子3克，葱白15克。

【制法】将附子研细末，加葱白捣成泥状。

【用法】取黄豆大小的一粒，置于圆形的纸或纱布上，再贴于痛侧的太阳穴上，约1小时后取下。

功效 可有效缓解偏头痛症状。

方 3

【配方】附子15克，雄黄、硫黄、朱砂、密陀僧、白及各6克，雌黄1.5克，麝香、冰片各0.9克。

【制法】将上药共研为粉。

【用法】用生姜蘸药粉涂抹患处。

功效 和营血、消斑痣，适用于白癜风。

方 4

【配方】附子、浙贝母、菊花叶、防风、白芷、滑石各15克，皂角10克。

【制法】将以上除皂角外的6味中药共研为细末，用皂角蒸熟，去筋膜，加药粉捣为丸。

【用法】早、晚擦面。

功效 祛风清热，适用于痤疮、雀斑。

方 5

【配方】附子、干姜、高良姜、乌头各120克，胡椒、荜茇、人参、红豆蔻、白术、肉桂各30克。

【制法】将上药共研为细末，水煮面糊为丸，如梧桐子大。

【用法】每次服30丸，每日3次，饭前米汤送服。

功效 适用于脾胃虚寒、风寒入腹、寒湿久滞、冷痛时作者。

方 6

【配方】附子200克，白芷、黄芩、防风各10克。

【制法】将上述所有中药研成粉末状，炼蜜为丸。

【用法】洗完脸后，用丸子擦脸，15日为1个疗程。

功效 美颜增白。

干姜

别名 干生姜、白姜。

干姜是姜科多年生草本植物姜的干燥根茎。主要分布于我国湖南、广东、福建、广西、四川、湖北等地，多为人工培育。在冬季时采挖其根茎，去除泥沙后低温烘干或晒干。

性味归经 性热，味辛；归脾、胃、肾、心、肺经。

功效主治 干姜具有温中散寒、回阳通脉、温肺化饮等功效，可有效防治胃痛、腹胀、咳喘、痢疾、泄泻、痛经、阳痿等。

服用禁忌 阴虚内热者慎用。

古籍摘要

《药性论》：治腰肾中疼冷，冷气，破血，去风，通四肢关节，开五脏六腑，去风毒冷痹，夜多便。治嗽，主温中，霍乱不止，腹痛，消胀满冷痢，治血闭。病人虚而冷，宜加用之。

《神农本草经》：主胸满咳逆上气，温中，止血，出汗，逐风湿痹，肠澼下痢。生者尤良。

良方精选

方1

配方 干姜、艾叶各9克，米醋100毫升，红糖适量。

制法 将干姜和艾叶加水煎煮，滤渣取汁，加入红糖、米醋拌匀。

用法 温服。

功效 适用于产后胎衣不下。

方2

配方 干姜9克，白芍10克。

制法 将干姜与白芍一起加水煎煮，滤渣取汁。

用法 每日服2次。

功效 适用于盆腔炎。

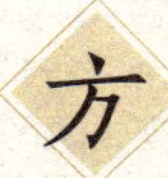

方3

|配方| 干姜粉、艾叶各适量。

|制法| 干姜粉与艾叶炒热，用纱布包裹好。

|用法| 用纱布包熨小腹部，从上至下，反复多次。

功效 适用于小儿夜啼脾寒气滞证。

方4

|配方| 干姜、绿茶各3克。

|制法| 先将干姜切成丝状，然后和绿茶一同放入瓷杯中，以沸水冲泡，盖紧杯盖，温浸片刻。

|用法| 代茶饮。

功效 适用于虚寒型慢性胃炎。

方5

|配方| 干姜、党参、饴糖各9克，蜀椒6克。

|制法| 将上药以水煎煮，取汁。

|用法| 加入饴糖溶化温服。

功效 温中补虚、降逆止痛，用于改善中阳虚衰，阴寒内盛，症见脘腹剧痛、呕逆、不能食者。

方6

|配方| 干姜适量。

|制法| 干姜炒黑为末。

|用法| 临发时，温酒服9克。

功效 适用于疟疾。

方7

|配方| 干姜、炙甘草各12克，生附子6克，葱白适量。

|制法| 将上药以水煎煮，取汁。

|用法| 每日1剂，分2次服用。

功效 本方可温肾阳、散寒凝、通脉止痛。适用于脐中痛不可忍，喜温喜按，手足厥逆，脉微欲绝者。

|备注| 本方中生附子有毒性，因此一定要遵医嘱煎服。

方8

【配方】干姜6克，胡椒10粒。

【制法】将上述中药一同研成粉末。

【用法】开水冲服，每日1剂，分2次服用。

功效 散寒暖胃、止呕化食，适用于偏寒型胃及十二指肠溃疡。

方9

【配方】干姜10克，羊肉50克，粳米250克，盐3克。

【制法】干姜、羊肉、粳米、盐同放炖锅内置武火上烧沸，再用文火煮熟。

【用法】每日1次，早餐食用。

功效 温中逐寒、回阳通脉，适用于风寒型面神经麻痹。

肉桂

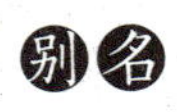

别名 玉桂、牡桂、菌桂、筒桂、大桂。

樟科常绿乔木，高达10米以上，肉桂各部位又可分别入药，树皮呈灰褐色，幼枝有四棱，披灰黄色茸毛，厚可达13毫米，具有强烈的辛辣芳香味道，也就是人们常说的桂皮，为中国传统的名贵中药材。当树龄10年以上，韧皮部已积成油层时可采剥，春秋季节均可剥皮，以秋季8～9月采剥的秋桂品质为优。分布于广西、广东、福建、台湾、云南等湿热地区，其中尤以广西最多。

性味归经 性大热，味辛、甘；归肾、脾、心、肝经。

功效主治 补火助阳，引火归原，散寒通经。用于阳痿宫冷、心腹冷痛、虚寒吐泻、腰膝冷痛、肾虚作喘、阳虚眩晕、寒疝、经闭、痛经等。

服用禁忌 孕妇禁服；桂皮性热，适合天凉时节食用，夏季忌食；阴虚火旺、血热出血者也不宜食用；月经过多、盆腔炎、咽痛及其他热病患者应忌食。

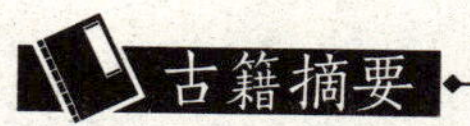

《日华子本草》：补五劳七伤，通九窍，利关节，益精，明目，暖腰膝，破痃癖症瘕，消淤血，治风痹骨节挛缩，续筋骨，生肌肉。

良方精选

方1

【配方】肉桂粉5克。

【制法】将肉桂粉用温开水冲泡。

【用法】每日2次，3周为1个疗程。

功效 适用于腰肌劳损。

方2

【配方】肉桂、车前子各适量。

【制法】将上药共研细末，备用。

【用法】将药末填敷于脐中，然后用消毒纱布覆盖，再用胶布固定。

功效 温中散寒、渗湿止泻，适用于寒湿腹泻、大便清稀如水者。

方3

【配方】肉桂1克。

【制法】将肉桂洗净，晒干后研成粉末状。

【用法】吞服。

功效 适用于胃痛、呕吐酸水者。

方4

【配方】肉桂5克，丁香、木香各3克。

【制法】将以上3味中药共研细末，装入消毒纱布袋内备用。

【用法】将药袋敷于脐部，每日1次。

功效 温脾止泻，适用于脾胃虚寒之腹痛泄泻。

方5

【配方】肉桂、炮姜各等份。

【制法】将上述中药研成粉末。

【用法】将药粉附在膏药上贴于肚脐上。

功效 温中止痛，适用于寒邪导致的慢性腹痛。

方 6

【配方】肉桂90克，炮姜、乱发灰各30克。

【制法】将上述中药一同研成粉末状，放入干净容器中储存。

【用法】每日2次，每次3克，米汤送服。

功效 适用于鼻出血。

吴茱萸

别名 吴萸、茶辣、臭泡子。

吴茱萸为芸香科植物吴茱萸的果实，分布于四川、贵州、广西、陕西、浙江、安徽、湖北等地。内服煎汤或入丸、散；外用蒸热熨，研末调敷或煎水洗。

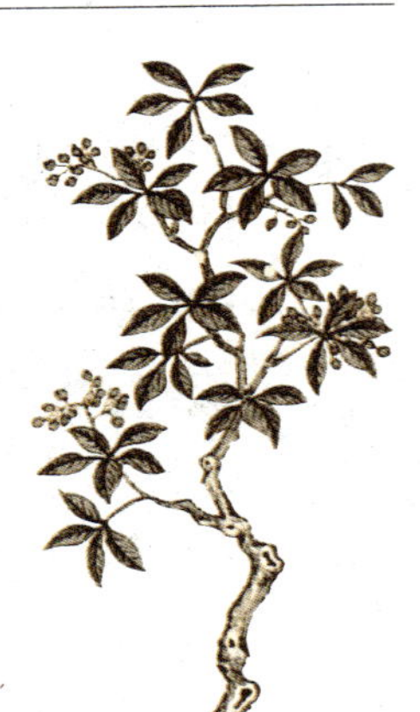

性味归经 性热，味辛、苦；有小毒；归肝、脾、胃、肾经。

功效主治 散寒止痛，降逆止呕，助阳止泻。用于肝胃虚寒、阴浊上逆所致的厥阴头痛、寒疝腹痛、经行腹痛、脘腹胀痛、呕吐吞酸、五更泄泻；外用治口疮、高血压等。

服用禁忌 阴虚火旺者忌服。

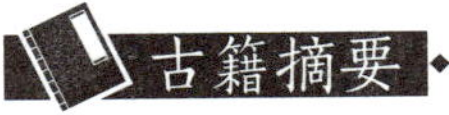

古籍摘要

《神农本草经》：主温中下气，止痛，咳逆寒热，除湿血痹，逐风邪，开腠理。

《本草纲目》：开郁化滞。

《名医别录》：主痰冷，腹内绞痛，诸冷实不消，中恶，心腹痛，逆气，利五脏。

良方精选

方 1

|配方| 吴茱萸10克。

|制法| 吴茱萸研为细末，

|用法| 用淡盐水调成糊状，摊于2层方纱布之上，将四边折起，长宽约5厘米，敷于脐部，胶布固定，12小时更换1次。

功效 适用于麻痹性肠梗阻（手术后）。

方 2

|配方| 吴茱萸、醋各适量。

|制法| 吴茱萸烘干为末，以醋调匀。

|用法| 敷脐，每日1次。

功效 适用于新生儿吸入性肺炎。

方 3

|配方| 吴茱萸20～60克，白酒、醋各适量。

|制法| 将吴茱萸研末，用白酒、醋各半调制成糊状即可。

|用法| 外敷于中极（位于人体下腹部，在肚脐下4寸处）、会阴（位于人体肛门和生殖器的中间凹陷处）二穴，局部用胶布固定，每日1次。

功效 温阳散结、活血化瘀，适用于慢性前列腺炎。

方 4

|配方| 吴茱萸0.5～1克。

|制法| 吴茱萸研细粉。

|用法| 外敷肚脐，用胶布或伤湿止痛膏固定，每日1换，3日为1个疗程。

功效 适用于小儿腹泻。

方 5

|配方| 吴茱萸15克。

|制法| 吴茱萸以水煎，滤渣取汁。

|用法| 温服。

功效 具有调节脾胃的作用，适用于胃痛吐清水、脉沉细者。

方6

|配方| 吴茱萸、盐各60克。

|制法| 将吴茱萸研成粉末，然后与盐拌匀。

|用法| 敷于肚脐和天枢穴上，上面用热水袋烫敷，每日1次，每次30分钟。

功效 适用于各种泄泻。

方7

|配方| 吴茱萸10克，明矾3克，面粉6克，醋适量。

|制法| 将上述两味中药研磨成细末，与面粉拌匀，再用醋调成糊状。

|用法| 敷于病童两足心涌泉穴。

功效 退热，适用于高烧不退而两足厥冷者。

方8

|配方| 吴茱萸30克，白酒90毫升。

|制法| 将吴茱萸放入白酒中浸泡4～6个小时，滤渣取汁，备用。

|用法| 滴几滴药汁在患儿的脐部，再用手掌轻轻按摩脐部10分钟左右，每日2～3次。

功效 暖胃通气，适用于小儿腹胀。

小茴香

别名 谷茴香、茴香、香子。

小茴香来自南欧和西南亚，在欧洲常用于烹调菜肴，是药食两用佳品。后来，小茴香由波斯传入中国，主要分布在我国北方地区，如内蒙古、甘肃、辽宁等地。秋季果实初熟时采割植株，晒干，打下果实，除去杂质即可。小茴香以颗粒均匀、质地饱满、色泽黄绿、芳香浓郁、无柄梗者为佳品。

|性味归经| 性温，味辛；归肝、肾、脾、胃经。

功效主治 散寒止痛，和胃理气。用于寒疝腹痛、睾丸偏坠、痛经、小腹冷痛、脘腹胀痛、食少吐泻、睾丸鞘膜积液等。

服用禁忌 阴虚火旺者慎用。

古籍摘要

《开宝本草》：活血通经，散淤止痛。

《新修本草》：主诸痿，霍乱及蛇伤。

良方精选

方 1

配方 小茴香7枚，元胡、当归、生蒲黄各9克，干姜、川芎、没药、赤芍、五灵脂各6克，桂心3克。

制法 将上药以水煎煮，取汁。

用法 每日1剂，分2次服用。

功效 温经逐瘀止痛，用于少腹积块疼痛或单有积块而不疼痛，或疼痛而无积块，月经一月三五次，接连不断或断而又来，其色或紫或黑，或有血块，兼小腹疼痛者。

方 2

配方 小茴香、肉桂（后下）、当归、制香附、茯苓、枸杞子、川栀子、橘核、生姜各10克，荔枝核15克，沉香5克（后下），大枣10枚。

制法 将上药以水煎煮，取汁。

用法 每日1剂，分2次服用。

功效 暖肝散寒，适用于寒滞肝经型急性前列腺炎。

方 3

配方 小茴香15克，生地黄、丁香、黄精、石斛各10克。

制法 将上述所有中药放入砂锅中加水浸泡30分钟，然后加热煎煮30分钟，倒出药汁，继续在锅中加水，煎煮20分钟后滤渣取汁，将2次煎得的药汁混合。

用法 饭前30分钟服用，早晚各1次，每日1剂，15日为1个疗程。

功效 益气养阴、健脾消食，适用于脾气虚弱型肥胖。

方4

|配方| 小茴香、青皮各15克，黄酒250毫升。

|制法| 将上述配方混合后浸泡3天，取汁。

|用法| 每日2次，每次15～30毫升。

功效 疏肝理气，适用于乳房及小腹胀痛、月经不调。

|备用| 如果无法饮酒，可以用醋代替黄酒。

丁香

别名 公丁香、百结。

丁香是桃金娘科蒲桃属植物丁香的花蕾，在我国主要分布在华北、东北及长江流域。它夏季开花，花为淡紫色，果实呈倒卵形至长椭圆形，以干燥花蕾入药。内服煎汤或入丸、散；外用研末调敷。

性味归经 性温，味辛；归肺、脾、胃、肾经。

功效主治 温中暖肾，降逆助阳。用于呃逆、呕吐、反胃、痢疾、心腹冷痛、阳痿、宫冷等。

服用禁忌 丁香不可见火，畏郁金；热性病及阴虚内热者忌服。

古籍摘要

《本草纲目》：治虚哕，小儿吐泻，痘疮胃虚灰白不发。

《本草正》：温中快气。治上焦呃逆，除胃寒泻痢，七情五郁。

良方精选

方1

|配方| 丁香末适量。

|制法| 每次取1.5克丁香末用开水冲泡。

|用法| 代茶饮，每次1剂。

功效 适用于功能性消化不良。

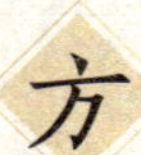
方2

|配方| 丁香3粒，米饭适量。

|制法| 丁香研末同米饭捣成饼。

|用法| 贴小儿肚脐。

功效 适用于小儿夜啼。

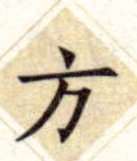
方3

|配方| 丁香、柿蒂、高良姜、甘草各10克。

|制法| 将以上各药研细末。

|用法| 温水冲服，每次1克，每日2～3次。

功效 祛寒止呃，用于胃中寒冷，呃声沉缓有力，遇寒甚，得热减，兼有胃脘痞满、口味淡、舌苔白润、脉象迟缓之寒实证。

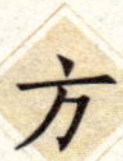
方4

|配方| 丁香、木香、降香、乳香、香附各150～200克。

|制法| 将上述药物研碎成末，过筛，即可装瓶备用。

|用法| 用时首先清洗脐部，然后将五香粉填满脐窝，再外贴伤湿止痛膏，每日1次，7日为1个疗程。

功效 活血行气止痛，适用于带状疱疹。

方5

|配方| 丁香、白矾、土荆皮、大风子、地骨皮、猪牙皂、荆芥、防风、白鲜皮各20克。

|制法| 将上述中药加水煎煮至药汁还剩300毫升，滤渣取汁。

|用法| 用药汁泡脚，每日2次，每次20～30分钟，隔日1剂，6日为1个疗程。

功效 清热化痰、祛风除湿，适用于足癣。

方6

|配方| 丁香9克，川芎6克，白芷、甘草各3克。

|制法| 将以上所有中药研成粉末，炼蜜为桂圆大小的丸子。

|用法| 在睡前将药丸放入口中，含至溶化，每日1丸，连用7日。

功效 香口润喉、健脾益胃、芳香辟秽。

胡椒

别名 玉椒、昧履支、浮椒。

胡椒是胡椒科植物胡椒的干燥成熟果实，原产于印度，常作为香辛调味料使用。在我国主要生产于云南、广东、海南、广西等地，有黑胡椒和白胡椒之分。

性味归经 性热，味辛；归胃、大肠经。

功效主治 温中散寒，下气消痰。用于胃寒所致的呕吐、泄泻、腹胀、腹痛，消化不良，寒痰，咳嗽，肠炎，支气管炎，感冒和风湿病等。

服用禁忌 阴虚火旺者慎用。

古籍摘要

《唐本草》：主下气，温中，去痰，除脏腑中风冷。

《海药本草》：去胃口气虚冷，宿食不消，霍乱气逆，心腹卒痛，冷气上冲，和气。

《本草纲目》：暖肠胃，除寒湿反胃、虚胀冷积，阴毒，牙齿浮热作痛。

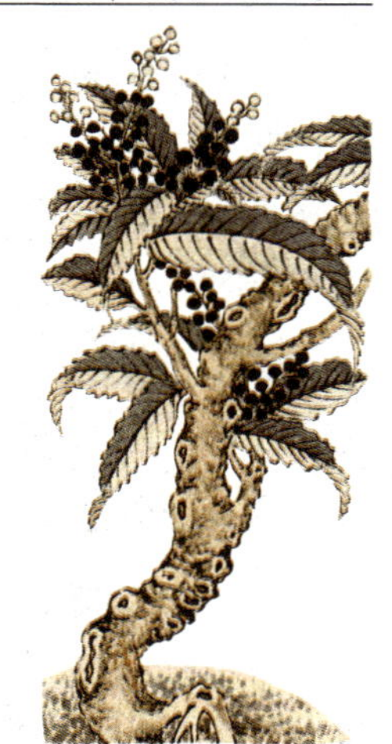

良方精选

方1

配方 白胡椒、半夏各30克。

制法 共研末后制成绿豆大小的药丸。

用法 每次服10丸，每日2次。

功效 适用于慢性胃炎。

方2

配方 黑胡椒6克。

制法 将黑胡椒研成粉末状后用加水煎煮。

用法 趁热浸洗患处，每日2～3次。

功效 适用于冻疮初起未溃。

方3

【配方】胡椒7～10粒，面粉适量。

【制法】胡椒研末，加面粉调成糊状。

【用法】将面糊平摊于纱布或软纸上，敷于患侧阴囊，每日或隔日1次，5次为1个疗程。

【功效】适用于附睾炎。

方4

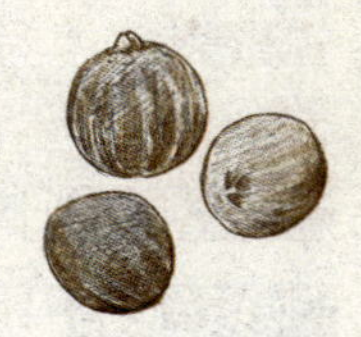

【配方】白胡椒、盐各适量。

【制法】白胡椒与盐混匀。

【用法】取少许混合物塞入龋齿洞内。

【功效】适用于龋齿。

方5

【配方】白胡椒10粒，鸡蛋1枚。

【制法】将白胡椒研为细末，放入打有小孔的鸡蛋内，用纸封孔，以泥包好，烧熟。

【用法】佐餐用。

【功效】适用于寒湿白带。

方6

【配方】胡椒、杏仁、桃仁、糯米、栀子各8粒，鸡蛋1枚（取蛋清）。

【制法】将以上除鸡蛋外的中药一同研成粉末状，调入鸡蛋清，拌匀成糊状，外敷双足涌泉穴（足心），用纱布覆盖，胶布固定，敷至鸡蛋清干为止。

【用法】每日1剂，连敷3日为1个疗程。

【功效】对支气管哮喘有较好的疗效。

方7

【配方】黑胡椒适量。

【制法】将黑胡椒粉研成粉末。

【用法】在晚上睡觉前将黑胡椒粉放入肚脐中填满，在外涂上伤湿止痛膏，每日1次，7日为1个疗程。

【功效】缩尿暖肾，适用于遗尿症。

花椒

别名 川椒、蜀椒、红椒、山椒、大花椒。

花椒是芸香科植物花椒或青椒的果皮，在我国的大部分地区皆可生长，但主要产于四川，秋季采收，晒干。花椒还是中国特有的香料。花椒树果实累累，古时视其为多子多福的象征，并用它祭祀、迎神、驱疫、避邪。

性味归经 性温，味辛；归脾、胃、肾经。

功效主治 杀虫解毒、抑菌、温中止痛。适用于体寒导致的腹泻、腹痛、腹内有虫，同时对大肠杆菌、宋内氏痢疾杆菌、绿脓杆菌、伤寒杆菌、副伤寒杆菌等有抑制作用。

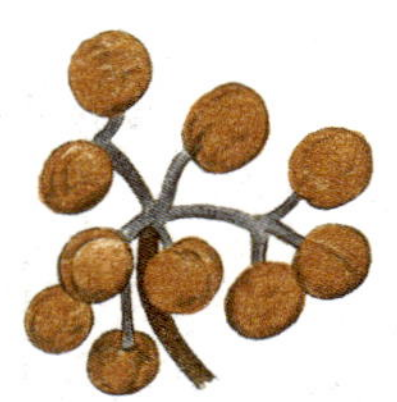

服用禁忌 阴虚火盛者慎用。

古籍摘要

《神农本草经》：主风邪气，温中，除寒痹，坚齿发，明目。主邪气咳逆，温中，逐骨节皮肤死肌，寒湿痹痛，下气。

《本草纲目》：散寒除湿，解郁结，消宿食，通三焦，温脾胃，补右肾命门，杀蛔虫，止泄泻。

良方精选

方1

配方 花椒8粒，桃叶7片。

制法 将花椒研末，与桃叶共捻成团。

用法 在疟疾发作前3小时将药团敷于患者桡动脉搏动处。

功效 清热解毒、祛风杀虫，适用于疟疾。

方2

配方 花椒50克，陈醋250毫升。

制法 花椒放入陈醋内，文火煎煮3～5分钟后滤掉花椒。

用法 用冷醋漱口。

功效 适用于牙痛。

方3

配方 花椒末10克，50°白酒250毫升。

制法 将花椒末浸泡在白酒中，浸泡10日以上，过滤去渣。

用法 用棉球蘸药酒塞于龋洞中。

功效 适用于龋齿牙痛。

方4

配方 花椒10粒，大蒜5～6粒。

制法 花椒炒焦后，碾压成面（粉），然后和大蒜一起捣成糊状。

用法 温水洗净患处，敷上药糊，隔日1次，每次半小时。

功效 适用于水疱型、趾间糜烂型、鳞屑型足癣。

方5

配方 花椒（炒熟）60克，轻粉（微煅）、硫黄（微煅）、枯矾、铜绿（炒）各30克，芝麻油适量。

制法 将以上前5味中药共研细末，用芝麻油调成膏状，备用。

用法 涂抹于患处，每日2次。

功效 解毒杀虫、收湿止痒，适用于脂溢性皮炎。

方6

配方 花椒1克，乌梅5颗。

制法 花椒和乌梅水煎，滤渣取汁。

用法 内服。

功效 适用于蛔虫病。

方7

配方 花椒10克，乌梅10个，黄连9～10克，甘草6克。

制法 将上药以水煎煮，取汁。

用法 每日1剂，分2次服用。

功效 具有驱蛔虫的作用。

方8

配方 花椒100克，大枣30克，干姜25克。

制法 将上述中药加水500毫升，文火煎煮至剩250毫升。

用法 每日1剂。

功效 止痛温中，适用于小腹冷痛、寒性痛经、四肢冰冷者。

第八章 理气传世良方

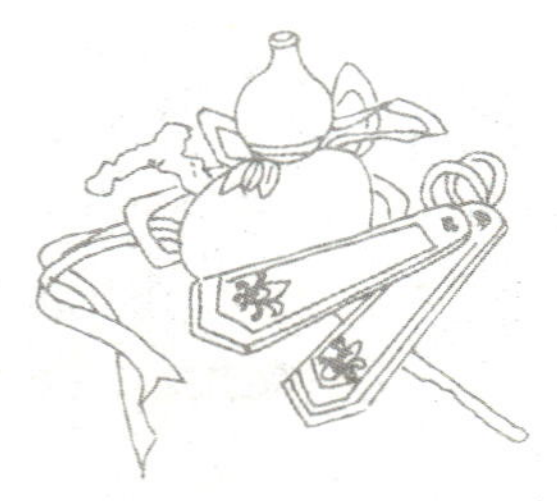

陈皮

别名 贵老、橘皮、红皮、黄橘皮。

陈皮为芸香科植物福橘或朱橘等多种橘类的果皮，10月以后采摘成熟果实，剥取果皮，阴干或晒干，主产于广东、福建等地，尤以广东新会柑、广东四会茶枝柑的柑皮最为道地。内服煎汤或入丸、散。

性味归经 性温，味辛、苦；归肺、脾经。

功效主治 理气健脾，燥湿化痰。用于脾胃气滞引起的腹胀痞满、恶心呕吐，脾胃虚弱引起的消化不良，以及痰湿内停引起的咳嗽痰多等。

服用禁忌 气虚体燥、阴虚燥咳者忌用；吐血及内有实热者慎用；多服、久服陈皮易损伤元气。

古籍摘要

《本草纲目》：其至百并总是取其理气燥湿之功，同补药则补，同泻药则泻，同升药则升，同降药则降。脾乃元气之母，肺乃摄气之要，故橘皮为二经气分之要，但随所配而补泻升降也。

良方精选

方1

配方 陈皮10克，红糖适量。

制法 陈皮洗净，放入杯内开水沏，将盖子盖严保温，使陈皮味道进入水中，过滤后取汁。

用法 加红糖调匀即可服用。

【功效】适用于胸腹胀满、食欲不振、消化不良、呕吐、咳嗽痰多等病症。

方2

【配方】陈皮、延胡索各10克，蒲公英、白芍、丹皮、青皮各9克，川楝子、栀子各6克，黄连5克。

【制法】将上药以水煎煮，取汁。

【用法】每日1剂，分3次服用。

【功效】本方可疏肝清胃，适用于肝胃郁热所致的慢性胃炎。

方3

【配方】陈皮、红花、香附各15克，当归、防风、荆芥各10克。

【制法】将上述所有中药放入砂锅中加水浸泡30分钟，然后文火煎煮30分钟，倒出药汁，继续在锅中加水，煎煮40分钟后滤渣取汁，将2次煎得的药汁混合。

【用法】早晚各服1次，每日1剂，3个月为1个疗程。

【功效】祛斑活血、理气疏肝，适用于肝气郁滞型黄褐斑。

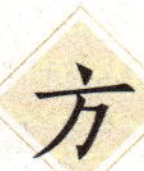

方4

【配方】陈皮、白术、茯苓、党参各6克。

【制法】将上药以水煎煮，取汁。

【用法】每日1剂，分2次服用。

【功效】健脾和胃。对脾虚型厌食有一定的疗效，症状表现为面色苍黄，形体消瘦，不思饮食，好卧懒动，疲倦少语，大便稀不成形，舌质淡，苔少，脉细弱无力。

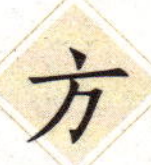

方5

【配方】陈皮、川椒、枯矾、白芷各6克，冰片0.5克。

【制法】将以上除冰片外的中药共研细末，再加入冰片，研成极细末，装入小瓶中备用。

【用法】将腋臭部位用温水洗净，擦干，用细纱布撒上药末，在腋窝处揉擦按摩，每日2～3次，10日为1个疗程。

功效 可有效缓解腋臭。

方 6

配方 陈皮50克，白酒500毫升。

制法 陈皮泡白酒中，7日后饮服。

用法 每次1小杯，每日3次。

功效 对消化不良有一定的作用。

枳实

别名 枸头橙、香橙。

枳实为芸香科植物酸橙及其栽培变种或甜橙的干燥幼果，一般每年5～6月收集自然落地的果实，除去杂质，自中部横切开，晒干或低温干燥，较小者直接晒干或低温干燥，主产于江西、福建、湖南等地，尤以江西所产枳实（亦称“江枳实”）质量最佳。内服煎汤或入丸、散；外用研末调涂或炒热熨。

性味归经 性温，味苦、辛、酸；归脾、胃、大肠经。

功效主治 破气消积，化痰散痞。适用于食积不化引起的痞满腹胀、嗳气、大便不通，湿热积滞引起的泻痢后重，痰滞气阻引起的胸痹、心下痞满等，以及胃下垂、子宫脱垂、脱肛等。

服用禁忌 脾胃虚弱、体虚久病者及孕妇慎用。

古籍摘要

《用药心法》：枳实，洁古用去脾经积血，故能去心下痞，脾无积血，则心下不痞。

《本草衍义》：枳实、枳壳，一物也。小则其性酷而速，大则其性和而缓。故张仲景治伤寒仓卒之病，承气汤中用枳实，此其意也；皆取其疏通、决泄、破结实之义。他方但导败风壅之气，可常服者，故用枳壳，其意如此。

良方精选

方 1

|配方| 枳实4枚，薤白250克，厚朴200克，桂枝50克，瓜蒌实1枚（捣碎）。

|制法| 以水5升，先煮枳实、厚朴，煎至2升，去渣，再放入剩余中药，煮数沸。

|用法| 每日1剂，分3次温服。

功效 下气祛痰，可用于冠心病的辅助治疗。

方 2

|配方| 枳实、连翘、黄芩各42克，白蔹、升麻、芒硝、漏芦各28克，栀子20颗，猪油100毫升。

|制法| 将上述除猪油外的配方一同研成粉末，加入水600毫升，拌匀后静置半天，再加猪油煎煮，滤渣。

|用法| 每日4～5次，用药汁擦涂患处，7日为1个疗程。

功效 清热解毒，消肿祛湿，适用于疱疹。

方 3

|配方| 枳实、青皮、木香、槟榔、黄连、沙参、石斛、麦门冬各12克，大黄9克，沉香6克。

|制法| 将上药以水煎煮，取汁。

|用法| 每日1剂，分2次服用。

功效 理气养阴，清热导滞，适用于糖尿病合并胃痛者。

|备注| 饮食伤胃者加莱菔子、焦三仙、鸡内金、清半夏；肝气犯胃者加郁金、川楝子、吴茱萸；胃阴不足者加生地黄、玄参、天花粉、白芍。

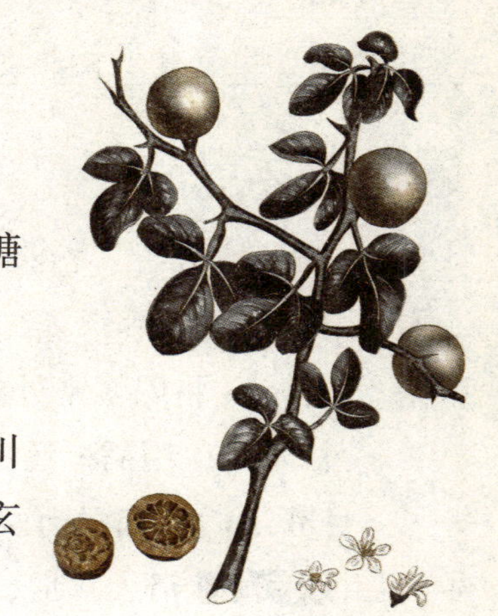

沉香

别名 蜜香、沉水香。

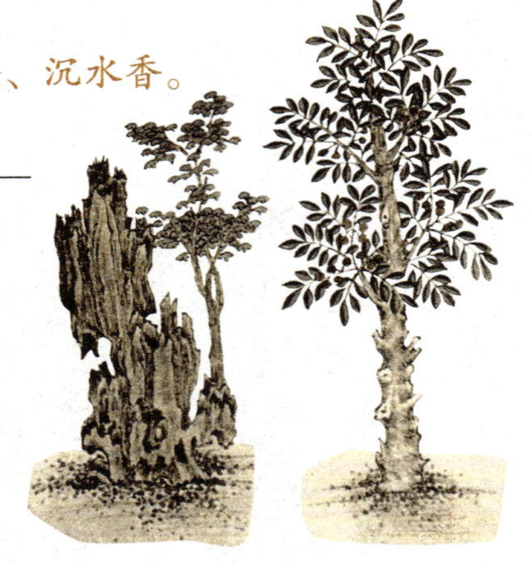

双子叶植物药瑞香科乔木植物沉香或白木香在受到自然界的伤害（如雷击、风折、虫蛀等）或受到人为破坏以后，在自我修复的过程中分泌出的油脂受到真菌的感染所凝结成的树脂及其周围的木材合称沉香。沉香主产于印度、东南亚等地，内服煎汤（宜后下），磨汁冲服或入丸、散，宜研末冲服，一般不作煎剂。

性味归经 性微温，味辛、苦；归脾、胃、肾经。

功效主治 行气止痛，温中止呕，纳气平喘。用于气逆喘息、呕吐呃逆、脘腹胀痛、腰膝酸冷、小便气淋、男子精冷等病症。

服用禁忌 阴亏火旺、气虚下陷者慎服。

古籍摘要

《日华子本草》：调中，补五脏，益精壮阳，暖腰膝，去邪气。止转筋、吐泻、冷气，破症癖，（治）冷风麻痹，骨节不任，湿风皮肤痒，心腹痛，气痢。

《珍珠囊》：补肾，又能去恶气，调中。

良方精选

方1

配方 沉香、檀香各25克，茶叶50克，甘草10克，麝香、冰片各1克，糯米适量。

制法 将除糯米外的所有中药研成粉末状，然后在糯米中加水煮成糯米汤，用糯米汤将药粉制成药丸。

用法 可以直接食用，半个月为1个疗程。

功效 清火解毒、生津润燥，可用于香口润喉。

方2

【配方】沉香90克，零陵香、丁香、麝香各45克，藿香、紫丁香各15克，熏陵香、甘松香各6克，檀香、甲香各3克。

【制法】将上述配方过筛，用蜜和匀，用熏衣瓶装。

【用法】放于衣柜或者衣服口袋。

功效 本方可令衣香。

方3

【配方】沉香、丁香各20克，生姜450克，甘草100克，大枣适量（洗净去核）。

【制法】将所有材料共研成粗末，调匀，备用。

【用法】每次取药粉15～25克，加水煎煮后温服或者泡水代茶饮，每日数次。

功效 补脾养血、健胃安神。

方4

【配方】沉香、丁香各15克，生姜500克，大枣10枚（去核），茴香粉、盐各适量。

【制法】将生姜、大枣、丁香、沉香捣为粗末，加茴香粉、盐调匀，备用。

【用法】每日煎服或用开水泡服，每次10～15克。

功效 有助调气血、润皮肤。

檀香

别名 白檀香、黄檀香、真檀。

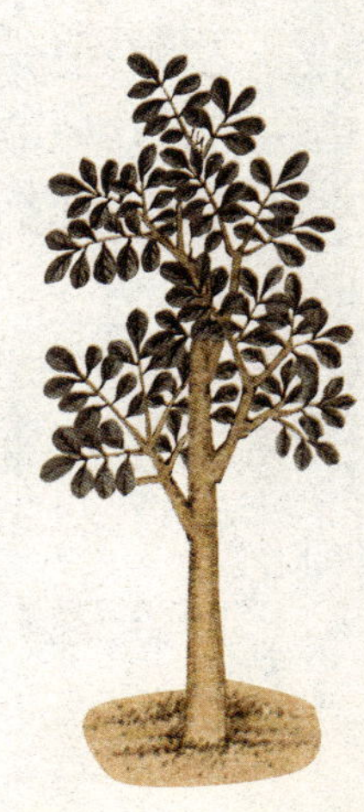

檀香为檀香科植物常绿小乔木檀香树干的心材，一年四季均可采伐，以夏季采得者质量为最佳。采后切小段，除去边材，入药。内服煎汤（后下）或入丸、散；外用磨汁涂。

性味归经 性温，味辛；归肺、心、脾、胃经。

功效主治 理气温中，散寒止痛。用于寒凝气滞引起的胸痛、腹痛、胃痛等，以及胃寒食少、呕吐清水、冠心病等。

服用禁忌 阴虚火旺或气热出血者忌用。

古籍摘要

《本草纲目》：白檀辛温，气分之药也，故能理卫气而调脾肺，利胸膈。紫檀咸寒，血分之药也，故能和营气而消肿毒，治金疮。

《本草经疏》：紫真檀，主恶毒风毒。凡毒必因热而发，热甚则生风，而营血受伤，毒乃生焉。此药咸能入血，寒能除热，则毒自消矣。弘景以之敷金疮、止血止痛者，亦取此意耳。宜与番降真香同为极细末，敷金疮良。

良方精选

方1

配方 檀香、红花各5克，红糖30克，绿茶2克。

制法 沸水冲泡檀香、红花、绿茶，加盖焖5分钟，最后加红糖拌匀即可。

用法 温饮。

功效 活血化瘀，适用于月经量少、小腹胀痛、经色紫暗有血块者。

方2

配方 檀香100克，橙皮、陈皮各300克，葛花、绿豆花各150克，人参、豆蔻仁各50克，盐适量。

制法 将上述材料加水煎煮，滤渣取汁。

用法 温服。

功效 健脾醒酒。

方3

配方 檀香200克，石膏、红花、甘草、丁香、北沙参各100克。

制法 将上述中药加水煎煮，滤渣取汁。

用法 温服。

功效 适用于肺热咳嗽、痰中带脓。

川楝子

别名 苦楝子、金铃子、川楝实。

川楝子是楝科落叶乔木植物川楝的成熟果实，在我国长江以南的大部分地区均可生长，但是以四川生长者为佳。在果实成熟、果皮变黄后采摘，去除杂质后晒干，炒用或者生用。储存时要注意防潮。

性味归经 性寒，味苦；有小毒；归肝、胃、小肠、膀胱经。

功效主治 疏肝热，杀虫，行气止痛。适用于腹内有虫、腹部胀痛、肝郁化火等。

服用禁忌 不宜大量服用；脾胃虚寒者慎用。

古籍摘要

《神农本草经》：主温疾、伤寒太热烦狂，杀三虫疥疡，利小便水道。

《珍珠囊》：主上下部腹痛，心暴痛。

《药性论》：主人中大热，狂，失心躁闷，作汤浴。

良方精选

方1

配方 川楝子150克，粳米适量。

制法 川楝子用粳米适量拌炒成炭，研粉过筛。

用法 每次服1.5克，每日3次。

功效 适用于急慢性肠炎。

方2

配方 川楝子、金银花各20克，龙胆草15克，甘草12克，泽泻、栀子、黄芩、当归、生地黄、车前子（包煎）、木通各10克，柴胡6克。

制法 将上述所有中药加水煎煮30分钟，滤渣取汁。

用法 温服。

功效 清热祛湿、解毒消肿，适用于大便不畅、小便不利、发热、睾丸胀痛者。

方3

【配方】川楝子100克。

【制法】川楝子放入锅中，加水3升，武火煎30分钟后，滤出药液。

【用法】每次坐浴20～30分钟，每日2次，每日1剂。

功效 适用于阴道炎。

方4

【配方】川楝子15克，乳香、没药各12克，三棱、莪术各9克，甘草3克。

【制法】将上药以水煎煮，取汁。

【用法】每日1剂，分2次服用。

功效 理气活血止痛，用于肝气郁结、血瘀不行所致两胁胀满、心腹作痛者。

方5

【配方】川楝子30克。

【制法】川楝子砸碎，水煎2次，2次煎的药汁混合。

【用法】分早、晚2次服用，每日1剂。

功效 适用于慢性泌尿系感染。

乌药

别名 天台乌药、铜钱树、鳑魮树、白背树。

乌药是樟科植物乌药的根，主要生产于我国江苏、安徽、浙江、陕西等地，在一年四季均可采挖，去除杂质，切片后晒干，麸炒用或者生用。

【性味归经】性温，味辛；归肺、脾、肾、膀胱经。

【功效主治】散寒止痛，行气暖肾。适用于寒气凝滞所致的腹痛、胸痛，尿频，遗尿等。

【服用禁忌】气虚内热者及孕妇慎用。

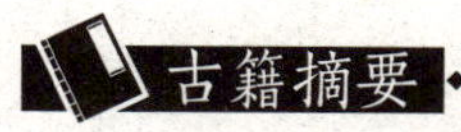

古籍摘要

《本草通玄》：理七情郁结，气血凝停，霍乱吐泻，痰食稽留。

《本草纲目》：治中气，脚气，疝气，气厥头痛，肿胀喘息，止小便数及白浊。

《玉楸药解》：破瘀泄满，止痛消胀。

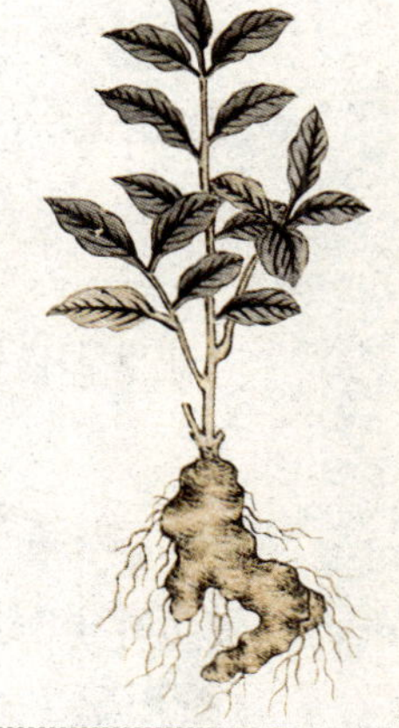

良方精选

方1

【配方】乌药3克。

【制法】乌药加水煎煮，滤渣取汁。

【用法】温服。

【功效】适用于小儿腹痛啼哭不宁。

方2

【配方】乌药、生大黄、升麻、川芎、神曲各2克，麻黄1克，地龙1条。

【制法】将以上7味中药共捣烂，备用。

【用法】敷于脐部，然后用消毒纱布覆盖，再用胶布固定。

【功效】清热解毒、通络止痉，适用于小儿痘疹热毒炽盛，或有动风之象者。

方3

【配方】乌药、五灵脂各12克，鹿角霜、没药、白芥子、麻黄各9克，艾叶、肉桂各6克。

【用法】将上述材料用水煎服。

【功效】暖宫祛寒、化瘀散结，用于子宫肌瘤，月经后期或淋漓不净。

方4

【配方】乌药、枸杞子、菟丝子、五味子、覆盆子、车前子、益智仁、炙龟板各12克。

【制法】将上药以水煎煮，取汁。

【用法】每日1剂，分2次服用。

【功效】本方能补益肾气，适用于阴阳两虚所致的不孕症。

方5

【配方】乌药、当归、续断各12克，元胡、制乳没各10克，地龙、苏木、桃仁、土鳖各9克，甘草6克，麻黄、黄柏各3克。

【制法】将上药以水煎煮，取汁。

【用法】每日1剂，分2次饭前服用。

功效 活血通络、调补肝肾，用以辅助治疗腰肌劳损，症见气血留滞、经络受阻、肝肾不足等。

方6

【配方】乌药、败酱草、桃仁、橘核、小茴香各10克，白芍12克，黄芩、柴胡、枳壳各9克，炙甘草6克。

【制法】将上述药材加水煎煮半个小时，滤渣取汁。

【用法】温服。

功效 适用于睾丸炎。

荔枝核

别名 荔仁、枝核、大荔核。

荔枝核主产于福建、广东、广西等地，属于无患子科常绿乔木植物荔枝树的成熟种子，是一种常用药，一般夏季采摘成熟果实，除去果皮及肉质假种皮，晒干；或将荔枝核捣碎，用盐水拌匀，焖润，再用文火加热炒干。现代研究发现，荔枝核中主要含有皂苷、鞣质、挥发油、甘氨酸等营养物质。

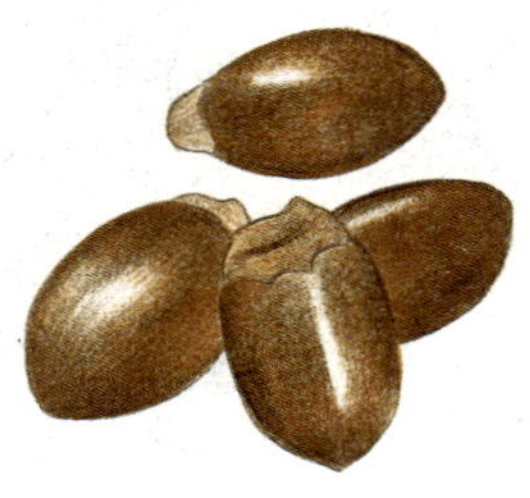

【性味归经】性微温，味辛、微苦；归肝、肾经。

【功效主治】行气散结，散寒止痛。用于寒疝腹痛，睾丸肿痛，以及肝气郁结引起的胃痛、痛经或产后腹痛等。

【服用禁忌】无寒湿气滞者忌用。

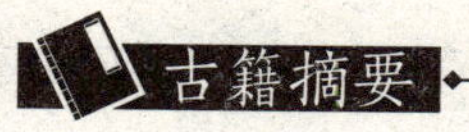

《本草纲目》：行散滞气，治颓疝气痛，妇人血气痛。

《本草备要》：入肝肾，散滞气，辟寒邪，治胃脘痛，妇人血气痛。

良方精选

方1

【配方】荔枝核适量。

【制法】荔枝核烘干研末。

【用法】餐前30分钟温水送服，每次10克，每日3次。

【功效】适用于中老年无并发症的2型糖尿病。

方2

【配方】荔枝核30克，蜂蜜20克。

【制法】将荔枝核敲碎，放入砂锅，加适量水，浸泡片刻后，煎煮半小时，去渣取汁，趁温热调入蜂蜜拌匀。

【用法】分2次早晚服用。

【功效】适用于各类慢性盆腔炎。

方3

【配方】荔枝核（盐水炒）10枚，马兰鲜根60克。

【制法】将上述中药加水煎煮，滤渣取汁。

【用法】每日1剂，分3次服用，连用5日。

【功效】利尿凉血、行气止痛、清热解毒，适用于睾丸炎。

方4

【配方】荔枝核适量。

【制法】将荔枝核焙干后研成粉末状。

【用法】外敷。

【功效】适用于外伤出血。

方5

【配方】荔枝核、香附子各60克。

【制法】将上述中药一同研成粉末状。

【用法】温酒送服，每日2～3次，每次6克。

【功效】适用于气滞型痛经。

香附

别名 莎草、香附子、雷公头。

香附为莎草科植物莎草的根茎。一般在秋季采挖，洗净，燎去毛须，置于沸水中略煮或蒸透，晒干，或燎后直接晒干；或用米醋拌香附片，浸润至透，用文火炒干，放凉，即为醋香附。醋香附止痛效力更强。

性味归经 性平，味辛、微苦、微甘；归肝、脾、三焦经。

功效主治 疏肝理气，调经止痛。适用于肝郁气滞引起的胸、胁、腹胀痛，肝气郁结引起的乳房胀痛、月经不调、闭经，寒滞肝脉引起的疝气疼痛、痛引少腹等。

服用禁忌 气虚无滞、阴虚或血热者忌用。

古籍摘要

《本草纲目》：散时气寒疫，利三焦，解六郁，消饮食积聚，痰饮痞满，胕肿，腹胀，脚气，止心腹、肢体、头、目、齿、耳诸痛，痈疽疮疡，吐血，下血，尿血，妇人崩漏带下，月候不调，胎前产后百病。

良方精选

方1

配方 香附、焦艾叶、延胡索各10克，川芎、当归各6克。

制法 将上述中药加水煎煮30分钟，滤渣取汁。

用法 温服。

功效 适用于产后恶露不下。

方2

配方 香附、杏仁、木贼各10克，薏苡仁20克，麻黄12克，炮山甲（代）、炙甘草各6克。

制法 将上述中药加水煎煮，滤渣取汁。

用法 每日1剂，分2次服用。

功效 祛风除湿，清热疏肝，适用于扁平疣。

方3

【配方】生香附80克。

【制法】生香附水煎至适量，滤渣取汁。

【用法】不拘时内用，1月为1个疗程，连用3个疗程。

功效 适用于尿路结石。

方4

【配方】香附30克。

【制法】香附加水300毫升，煎至200毫升，1剂煎2次，然后将2次煎的药液和匀。

【用法】每日1剂，分3次顿服。

功效 行气解郁、化滞止痛，适用于急性膀胱炎。

方5

【配方】香附、玫瑰花、泽兰、丹参、桃仁、红花各10克。

【制法】将上述所有中药放入砂锅中加水浸泡30分钟，然后文火煎煮30分钟，倒出药汁，继续在锅中加水，煎煮40分钟后滤渣取汁，将2次煎得的药汁混合。

【用法】每日1剂，分2次服用，15日为1个疗程。

功效 理气活血化瘀，适用于肝郁气滞型黄褐斑。

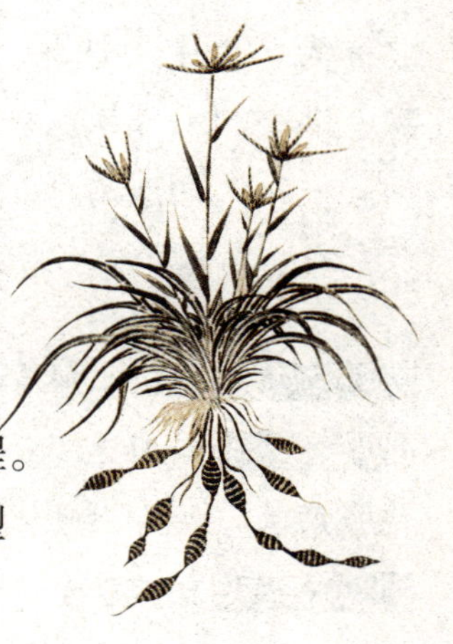

方6

【配方】香附、柴胡各30克，川芎15克。

【制法】将上述中药研成粉末。

【用法】每日3次，每次0.6～1克，温开水送服。

功效 适用于耳鸣耳聋。

方7

【配方】香附、柴胡、薄荷、甘草各6克，白芍12克。

【制法】将上述所有中药放入砂锅中加水浸泡30分钟，然后文火煎煮30分钟，倒出药汁，继续在锅中加水，煎煮40分钟后滤渣取汁，将2次煎得的药汁混合。

|用法| 每日1剂，分2次服用，15日为1个疗程。

功效 疏肝解郁，适用于肝郁气滞型黄褐斑。

佛手

别名 佛手柑、佛手香橼、五指柑。

佛手的生长习性对环境条件的要求并不算高，一般在南方地区种植都很适宜。佛手主产于广东、福建、浙江、江西、广西、四川、云南等地。被称为“果中之仙品，世上之奇卉”，雅称“金佛手”。属于芸香科植物，佛手的干燥果实可以入药，一般秋季果实尚未变黄或变黄时采收，晾晒3～5日，切成薄片，晒干或低温干燥。现代研究发现，佛手主要含有香豆素类、黄酮类、三萜类、挥发油等物质。

性味归经 性温，味辛、苦；归肝、脾、胃、肺经。

功效主治 疏肝理气，和胃止痛，化痰。用于肝郁气滞引起的胸胁胀痛、脘腹痞满、食少呕吐等，以及咳嗽日久痰多，兼胸闷作痛等。

服用禁忌 阴虚火旺、气虚或无气滞者慎用。

古籍摘要

《本草纲目》：煮酒饮，治痰气咳嗽。煎汤，治心下气痛。

《本经逢原》：专破滞气。治痢下后重，取陈年者用之。

良方精选

方1

|配方| 鲜佛手15克（干品用6克）。

|制法| 鲜佛手加开水冲泡。

|用法| 代茶频饮。

功效 理气解郁。

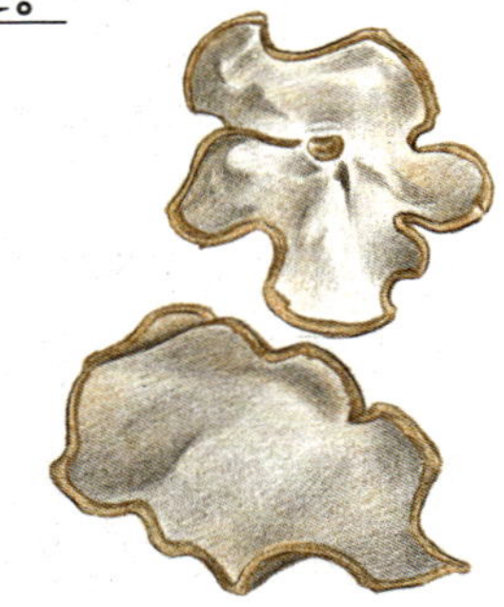

方 2

【配方】佛手10克，玫瑰花6克。

【制法】佛手与玫瑰花用沸水冲泡取汁。

【用法】代茶饮。

功效 理气解郁，调和肝胃。适用于肝胃不和、胁肋胀痛、胃脘疼痛、嗳气少食。

方 3

【配方】佛手、蜂蜜各适量。

【制法】佛手切碎，与蜂蜜共调匀。

【用法】每日以少许含口中，慢慢嚼细，缓缓咽下。

功效 适用于肺心病咳喘。

方 4

【配方】佛手、黄花菜各30克。

【制法】将上述配方加水煎煮。

【用法】调味后饮用，每日1～2次，连用10～15日。

功效 适用于视神经萎缩。

玫瑰花

别名 刺玫花、徘徊花、笔头花、湖花、�蕾花。

玫瑰属于蔷薇科直立灌木植物，具有甜美的香气，是食品、化妆品香气的主要添加剂。玫瑰花主产于江苏、浙江、福建、山东、河北等地。按照我国的分类标准，真正意义上的玫瑰栽培品种全世界有200～300个。其花蕾可入药，一般春末夏初花将开放时分批采收，用文火及时让其变干燥。

性味归经 性温，味甘、微苦；归肝、脾经。

功效主治 理气而不辛燥，和血而不破血，缓和理气。用于肝胃不和引起的胁痛、胃痛，肝郁气滞引起的月经不调、经前乳房胀痛等，以及跌打损伤所致的瘀血疼痛。

服用禁忌 阴虚火旺者忌用。

古籍摘要

《本草纲目拾遗》：和血，行血，理气，治风痹。

《本草正义》：香气最浓，清而不浊，和而不猛，柔肝醒胃，流气活血，宣通窒滞而绝无辛温刚燥之弊，断推气分药之中，最有捷效而驯良者，芳香诸品，殆无其匹。

《食物本草》：主利肺脾、益肝胆，食之芳香甘美，令人神爽。

良方精选

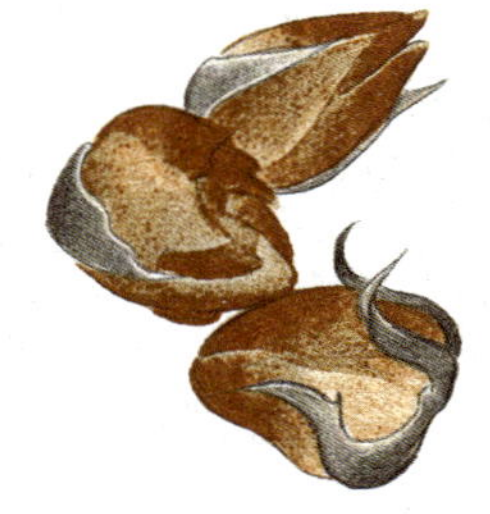

方1

配方 玫瑰花15克，黄酒100毫升。

制法 玫瑰花与黄酒煎汁。

用法 擦洗患处。

功效 可用于缓解跌打损伤瘀肿疼痛症状。

方2

配方 玫瑰花（鲜品）30克，藕粉60克，白砂糖15克。

制法 玫瑰花洗净，撕成瓣状；藕粉用凉水调散。锅内加入300毫升清水，先用武火烧沸，再将藕粉徐徐倒入，然后加入白砂糖、玫瑰花即成。

用法 饮汤。

功效 活血化瘀，适用于女性由于血瘀而造成的肤色暗淡、粉刺、色斑等症状。

方3

配方 玫瑰花6克，金橘饼半块。

制法 玫瑰花洗净，阴干；金橘饼切碎，一同放入杯中，用沸水冲泡，拧紧杯盖，闷15分钟即可。

用法 饮茶食花、饼，一般可冲泡3～5次，当日用完。

功效 疏肝理气、解郁消胀，适用于肝郁气滞引起的经前乳胀。

方4

【配方】玫瑰花35克，冰糖适量。

【制法】玫瑰花洗净晾干，放入碗内，加入冰糖和水，放入笼内，用碟子盖好，蒸15分钟，出笼即成。

【用法】1次服用。

功效 理气解郁、和血散瘀，适用于肝胃气痛、吐血、月经不调等病症。

方5

【配方】枸杞子、玫瑰花各15克，大枣3～5枚。

【制法】开水冲泡。

【用法】温饮。

功效 理气解郁、活血散瘀。

【备注】气血兼肾虚者可用此方，单肾虚者可去大枣，单气虚者可去枸杞子。

方6

【配方】玫瑰花30克。

【制法】将玫瑰花入杯中，用沸水冲泡，加盖闷10分钟即可。

【用法】温饮。

功效 促进血液循环、消除疲劳、保护肝脏和胃肠、养颜美容。

方7

【配方】玫瑰花瓣10朵，白砂糖少许。

【制法】玫瑰花瓣放入沸水中冲泡，加入白砂糖调味。

【用法】代茶饮。

功效 理气解郁、舒肝健脾，适用于肝气郁结两胁疼痛、恶心呕吐和消化不良等。

方8

【配方】玫瑰花适量。

【制法】玫瑰花去蒂，焙干研细末。

【用法】黄酒送服，每次1.5克，每日2～3次。

功效 可改善赤白痢。

薤白

别名 野薤、野葱、薤白头。

薤白属于百合科多年生草本植物小根蒜和薤的地下鳞茎，主要生产于浙江、江苏等地，一般每年5月采挖，去苗，洗净，晒干，生用。内服煎汤或入丸、散；外用捣敷或捣汁涂。

性味归经 性温，味辛、苦；归肺、胃、大肠经。

功效主治 行气导滞，通阳散结。用于气滞引起的泻痢里急后重；用于寒痰湿浊凝滞引起的胸闷疼痛、咳喘等；用于胸痹；用于胸腹胀满、泻痢后重；也可用于女性赤白带下。

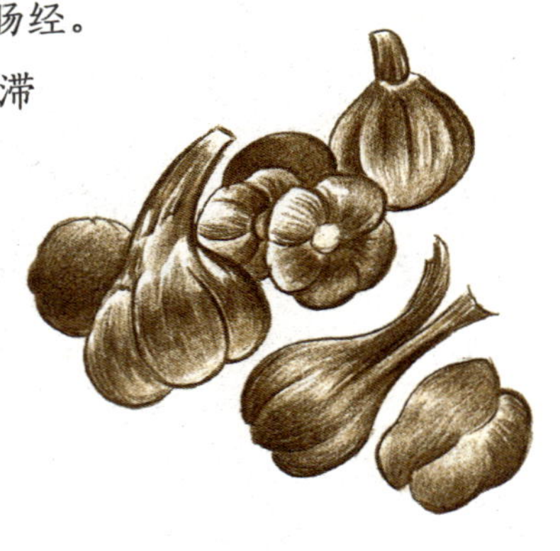

服用禁忌 脾胃虚弱、阴虚或发热者慎用；溃疡者忌用；胃气虚寒者不宜多用。

古籍摘要

《唐本草》：白者补而美，赤者主金疮及风。

《本草拾遗》：调中，主久利不瘥，大腹内常恶者，但多者食之。

《本草纲目》：治少阴病厥逆泄痢及胸痹刺痛，下气散血，安胎。温补助阳道。

良方精选

方 1

配方 薤白、瓜蒌各12克，丹参、黄耆、百合各15克，酸枣仁、远志、半夏、炙甘草各9克，黄连6克。

制法 将上述中药加水煎煮，滤渣取汁。

用法 每日1剂。

功效 适用于儿童病毒性心肌炎心室早搏的辅助治疗。

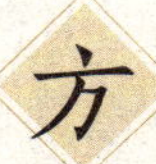

方2

【配方】薤白1把，粳米适量。

【制法】将上述配方加水煮成粥。

【用法】每日1剂。

功效 适用于赤白痢下的辅助治疗。

方3

【配方】薤白、粳米粉、蜂蜜各适量。

【制法】将薤白捣碎成泥状，加粳米粉、蜂蜜制成饼，烤熟。

【用法】食饼，不超过96克。

功效 适用于小儿疳痢。

方4

【配方】薤白1000克，当归125克。

【制法】将上述中药加水5000毫升，煮至还剩药汁2000毫升，滤渣，取汁。

【用法】每日1剂，分3次服用。

功效 适用于妊娠胎动、腹内冷痛者。

方5

【配方】薤白10克，面粉60克，鸡蛋8枚，蜜蜡适量。

【制法】薤白捣碎，加面粉和鸡蛋和成面饼，用蜜蜡煎熟。

【用法】每日2次，空腹食用。

功效 适用于赤白痢下、里急后重者的辅助治疗。

方6

【配方】薤白、白砂糖各适量。

【制法】将薤白研成粉末状。

【用法】每日3次，每次3克，白砂糖水送服。

功效 适用于慢性支气管炎。

方7

【配方】薤白鲜苗适量。

【制法】薤白鲜苗洗净，揉软。

【用法】用薤白鲜苗擦拭胸、背、四肢，注意擦时要避风。

功效 适用于麻疹不透。

第九章

消食传世良方

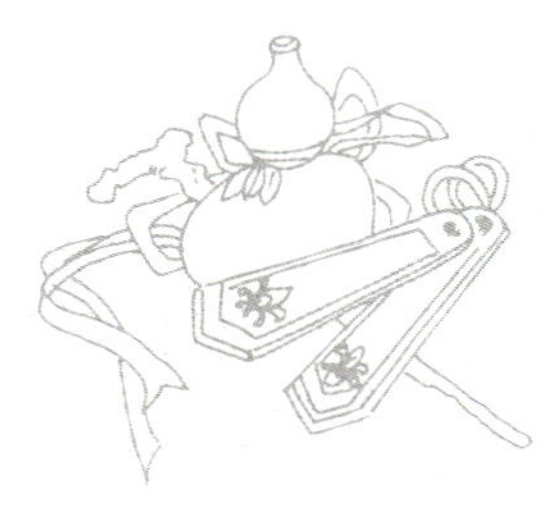

山楂

别名 红果、棠棣、绿梨、山里红。

山楂属蔷薇科落叶灌木或小乔木植物，主产于浙江、江苏、安徽、湖北、贵州、河南、广东及东北三省等地。药用部位为野山楂或山楂的成熟果实。一般在秋末冬初时采收，切片，干燥，也可直接干燥，生用；用文火炒至颜色变深，即为炒山楂；用文火炒至表面焦褐色，即为焦山楂；用文火炒至表面焦黑色、里面黄褐色，即为山楂炭。炮制方法不同，作用便不同，如散淤止痛用生品、消食化积服炒品等。

性味归经 性微温，味酸、甘；归脾、胃、肝经。

功效主治 消食化积、行气散瘀。适用于饮食积滞、癥瘕积聚、腹胀痞满、瘀阻腹痛、痰饮、泄泻、肠风下血、女性产后恶露不尽等。

服用禁忌 脾胃虚弱者及孕妇应慎服；不宜与海鲜、人参、柠檬同食；胃酸过多、胃溃疡、十二指肠溃疡和龋齿者忌食；服用滋补药品时忌服。

古籍摘要

《本草纲目》：山楂化饮食，消肉积、癥瘕、痰饮痞满吞酸，滞血胀痛。

《随息居饮食谱》：醒脾气，消肉食，破瘀血，散结消胀，解酒化痰，除疳积，止泻痢。

良方精选

方 1

【配方】山楂、益母草各15克，冰糖适量。

【制法】将益母草、山楂一同放入砂锅内，加适量水，武火煮沸后文火煎20分钟，去渣入冰糖溶化。

【用法】代茶饮。

功效 活血化瘀、温经通络，适用于血瘀不孕者。

方 2

【配方】山楂15克，玫瑰花9克。

【制法】玫瑰花洗净，山楂洗净切片，共放入杯中，冲入沸水，闷泡5～10分钟。

【用法】代茶饮。

功效 疏肝理气、活血化瘀，适合面部痤疮、色斑、皮肤瘙痒及中医辨证为气滞血瘀者服用。

方 3

【配方】生山楂10克，橘饼7个，蜂蜜15克。

【制法】将生山楂、橘饼放入沸水中泡之，待茶温热时，再调入蜂蜜。

【用法】代茶频饮之。

功效 适用于乳腺增生。

方 4

【配方】山楂、鸡内金各30克。

【制法】将鸡内金、山楂一起碾成细末。

【用法】每次2～3克，每日2次，用温开水送服。

功效 适用于闭经。

方 5

【配方】山楂片500克，白酒适量。

【制法】将山楂片浸入白酒1周，密封瓶口。

【用法】连服数日。

功效 适用于痛经气滞血瘀者。

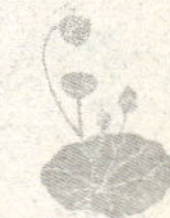

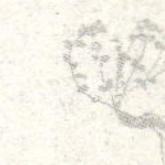

方6

【配方】山楂90克。

【制法】山楂水煎，滤渣取汁。

【用法】分3次服，7日为1个疗程。

功效 适用于急性肾炎的辅助治疗。

方7

【配方】山楂肉（炒黑）。

【制法】山楂肉研成细末，水煎。

【用法】每次服15克，每日2次。

功效 适用于肉食积滞。

方8

【配方】鲜山楂适量。

【制法】山楂捣烂，取汁。

【用法】用汁涂擦患处，每日3次。

功效 适用于银屑病。

方9

【配方】山楂100克，丹参60克。

【制法】将上述中药研成粉末后平均分成20份。

【用法】饭前2小时温水冲服，每次1份，每日1次。

功效 降血脂。

方10

【配方】山楂90克。

【制法】山楂炒热捣烂。

【用法】敷患处。

功效 适用于冻疮初起未溃。

方11

【配方】山楂30克，佛手15克。

【制法】将上述中药加水煎煮，滤渣取汁。

【用法】每次7毫升，每日2次，连用1周。

功效 清热解毒化瘀，适用于湿热所致的盆腔炎。

神曲

别名 六曲、健曲、六神曲、酒曲。

神曲为辣蓼、青蒿、杏仁等药加入面粉或麸皮混合后，经发酵而形成的曲剂，在全国范围内均有生产。内服多煎汤或研末后入丸、散。

性味归经 性温，味甘、辛；归脾、胃经。

功效主治 健脾和胃，消食调中。适用于胸痞腹胀、呕吐泻痢、宿食积滞、产后瘀血腹痛、小儿腹大坚积等。

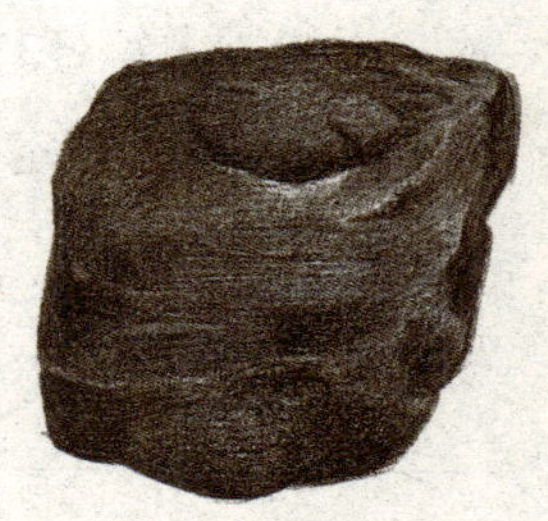

服用禁忌 凡脾阴虚、胃火盛、无食滞者忌用；能坠胎，孕妇慎用。

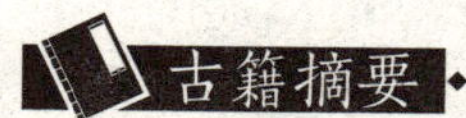

古籍摘要

《本草述》：治伤暑，伤饮食，伤劳倦，疟气痞证，水肿胀满积聚，痰饮咳嗽，呕吐反胃，霍乱，蓄血，心痛，胃脘痛，胁痛，痹痿眩晕，身重，不能食，黄疸。

《药性论》：化水谷宿食，症结积滞，健脾暖胃。

良方精选

方1

配方 神曲（成药）30克。

制法 神曲用开水冲泡，去渣。

用法 代茶饮。

功效 可改善伤食、不思饮食、舌苔厚腻。

方2

配方 神曲、麦芽各15克，党参12克，半夏6克，生姜3片。

制法 将上药以水煎煮，取汁。

用法 每日1剂，分2次服用。

功效 温脾益气、健胃止呕，用于脾胃虚弱，食滞于胃所致呕吐。

方3

|配方| 神曲1块，黄酒1碗。

|制法| 神曲用火烧红，淬于黄酒内，去神曲，留黄酒。

|用法| 饮酒。

功效 适用于跌打损伤腰痛者。

方4

|配方| 神曲128克，磁石64克，光明砂32克。

|制法| 将上述中药研成粉末状，炼蜜为丸。

|用法| 每日3次，每次3粒。

功效 镇定宁心、安神明目，适用于早期白内障。

麦芽

别名 大麦芽、大麦蘖、麦蘖。

麦芽为大麦的成熟果实经人工发芽干燥而成，一年四季均可制备。将成熟的大麦用水浸泡1日，捞出，经常洒水，直至发芽，晒干，即为生麦芽。麦芽按其炮制方法可分为生麦芽、炒麦芽、焦麦芽三种。其中炒麦芽是炒至棕黄色，焦麦芽是炒至焦褐色。

炮制方法不同，功效主治就不相同。生麦芽长于健胃、通乳，用于食少、消化不良、乳房胀满、乳汁郁积等；炒麦芽偏于行气消食、回乳，用于脾运不佳、便溏日久、女性欲断乳汁等；焦麦芽专于消食导滞，多用于食积吞酸、脘腹闷胀等。

性味归经 性平，味甘；归脾、胃、肝经。

功效主治 消食健胃，回乳消胀。适用于米面薯芋类食积不消、脘腹胀痛、脾胃虚弱、食少、食后饱胀、乳汁郁积、乳房胀痛、女性断乳等。

服用禁忌 脾胃虚者慎用；痰火哮喘者忌用。

古籍摘要

《医学衷中参西录》：大麦芽能入脾胃，消化一切饮食积聚，为补助脾胃之辅佐品，若与参、术、芪并用能运化其补益之力，不至作胀满，为其性善消化，兼能通利二便……

《本草纲目》：消化一切米面诸果食积。

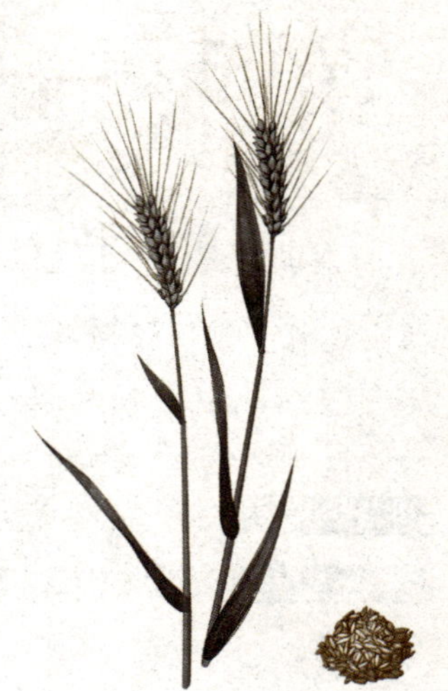

良方精选

方1

【配方】麦芽适量。

【制法】麦芽加水煎煮，滤渣取汁。

【用法】代茶饮。

【功效】健胃消食，可缓解米谷食积；还可用于前列腺增生缓解期。

方2

【配方】麦芽、茭白笋各15克。

【制法】将上述中药炒焦，加水煎煮，取汁。

【用法】每日1剂，分2～3次服用。

【功效】适用于儿童退烧。

方3

【配方】麦芽、黄芪、煅牡蛎、丹参各30克，炙鳖甲、炙龟板、云苓各20克，泽泻、郁金各15克，炒白术12克。

【制法】将上药以水煎煮，取汁。

【用法】每日1剂，分2次服用。

【功效】益气健脾、滋阴潜阳、活血化瘀、利水消肿，适用于乙型肝炎肝硬化腹水、脾虚失运、瘀阻脉络者。

方4

【配方】麦芽、山楂各10克。

【制法】将麦芽和山楂加沸水冲泡。

【用法】代茶频饮，可常服。

【功效】健胃消食、美容，适用于脾胃功能较弱、消化不良者。

莱菔子

别名 萝卜子、芦菔子、萝白子。

莱菔子为十字花科植物萝卜的成熟种子，全国均可生长。夏、秋间种子成熟时割取全株，晒干，搓出种子，除去杂质，晒干。内服煎汤或入丸、散；外用研末调敷。

性味归经 性平，味辛、甘；归肺、脾、胃经。

功效主治 消食除胀，降气化痰。用于脘腹胀痛、宿食积滞、大便秘结、泻痢等。

服用禁忌 气虚无食积、痰滞者慎用；不宜与人参同用。

古籍摘要

《本草纲目》：莱菔子之功，长于利气。生能升，熟能降，升则吐风痰，散风寒，发疮疹；降则定痰喘咳嗽，调下痢后重，止内痛，皆是利气之效。

《日用本草》：治黄疸及皮肤目黄如金色，小水热赤。

良方精选

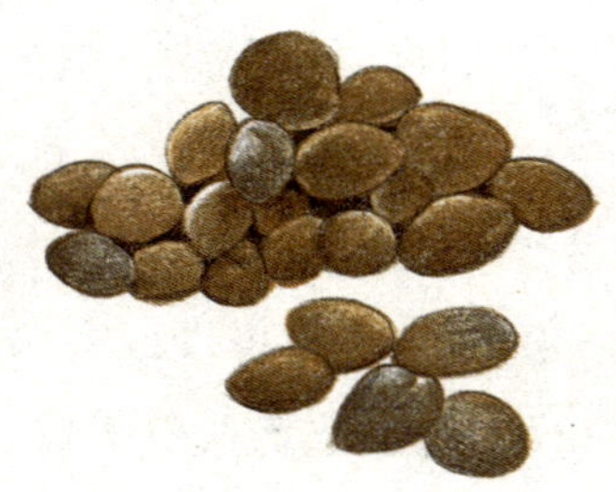

方1

配方 莱菔子100克。

制法 莱菔子研末，炼蜜为丸。

用法 每次10克，每日2～3次。

功效 适用于老年哮喘。

方2

配方 莱菔子150克。

制法 莱菔子水煎，取汁。

用法 每日1剂，分3次服用，连服1～2日，血止后可以改用归脾丸善后。

功效 适用于功能性子宫出血的辅助治疗。

方 3

|配方| 莱菔子、枳实各10克，槟榔12克，醋适量。

|制法| 将前3味中药研成粉末状，加醋调匀。

|用法| 外敷于腹痛处。

功效 适用于小儿积滞引起的腹痛。

方 4

|配方| 莱菔子、山楂核、白芥子各等量。

|制法| 将上述中药加水煎煮，滤渣取汁。

|用法| 温服。

功效 适用于儿童消化不良。

方 5

|配方| 莱菔子、米汤各适量。

|制法| 将莱菔子研成粉末状。

|用法| 每次以米汤送服6克。

功效 适用于小儿痘出不快。

方 6

|配方| 莱菔子、薏苡仁、菟丝子、紫苏子、吴茱萸、盐各30克。

|制法| 盐炒黄，余药炒至变色。

|用法| 装入布袋熨患处，同时活动肩关节，每日3次，连用2日，第3日将药水煎熏洗患处，15日为1个疗程。

功效 散寒通络止痛，适用于各种肩周炎。

鸡内金

别名 鸡黄皮、鸡肫、鸡肫皮。

鸡内金是雉科动物家鸡的沙囊内壁。杀鸡后，取出鸡肫，立即取下内壁，洗净，晒干，生用；也可用中火炒至表层黄色或焦黄色，即为炒鸡内金。炮制方法不同，其功效也不同。

鸡内金中常常会有鸭内金、鹅内金混入。鸡内金呈不规则囊形片状或卷片，表面呈黄色、黄绿色或黄褐色，薄而半透明，有明显多数纵横条棱状皱纹，质轻脆，易碎，断面胶质状，有光泽；鸭内金呈类圆形碟片状，比鸡内金厚，色呈黑绿色或紫黑色，稍有皱纹；鹅内金为圆片状或破碎的块片，表面黄白色或灰黄色，平滑，边缘略向内卷，边上有齿状短裂纹，质坚而脆。

性味归经 性平，味甘；归脾、胃、小肠、膀胱经。

功效主治 消食健胃、涩精止遗、化坚消石。适用于米面薯芋肉等食积不化、小儿疳积、遗精、遗尿、尿路结石、胆结石等。

服用禁忌 忌与动物肝脏、肥肉、蛋黄同食；脾虚无积者慎用。

古籍摘要

《滇南本草》：宽中健脾，消食磨胃。

《名医别录》：主小便不利、遗溺（尿），除热止烦。

良方精选

方1

配方 鸡内金50克，米糠500克。

制法 将米糠放入锅内用文火炒至黄褐色，再放入鸡内金，炒至鸡内金胀发后，从火上移开，除去米糠，将鸡内金研成细末。

用法 每次服1～2克，每日3次，以温开水送服。

功效 健胃消食，适用于胃下垂。

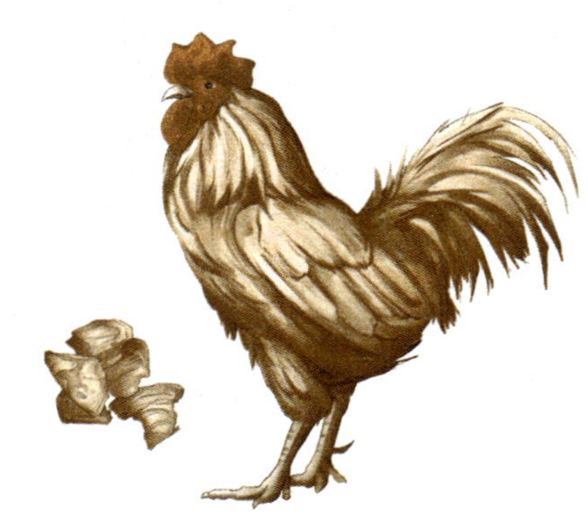

方2

配方 鸡内金1个，生姜适量。

制法 鸡内金焙干研为细末；生姜煎汤。

用法 用生姜汤冲服，每日3次。

功效 适用于小儿食积、呕吐厌食。

方3

【配方】生鸡内金20克。

【制法】将生鸡内金放入200毫升水中，浸泡2～3日。

【用法】外擦患处，每日5～6次。

功效　适用于扁平疣。

方4

【配方】鸡内金、核桃仁各适量。

【制法】将鸡内金略炒，研末；也可以晒干后直接研末。

【用法】每日于饭后取5～10克与核桃仁一同置口中细嚼5～6分钟后吞食，连续服用半年。

功效　适用于胆结石。

方5

【配方】鸡内金1个，白酒适量。

【制法】鸡内金外部烧至焦黑，内部焦黄。

【用法】白酒调服，男用雌鸡内金，女用雄鸡内金。

功效　缓解反胃呕吐。

方6

【配方】鸡内金10克，大枣10枚。

【制法】锅中加清水入鸡内金煮至汁成，滤渣取汁后加大枣煮汤。

【用法】温服。

功效　消食健脾，适用于小儿疳积。

方7

【配方】鸡内金9克，怀山60克。

【制法】将上述中药入锅中炒焦，研成末状。

【用法】每日3次，每次9克。

功效　养胃健脾、益肾消食，适用于小儿疳积。

方8

【配方】鸡内金10克，土大黄30克，丹参15克。

【制法】将上述中药加水煎煮，滤渣取汁。

【用法】每日1剂，15日为1个疗程。

功效　适用于贫血。

第十章 驱虫传世良方

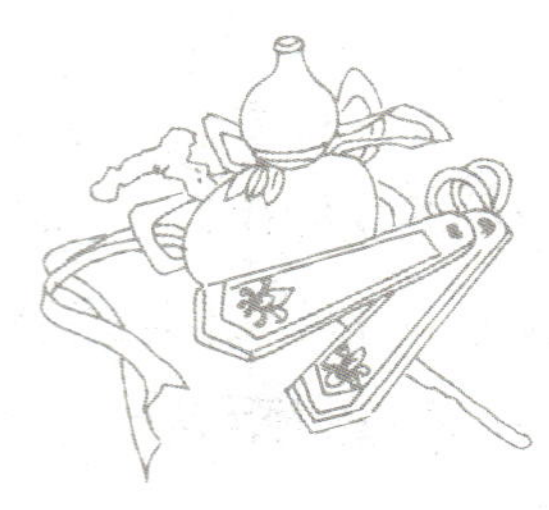

使君子

别名 君子、留求子、五棱子、史君子。

使君子是落叶攀援状灌木使君子的干燥成熟果实，主要生产于我国云南、福建、广西、四川、广东等地，在夏末秋初果实成熟后采摘，晒干，生用或炒用。

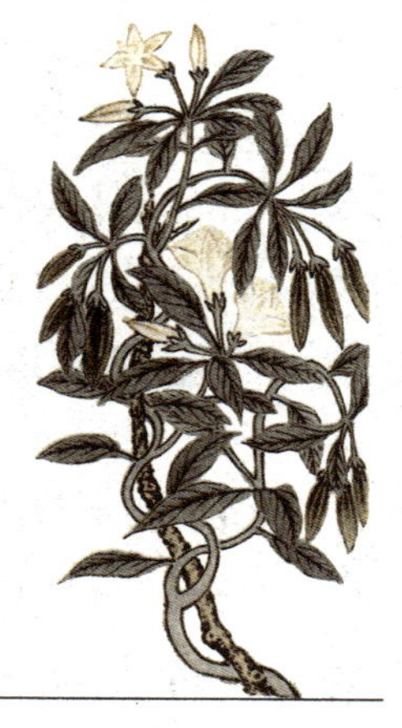

性味归经 性温，味甘；归脾、胃经。

功效主治 杀虫消积，适用于蛲虫病、蛔虫病、小儿疳积、食欲不振。

服用禁忌 服用期间忌饮茶，不宜大量服用。

古籍摘要

《本草纲目》：凡大人小儿有虫病，清晨空腹食使君子仁数枚，或以壳煎汤咽下，次日虫皆死而出也。或云七生七煨食亦良。此物味甘气温，既能杀虫，又益脾胃，所以能敛虚热而止泻痢，为小儿诸病要药。

良方精选

方1

配方 使君子肉适量。

制法 使君子肉炒熟。

用法 1岁每日1～2粒，最大剂量不超过15粒（1日量），连服3日，不要吃热食。

功效 适用于蛔虫病。

方2

|配方| 使君子9克，鸡内金5克。

|制法| 将上述中药加水煎煮，滤渣取汁。

|用法| 温服。

功效 适用于小儿虫积。

方3

|配方| 使君子、榧子（打）各30克，槟榔18克，苦楝根白皮15克，乌梅、郁金各12克。

|制法| 将上药以水煎煮，取汁。

|用法| 每日1剂，分2次服用。

功效 安蛔驱蛔，适用于胆道蛔虫。

方4

|配方| 使君子、怀山、泽泻各12克，茯苓15克，黄柏、苍术、樗根皮各10克，乌梅、胡黄连、刺猬皮各6克，川椒5克。

|制法| 将上述中药加水煎煮，滤渣取汁。

|用法| 每日1剂，分2次服用。

功效 清热杀虫、化湿，适用于宫颈糜烂、盆腔炎导致的白带过多。

槟榔

别名 白槟榔、橄榄子、槟榔子、宾门、青仔。

槟榔是亚热带棕榈科植物槟榔的种子，主要生长于东南亚及中非地区，在我国主要分布于云南、福建、台湾、海南、广西等地，在果实成熟后采摘，用水煮后取出种子，晒干。

性味归经 性温，味苦、辛；归胃、大肠经。

功效主治 杀虫消积，顺气利水，截疟。适用于肠道内多种寄生虫，包括蛔虫、钩虫、姜片虫、绦虫，以及水肿、脚气、疟疾、积食难消等。

服用禁忌 脾胃虚弱者慎用。

古籍摘要

《雷公炮炙论》：凡使槟榔，取好存坐稳、心坚、文如流水碎破、内文如锦文者妙。半白半黑并心虚者，不入药用。

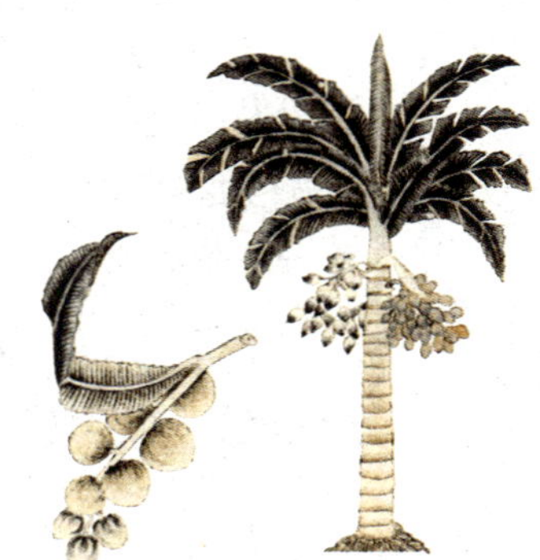

良方精选

方1

配方 槟榔、轻粉各适量。

制法 槟榔用火煅烧成末，加入轻粉。

用法 敷在患处，每日2～3次。

功效 适用于口腔溃疡。

方2

配方 槟榔6～15克。

制法 将槟榔加水煎煮，滤渣取汁。

用法 温服。

功效 用于驱虫（蛔虫）。

方3

配方 槟榔、紫荆皮各9克，斑蝥3克，白酒120毫升。

制法 将上述配方混合均匀，静置7日。

用法 用医用脱脂棉蘸取药酒，涂擦患处。

功效 适用于各种皮炎，如有水疱，需先挑破洗净后再涂药酒。

南瓜子

别名 北瓜子、窝瓜子。

南瓜子是葫芦科一年生植物南瓜的种子，主要生产于我国河北、浙江、江苏、江西、四川、湖南、湖北等地。在夏末秋初果实成熟时采摘，取出果肉中的种子。

性味归经 性平，味甘；归胃、大肠经。

功效主治 消肿利水，杀虫驱虫。适用于绦虫病、血吸虫病、蛔虫病、产后水肿、痔疮、前列腺增生等。

服用禁忌 胃热者不宜食用。

古籍摘要

《岭南草药志》：治内痔，南瓜子二斤，煎水熏之。每日二次，连熏数天。

良方精选

方1

【配方】南瓜子50克。

【制法】南瓜子炒熟，然后以水煎，滤渣取汁。

【用法】每日1次。

功效 适用于糖尿病的辅助治疗。

方2

【配方】生南瓜子适量。

【制法】南瓜子剥皮取仁，直接捣成泥状。

【用法】用温开水送服。

功效 适用于产后乳汁不足。

方3

【配方】生南瓜子仁120克，槟榔100克，大黄12克。

【制法】将槟榔、大黄加水煎煮，滤渣取汁250毫升。

【用法】早起空腹嚼食生南瓜子仁，2小时后服药汁。

功效 适用于绦虫病。

方4

【配方】生南瓜子30克。

【制法】将生南瓜子研成粉末状。

【用法】温开水调服，每日2次，连服5～6日。

功效 适用于蛲虫病。

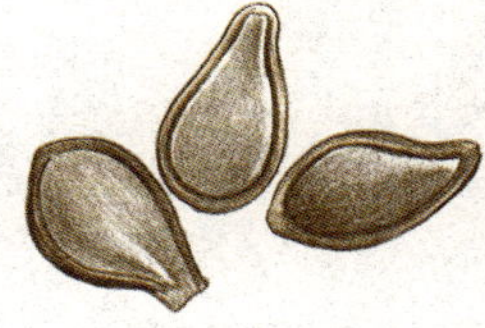

第十一章 止血传世良方

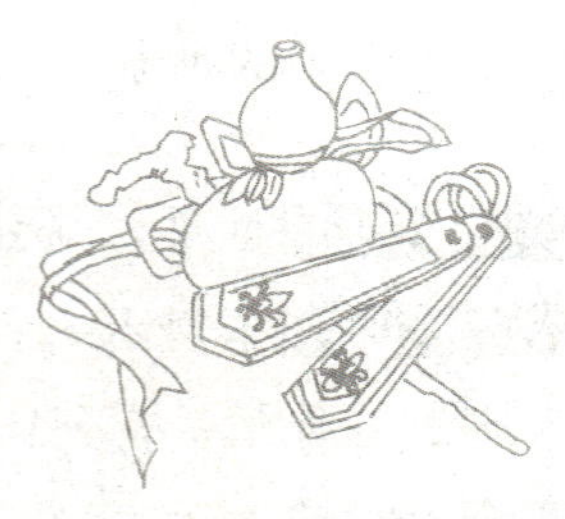

小蓟

凉血止血类

别名 小刺盖、青刺蓟、野红花、刺角菜、青青菜。

小蓟是菊科蓟属多年生草本植物刺儿菜的干燥地上部分，多生长在草地、荒野、树林、田边等，在我国大部分地区均有生长，多在5～6月份开花时采割，去除杂质后晒干。

性味归经 性凉，味甘、苦；归心、肝经。

功效主治 化瘀消痈，解毒止血。适用于吐血、尿血、大便带血、外伤出血、毒疮等。

服用禁忌 脾胃虚寒者慎用。

古籍摘要

《日华子本草》：根，治热毒风并胸膈烦闷，开胃下食，退热，补虚损。苗，去烦热，生研汁服。

《本草图经》：生捣根绞汁服，以止吐血、衄血、下血。

《本草纲目拾遗》：清火疏风豁痰，解一切疔疮痈疽肿毒。

良方精选

方1

配方 鲜小蓟根30克。

制法 鲜小蓟根水煎3～4沸。

用法 每日1剂，分3次服用。

功效 适用于尿血（非肿瘤、结核等引起的）。

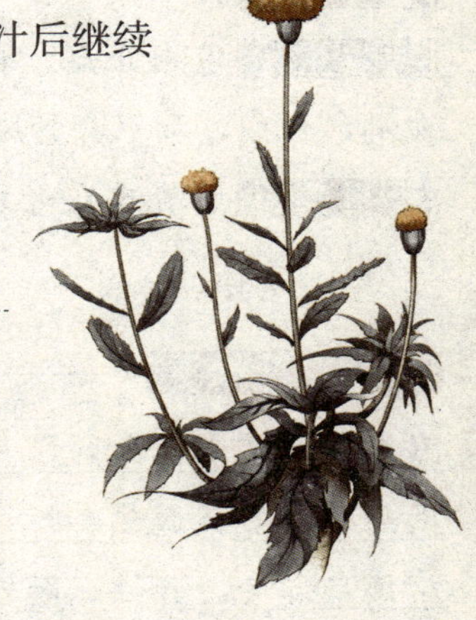

方 2

【配方】小蓟、益母草各60克。

【制法】将上述所有中药加水煎煮，滤渣取汁后继续煎煮药汁，至药汁浓稠。

【用法】温服。

功效 适用于血瘀导致的恶露不尽。

方 3

【配方】小蓟适量。

【制法】小蓟加水煎煮，滤渣取汁。

【用法】每日用药汁清洗外阴3次。

功效 适用于外阴瘙痒。

方 4

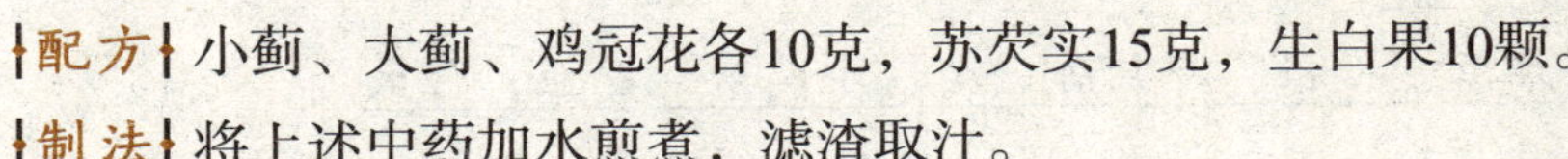

【配方】小蓟、大蓟、鸡冠花各10克，苏芡实15克，生白果10颗。

【制法】将上述中药加水煎煮，滤渣取汁。

【用法】每日1剂。

功效 适用于乳糜尿。

方 5

【配方】小蓟15克（鲜品30克）。

【制法】将小蓟加水煎煮20分钟，滤渣取汁。

【用法】温服。

功效 适用于小便带血、耳鸣、口渴、心悸、崩漏等。

大蓟

别名 虎蓟、刺蓟、山牛蒡。

大蓟为菊科植物大蓟的全草或根，在我国大部分地区均有生长。多在夏、秋二季花开时采割地上部分，或秋末挖根，除去杂质，晒干。内服煎汤，捣汁或研末；外用捣敷或捣汁涂。

性味归经 性凉，味甘、苦；归肝、心经。

功效主治 凉血止血，化瘀消痈。用于水肿、利尿、吐血、衄血、尿血、血淋、血崩、带下、肠风、肠痈、痈疡肿毒、疔疮等。

服用禁忌 脾胃虚寒者忌用；大蓟具有散瘀之功效，无瘀滞者慎用；孕妇慎用。

古籍摘要

《本草经疏》：大蓟根，陶云有毒，误也。女子赤白沃，血热所致也，胎因热则不安，血热妄行，溢出上窍则吐衄。大蓟根最能凉血，血热解，则诸证自愈矣。其性凉而能行，行而带补，补血凉血，则荣气和，荣气和故令肥健也。

《唐本草》：根，疗痈肿。大、小蓟皆能破血，但大蓟兼疗痈肿，而小蓟专主血，不能消痈肿也。

良方精选

方1

配方 大蓟、鸡蛋各适量。

制法 将大蓟、鸡蛋放入锅中加水同煮。

用法 每日1剂。

功效 止血解毒，适用于鼻窦炎、鼻出血。

方2

配方 鲜大蓟500克，白砂糖适量。

制法 先将鲜大蓟捣烂取汁，然后加适量白砂糖，蒸热。

用法 加冷开水冲服。

功效 适用于咯血。

方3

配方 鲜大蓟、蜂蜜各适量。

制法 鲜大蓟洗净，绞汁，备用。

用法 每次服30毫升，每日2～3次，以蜂蜜调服。

功效 可用于辅助治疗急性阑尾炎。

方 4

【配方】大蓟、小蓟、百部各310克，阿胶210克。

【制法】将大蓟、小蓟、百部一同研成粉末状，然后将阿胶烊化，将药粉与阿胶一同炼蜜为丸。

【用法】每日3次，每次10克，饭后服用，3个月为1个疗程，连用3个疗程。

功效 适用于肺结核的辅助治疗。

地榆

别名 玉札、玉豉。

地榆为蔷薇科植物地榆的根及根茎，多在春季发芽前或秋季苗枯萎后采挖，除去残茎及须根，洗净晒干。内服煎汤或入丸、散；外用捣汁或研末外敷。

性味归经 性微寒，味苦、酸、涩；归肝、大肠经。

功效主治 凉血止血，解毒敛疮。适用于便血、痔血、崩漏、血痢等血热出血证及水火烫伤，痈肿疮毒，湿疹等。

服用禁忌 虚寒性便血、下痢、崩漏或出血有瘀者慎用；热痢初起，不宜单独服用。

古籍摘要

《本草纲目》：地榆，除下焦热，治大小便血证。止血，取上节切片炒用，其梢则能行血，不可不知。杨士瀛云：诸疮痛者加地榆，痒者加黄芩。

《名医别录》：止脓血，诸瘘，恶疮，消酒，除消渴，补绝伤，产后内塞，可作金疮膏。主内漏不止，血不足。

《本草正》：止吐血、衄血，清火明目，治肠风血痢及女人崩漏下血。

良方精选

方1

【配方】地榆、芝麻油各适量。

【制法】地榆晒干，研为末，芝麻油调匀。

【用法】伤口破烂者干涂。

功效 适用于烫伤。

方2

【配方】地榆50克。

【制法】地榆加水2碗煎至1碗，取汁。

【用法】清晨空腹服用。

功效 适用于泌尿系统结石。

方3

【配方】地榆、槐花各10克。

【制法】将上述中药加水煎煮，滤渣取汁，加红糖拌匀。

【用法】每日3次，每次1剂。

功效 凉血解毒，适用于赤痢；若白砂糖代替红糖则适用于白痢。

方4

【配方】地榆、鲜生地黄、槐花各30克，半枝莲15克，甘草3克，连根葱20根。

【制法】将上述中药加水煎煮，滤渣取汁。

【用法】每日1剂，分3次服用。

功效 适用于阑尾炎的辅助治疗。

槐花

别名 槐蕊、槐米。

槐花为豆科植物槐树的花朵或花蕾，夏季花初开放时采收花朵，称为“槐花”；花未开时采收花蕾，称为“槐米”。除去杂质，当日晒干。内服多煎汤或入丸、散；外用煎水熏洗或研末撒敷。

性味归经 性微寒，味苦；归肝、大肠经。

功效主治 凉血止血，清肝泻火。用于衄血、吐血、肝热目赤、头痛眩晕、便血、痔血、尿血、崩漏等。

服用禁忌 脾胃虚寒者慎服。

古籍摘要

《日华子本草》：治五痔，心痛，眼赤，杀腹脏虫及热，治皮肤风，并肠风泻血，赤白痢。

《本草纲目》：炒香频嚼，治失音及喉痹。又疗吐血，衄，崩中漏下。

《本草正》：凉大肠，杀疳虫。治痈疽疮毒，阴疮湿痒，痔漏，解杨梅恶疮，下疳伏毒。

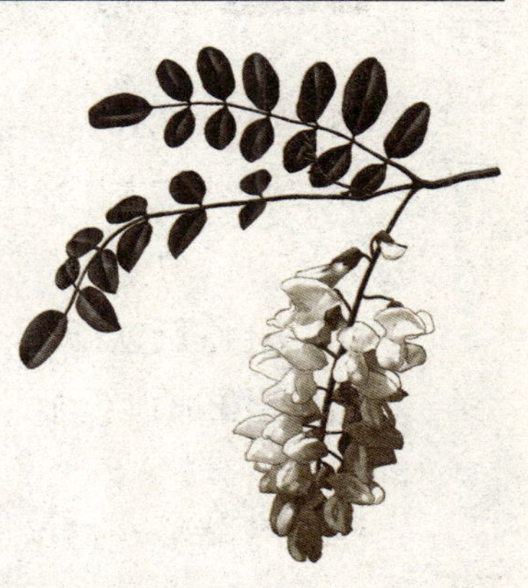

良方精选

方1

配方 槐花适量。

制法 将槐花放入锅中炒干，研成粉末状，加温开水冲服。

用法 每次3～5克，每日2～3次。

功效 适用于咳嗽咯血、尿血。

方2

配方 槐花、肉苁蓉各9克。

制法 将槐花、肉苁蓉用开水冲泡。

用法 代茶饮。

功效 清热凉血、通便。

方3

配方 鲜槐花50克，瘦猪肉120克。

制法 将上述配方加水煎煮，煮至瘦猪肉熟烂。

用法 食肉喝汤，每日1剂。

功效 适用于痔疮、大肠热导致的便血。

方4

|配方| 槐花、地骨皮、生地黄各30克，蓬莱米60克。

|制法| 将前3味中药加水煎煮取汁，加入蓬莱米煮成粥。

|用法| 每日1剂，连服3～5日。

功效 适用于血瘀所致的月经过多。

方5

|配方| 槐花、山楂各15克。

|制法| 将上述中药加水煎煮，滤渣取汁。

|用法| 每日1剂，代茶随饮。

功效 适用于动脉硬化。

方6

|配方| 槐花30克，猪大肠30厘米，盐少许。

|制法| 将槐花放入猪大肠内，扎紧两边，放入锅中加水煎煮，放入盐拌匀。

|用法| 吃肠饮汤。

功效 凉血止血，适用于肛裂、痔疮、大便出血等。

方7

|配方| 鲜槐花15克。

|制法| 鲜槐花用开水冲泡。

|用法| 代茶饮。

功效 适用于高血压的辅助治疗。

侧柏叶

别名 柏、香柏、柏叶。

侧柏叶为柏科植物侧柏的嫩枝与叶，在我国大部分地区均有生长，夏、秋采收，剪取小枝，晾干。内服煎汤或入丸、散；外用煎水洗、捣敷或研末调敷。

性味归经 性寒，味苦、涩；归肺、肝、脾经。

功效主治 凉血止血，化痰止咳。用于外感风热、食滞气胀、头痛目赤、咽喉肿痛、口疮牙痛、风疹瘰疬、疝痛下痢等。

服用禁忌 忌多食，容易倒胃。

古籍摘要

《名医别录》：主吐血、衄血、血痢、崩中赤白。轻身益气，令人耐寒暑，去湿痹，生肌。

《本草正》：善清血凉血，去湿热湿痹，骨节疼痛。捣烂可敷火丹，散痄腮肿痛热毒。

《药性论》：止尿血，能治冷风历节疼痛。

良方精选

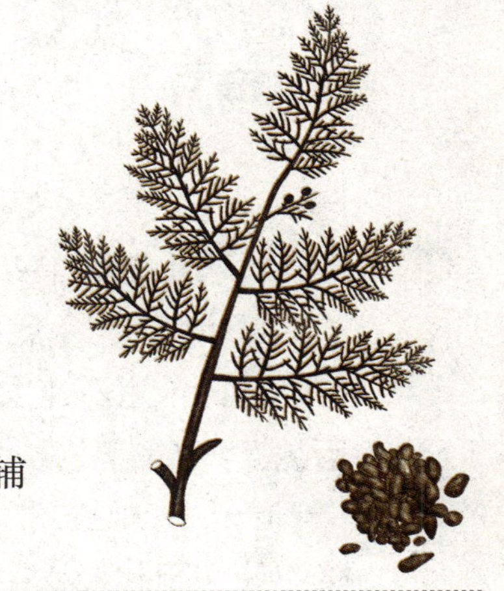

方1

配方 侧柏叶45克。

制法 侧柏叶研末，制成水丸。

用法 每日3次分服。

功效 适用于空洞型肺结核咯血的辅助治疗。

方2

配方 侧柏叶15克。

制法 侧柏叶加水300毫升煎至150毫升。

用法 每日服3次，每次1剂。

功效 适用于胃及十二指肠溃疡出血的辅助治疗。

方3

配方 侧柏叶、酒精各适量。

制法 将侧柏叶晒干研成粗末，然后再加入酒精，并以浸没药粉为度，浸泡4天4夜，滤取药液。

用法 每次50毫升（儿童酌减），每日服用3次，连用7～10日为1个疗程。

功效 适用于痢疾的辅助治疗。

方4

【配方】鲜侧柏叶（包括青绿色种子）25～35克，50%～60%的酒精100毫升。

【制法】侧柏叶切碎，在乙醇中浸泡7日，过滤，静置，取中、上层深绿色药液，备用。

【用法】用棉棒蘸药液，涂擦毛发脱落部位，每日3～4次。

功效 适用于脂溢性脱发。

方5

【配方】侧柏叶10克，大枣5枚。

【制法】侧柏叶与大枣一同加水煎煮，滤渣取汁。

【用法】每日1剂。

功效 适用于百日咳的辅助治疗。

方6

【配方】侧柏叶120克，地骨皮、何首乌、白芷各60克，生姜适量。

【制法】将上述除生姜外的所有中药全部研成粉末状，每次取15克，加生姜10片，用水煎煮，滤渣取汁。

【用法】睡前用药汁洗头，每日1次，每次1剂，1个月为1个疗程。

功效 乌发黑发、凉血清热，适用于头发早白。

方7

【配方】侧柏叶、透骨草各120克，皂角60克，明矾9克。

【制法】取以上中药加水2000毫升，煮沸10分钟。

【用法】温洗头部或全身沐浴，每次15分钟，每周2次。

功效 本方有燥湿、除脂、止痒的作用，适用于脂溢性脱发和脂溢性皮炎。

方8

【配方】侧柏叶500克，猪脂250克。

【制法】将侧柏叶切碎后捣烂，加入猪脂共同调匀，平均分成10份，每份制成1个丸子。

【用法】取1颗丸子用纱布包裹，放入温热的米泔水中，轻轻搅动至其溶化，用米泔水洗发，每日1次，1个月为1个疗程。

功效 养发乌发。

白茅根

别名 茅根、茅针、白茅。

白茅根主产于华北地区，属禾本科植物，药用部分为根茎，一般在春、秋两季采挖，晒干，切段，生用；或用武火炒至表面焦褐色、内部焦黄色，喷水少许，晾干，即为茅根炭。清热凉血、利尿消肿宜用生白茅根，鲜品功效更佳，止血宜用茅根炭。

性味归经 性寒，味甘；归肺、胃、膀胱经。

功效主治 凉血止血，清肺胃热，清热利尿。适用于血热妄行引起的各种出血证，如咯血、吐血、尿血等；适用于热淋、小便不利、水肿等，以及胃热呕吐、肺热咳嗽、湿热黄疸等。

服用禁忌 脾胃虚寒者慎用；虚寒性吐血、呕吐等忌用。

古籍摘要

《滇南本草》：止吐血，衄血，治血淋，利小便，止妇人崩漏下血。

《本经逢原》：治胃反上气，五淋疼热及痘疮干紫不起。

《日华子本草》：主妇人月经不匀，通血脉淋沥。

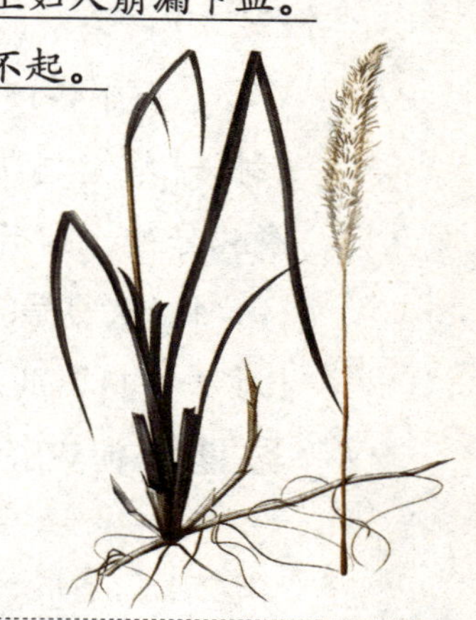

良方精选

方1

配方 白茅根、南瓜叶各15克。

制法 白茅根、南瓜叶水煎取汁。

用法 每日1剂，分2～3次服。

功效 适用于病毒性肝炎的辅助治疗。

方2

配方 白茅根50克，赤小豆100克。

制法 白茅根和赤小豆一同煎汤取汁。

用法 每日服用1剂，连用5日。

功效 活血化瘀、利水消肿，适用于心包炎的辅助调理。

方3

【配方】干白茅根200克。

【制法】干白茅根水煎，取汁。

【用法】分2次早、晚服用，每日1剂。

功效 利尿消肿，适用于急性肾炎的辅助治疗。

方4

【配方】白茅根100克，冰糖30克。

【制法】白茅根洗净，加水700毫升，煮至300毫升，滤去渣滓，加入冰糖溶化。

【用法】每日1剂，分2次服完，连服5～7日。

功效 适用于小儿水痘。

方5

【配方】白茅根20克，葡萄50克。

【制法】白茅根和葡萄加水煎煮，滤渣取汁。

【用法】温饮。

功效 适用于慢性肾盂肾炎的辅助治疗。

方6

【配方】白茅根、生地黄各30克，牡丹皮、黄柏、金银花、玄参、天花粉、石斛各15克。

【制法】将上述所有中药放入砂锅中加水浸泡30分钟，然后加热煎煮30分钟，倒出药汁，继续在锅中加水，煎煮20～30分钟后滤渣取汁，将2次煎得的药汁混合。

【用法】每日1剂，分2～3次服用，7～10日为1个疗程。

功效 清热解毒。

方7

【配方】白茅根、薏苡仁各15克，甘蔗1节，胡萝卜半个。

【制法】将上述中药加水煎煮，滤渣取汁。

【用法】每日1剂，3岁以下儿童减少用量。

功效 健脾清热、利尿除湿，适用于小儿手足口病、水痘、麻疹等。

方 8

【配方】鲜白茅根、鲜侧柏叶各90克，鸡蛋8枚。

【制法】将上述配方加水煎煮5分钟，剥去蛋壳，再煮30分钟。

【用法】晚饭前服用1剂，连用1周。

功效 适用于崩漏的辅助治疗。

方 9

【配方】白茅根50克。

【制法】白茅根加水煎煮，滤渣取汁。

【用法】温服。

功效 适用于慢性肾炎的辅助治疗。

方 10

【配方】白茅根30克，西瓜皮100克。

【制法】将上述中药加水煎煮，滤渣取汁。

【用法】每日1剂，分2～3次服用。

功效 适用于小儿发烧。

化瘀止血类

三七

别名 田七、文三七、金不换、铜皮铁骨、山漆。

三七是热带的遗留植物，属五加科多年生草本植物，是名贵中药材，以根、茎入药，同棵植物的花叶也能入药。主要分布于云南、广西、贵州、四川等地。

【性味归经】性温，味甘、微苦；归肝、胃经。

【功效主治】化瘀止血，活血定痛。用于多种出血证，有瘀血者尤宜；用于跌打损伤，瘀滞疼痛，胸腹刺痛，冠心病，缺血性脑血管病，脑出血后遗症，血瘀型慢性肝炎等。

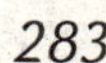

服用禁忌 气血亏虚所致的痛经、月经失调者慎用。

古籍摘要

《本草纲目拾遗》：人参补气第一，三七补血第一，味同而功亦等，故称人参三七，为中药中之最珍贵者。

《本草纲目》：三七根，止血之神药也。无论上、中、下之血，凡有外越者，一味独用亦效，加入于补气补血药中则更神。盖此药得补而无沸腾之患，补药得此而有安静之休也。

良方精选

方1

配方 三七粉末3克，鸡蛋1个。

制法 鸡蛋去壳和三七粉搅匀，加汤烧熟。

用法 每次1剂，每日1～2次。

功效 适用于咯血的辅助治疗。

方2

配方 三七、白芥子、桃仁各2克。

制法 将上药共研细末。

用法 每次1剂，每日2次；控制疼痛后，每日1次，连服5日。

功效 活血行气、消肿定痛、止血化瘀，适用于外伤引起的胸痛。

方3

配方 三七0.5克。

制法 将三七研成粉末状。

用法 睡前服1剂，每日1次。

功效 具有宽胸理气、活血化瘀的作用，可以改善失眠、神经衰弱、头痛等症状。

方4

配方 三七粉3克，鸡蛋1枚，莲藕汁适量。

制法 鸡蛋开小口，倒入三七粉，封口后蒸熟。

用法 与莲藕汁一同服用，每日2次。

功效 适用于各种出血证的辅助治疗。

方5

【配方】三七粉3克。

【制法】三七粉以开水冲泡。

【用法】每日1剂，分2次服用。

功效 适用于肝硬化、动脉粥样硬化、心绞痛。

方6

【配方】三七6克，花蕊石9克，血余炭3克。

【制法】将上述中药一同研成粉末状。

【用法】每日1剂，分2次冲服。

功效 适用于咯血、吐血、衄血。

方7

【配方】三七粉3克，蓬莱米100克，白糖适量。

【制法】蓬莱米加水煮粥，加三七粉和白糖再次煮沸。

【用法】每日1剂。

功效 适用于肾虚血瘀所致的死精症。

方8

【配方】三七粉、血竭各3克，丹参、当归、生蒲黄各12克。

【制法】将上述中药加水煎煮，滤渣取汁。

【用法】温服。

功效 适用于月经过多者。

方9

【配方】三七20克，马钱子12克，生川乌、生草乌各10克，醋适量。

【制法】将上述中药一同研末，加醋调成糊状。

【用法】外敷于患处。

功效 适用于腰椎间盘突出症。

【备注】敷药期间尽量静卧休息。

方10

【配方】三七、白及各50克。

【制法】将上述中药研成粉末状。

【用法】每次10克，每日8次，温水送服。

功效 适用于咯血。

蒲黄

别名 蒲花、蒲草黄。

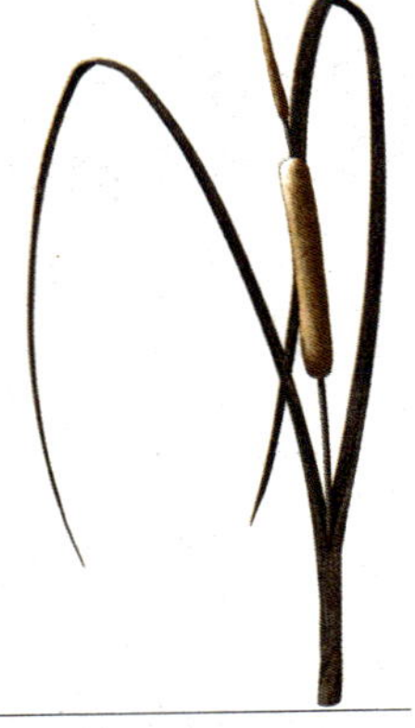

蒲黄是香蒲科多年生草本植物水烛香蒲或同属植物的花粉，多生于沼泽，全国范围内均可生长，主要产于安徽、浙江、江苏、山东、湖北等地，在夏季花期时采收蒲棒上半部分的黄色雄花序，晒干后研末，过筛。

性味归经 性平，味甘；归肝、心包经。

功效主治 化瘀，止血，利尿。适用于外伤出血、吐血、衄血、便血、尿血、崩漏等出血证，以及闭经腹痛、痛经、产后瘀痛等。

服用禁忌 孕妇忌用；不可过多食用；劳伤发热、阴虚内热、无瘀血者慎用。

古籍摘要

《神农本草经》：主心腹膀胱寒热，利小便，止血，消瘀血。

《药性论》：通经脉，止女子崩中不佳，主痢血，止尿血，利水道。

《本草纲目》：凉血，活血，止心腹诸痛。

良方精选

方1

配方 蒲黄60克。

制法 蒲黄炒黑并研为细末。

用法 每日温水送服9克。

功效 适用于咳嗽咯血。

方2

配方 蒲黄12克，月季花30克（鲜品加倍），米酒300毫升。

制法 将上述配方加水250毫升文火煎煮30分钟，滤渣取汁。

用法 月经来潮前连用3日，每日1剂，分2次服用。

功效 适用于月经不调。

方3

【配方】蒲黄、莪术、赤芍各12克，茯苓15克，桃仁、桂枝、牡丹皮各9克。

【制法】将上述中药加水煎煮，滤渣取汁。

【用法】每日1剂。

功效 化瘀补血，适用于子宫肌瘤导致的月经不调、腹痛。

方4

【配方】炒蒲黄、藕节、当归、龙牙草各9克，生地黄12克，生白芍、钩藤各6克，川芎3克。

【制法】将上述中药加水煎煮，滤渣取汁。

【用法】每日1剂。

功效 清肝止血。

方5

【配方】蒲黄100克。

【制法】蒲黄研末。

【用法】每次口服9克，或冷开水送服。

功效 适用于痰中带血、胸中刺痛、心烦易怒等。

收敛止血类

白及

别名 白鸡娃、连及草、甘根。

白及为兰科植物白及的干燥块茎，主要生产于南宁、江苏、湖南、浙江、湖北等地，夏、秋二季采挖，除去须根，洗净，置沸水中煮或蒸至无白心，晒至半干，除去外皮，晒干。内服煎汤或入丸、散；外用研末撒或调涂。

【性味归经】性寒，味苦、甘、涩；归肺、肝、胃经。

【功效主治】收敛止血，消肿生肌。用于肺伤咯血、衄血、金疮出血、溃疡出血、痈疽肿毒、手足皲裂等。

服用禁忌 外感咯血、肺痈初起及肺胃有实热者忌服；不宜与乌头类药材同用。

古籍摘要

《袖珍方》：治疔疮肿毒，白及末半钱，以水澄之，去水，摊于厚纸上贴之。

《本草求真》：白及，方书既载功能入肺止血，又载能治跌扑骨折，汤火灼伤，恶疮痈肿，……此药涩中有散，补中有破，故书又载去腐，逐瘀，生新。

良方精选

方1

配方 白及粉适量。

制法 白及粉用沸水冲泡。

用法 代茶饮，每次3克，每日3次。

功效 适用于肺结核咳嗽、咯血等的辅助治疗。

方2

配方 白及粉适量，植物油少许。

制法 白及粉与植物油共搅匀。

用法 涂于患处，每日2次。

功效 适用于手足皲裂。

方3

配方 白及30克，鸡蛋1个，芝麻油适量。

制法 白及焙干为末，打入鸡蛋并调匀，以芝麻油煎食，不加盐。

用法 每剂分3日服，连服3剂。

功效 适用于肺脓肿的辅助治疗。

方4

配方 白及、白薇各30克，大黄50克，冰片3克，蜂蜜适量。

制法 将以上前4味共研极细末，用蜂蜜调成糊状，备用。

用法 先洗净患处，再将药糊涂敷于患处，每日3~5次，至愈为度。

功效 通络、消炎、润肤，适用于手足皲裂。

方 5

|配方| 白及粉适量。

|制法| 白及粉用沸水冲泡。

|用法| 代茶饮，每次2～4克，每日3次，儿童酌减，连用3个月为1个疗程。

功效 适用于急性气管炎的辅助治疗。

方 6

|配方| 白及、糯米粥各适量。

|制法| 白及研末。

|用法| 用时取药粉适量，用糯米粥捏成条状，清除鼻腔残存物，将药条塞进患侧鼻腔，保留2日。

功效 适用于顽固性鼻出血。

方 7

|配方| 白及10克。

|制法| 将白及研细末，加少许水调糊状。

|用法| 敷于患处，每日2～3次。

功效 可缓解冻疮。

方 8

|配方| 白及15克，明矾10克，马勃6克。

|制法| 将上述中药水煎3次，每次用水600毫升煎取300毫升，3次药液兑匀置于小盆内备用。

|用法| 用前将药液加温，洗净患手或足，再浸入药液，早、晚各浸20分钟，每剂药可浸泡3日，3剂为1个疗程。

功效 消炎收敛，适用于手足皲裂。

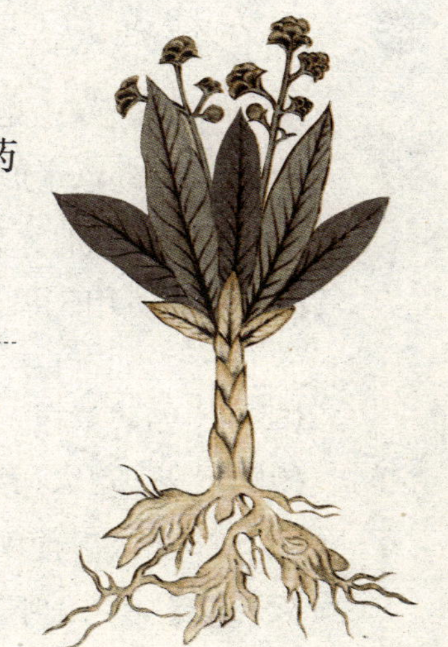

方 9

|配方| 白及、白酒各适量。

|制法| 白及研末，每次用白酒调6克。

|用法| 口服，每日2～3次。

功效 适用于骨折患者。

仙鹤草

别名 龙牙草、老牛筋、脱力草。

仙鹤草是蔷薇科多年生草本植物龙牙草的全草，多生长于欧洲以及美国、加拿大等地，在我国主要分布于江苏、湖北、湖南、浙江等地，多于夏、秋季节植物繁茂的时候采割，晒干。

性味归经 性平，味苦、涩；归心、肝经。

功效主治 补虚收敛，止血止泻。适用于腹泻、痢疾、疟疾、体虚以及各种出血证。

服用禁忌 非出血不止者不宜用。

古籍摘要

《滇南本草》：治妇人月经或前或后，赤白带下，面寒腹痛，日久赤白血痢。

《生草药性备要》：理跌打伤，止血，散疮毒。

《百草镜》：下气活血，理百病，散痞满;跌扑吐血，血崩，痢，肠风下血。

良方精选

方1

配方 仙鹤草30克。

制法 仙鹤草水煎，取汁。

用法 每日1剂，分2次服用，15日为1个疗程。

功效 可用于风湿性心脏病的辅助治疗。

方2

配方 仙鹤草根、路边青50克，鸡蛋2枚。

制法 将前2味加水煎煮，取汁打入鸡蛋煮熟。

用法 放温后食用。

功效 适用于呕血、吐血。

方3

【配方】鲜仙鹤草250克（干品50～100克）。

【制法】上药加水适量，用砂锅煎煮，再用毛巾或软布条浸药液烫洗患处。

【用法】每日早、晚各1次，每次20分钟。

功效 本方适用于渗出型湿疹。

【备注】每次烫洗必须重新煮沸药液，烫洗后应保持患处干燥，勿接触碱性水液。

方4

【配方】仙鹤草90克。

【制法】仙鹤草用水3碗煎至半碗，滤渣取汁。

【用法】顿服，每日1次。

功效 适用于咯血。

方5

【配方】仙鹤草、益母草各18克，茜草、紫草、旱莲草各15克，甘草12克。

【制法】将上述中药加水煎煮，滤渣取汁。

【用法】成人每日1剂，分早晚2次服用，7日为1个疗程，连用2～3个疗程。

功效 适用于过敏性紫癜。

方6

【配方】鲜仙鹤草（连根）适量。

【制法】切除整棵仙鹤草的上2/3，留取下1/3的根部，洗净后切碎烤干，研成细粉。

【用法】成人每日4次，每次冲服5克。

功效 适用于痢疾。

方7

【配方】仙鹤草50克，白砂糖30克，泡参25克，白芍、百部、白及各15克，麦门冬10克，甘草6克。

【制法】将泡参洗净切薄片；白芍洗净切片；仙鹤草、麦门冬、百部、白及洗净切碎；甘草切片。将这些药材放入砂锅内，加水适量，置武火上烧沸，再用文火煎煮25分钟，过滤去渣，留汁液，在汁液内加入白砂糖搅匀即成。

【用法】每日3次，每次150毫升。

功效 清热、润肺、消肿，对肺癌患者有一定作用。

方8

【配方】仙鹤草、益母草各30克，红糖10克。

【制法】将仙鹤草、益母草加水煎煮，滤渣取汁，加入红糖，继续加热煮沸。

【用法】每日1剂，分2～3次服用。

功效 适用于产后恶露不尽夹有血块者。

血余炭

别名 人发炭、乱发炭、头发炭。

血余炭是人的头发炭烧后所得的物质，全国皆可生产，不分季节。收集头发后用肥皂水或者碱水清洗干净，再用清水洗净，晒干，炭烧或者煅焖后捣碎用。

性味归经 性平，味苦；归肝、胃经。

功效主治 止血化瘀，通利小便。适用于吐血、咯血、血淋、小便带血等出血证以及小便不利等。

服用禁忌 内有瘀热者慎用。

古籍摘要

《神农本草经》：主五癃，关格不通，利小便水道，疗小儿痫，大人痓。

《名医别录》：主咳嗽，五淋，大小便不通，小儿惊痫。止血，鼻衄烧之吹内立已。

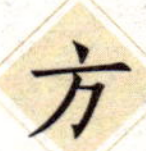

良方精选

方 1

【配方】血余炭适量，绿豆30克。

【制法】将血余炭与绿豆一起碾碎，研为细粉。

【用法】用水调，敷于患处，每日1次。

功效 适用于急性乳腺炎初期。

方 2

【配方】血余炭适量。

【制法】血余炭研成粉末状。

【用法】用药棉蘸血余炭末塞入鼻中即可。

功效 适用于鼻出血。

方 3

【配方】血余炭适量，凡士林少量。

【制法】血余炭加少量凡士林调膏。

【用法】敷于患处。

功效 适用于烧伤。

方 4

【配方】血余炭、龙葵籽各12克，夏枯草、白茅根各15克，枳壳、桃仁、穿山甲（代）、当归、生地黄、赤芍、红花、玄参各10克，三棱、莪术各9克，甘草6克。

【制法】将上述中药加水煎煮30分钟，滤渣取汁。

【用法】温服。

功效 本方可散结化瘀、软坚活血，适用于咽喉肿痛、吞咽不利、咳呛痰血。

方 5

【配方】血余炭3克，鸡蛋1个，芝麻油10毫升。

【制法】将血余炭研成粉末状，打入鸡蛋拌匀，芝麻油入锅中烧热后倒入拌匀的鸡蛋炒熟。

【用法】早晚空腹食用，每日2次，每次1剂，直至病症痊愈。

功效 适用于脱肛。

温经止血类

艾叶

别名 艾蒿、灸草、家艾、艾蓬、香艾、黄草。

艾叶为菊科植物艾的叶子，主要分布于黑龙江、吉林、辽宁、河南、云南等地。艾叶有一股浓烈的香味，形状与菊叶相似，呈羽状分裂，卵形，叶子的背面披着灰白色的小茸毛。一般在夏季花未开时采摘，除去杂质，晒干或阴干。

性味归经 性温，味苦、辛；有小毒；归脾、肝、肾经。

功效主治 散寒止痛，温经止血，安胎。用于心腹冷痛、月经不调、崩漏带下、胎动不安、宫冷不孕、吐血衄血、妊娠下血、皮肤瘙痒等。

服用禁忌 阴虚血热者慎用。

古籍摘要

《本草再新》：调经开郁，理气行血。

《本草纲目》：生温，熟热，纯阳之性，能回垂绝之阳，通十二经……以之灸火，能透诸经而除百病。

《本草正》：辟风寒湿，瘴疟。

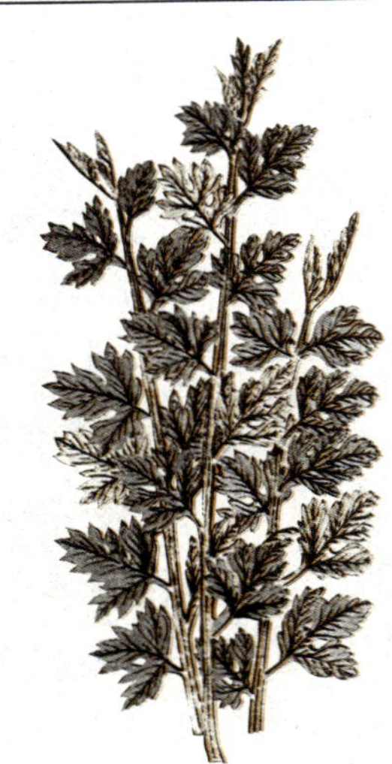

良方精选

方1

配方 艾叶45克，黑豆30克，鸡蛋1个。

制法 艾叶、黑豆与鸡蛋一同煮熟。

用法 每日1剂，10日为1个疗程。

功效 适用于气血虚弱所引起的眩晕。

方2

配方 鲜艾叶120克。

制法 先将鲜艾叶洗净，然后再加水捣烂，绞汁饮服。

用法 每日1次。

功效 适用于哮喘。

方 3

【配方】艾叶30克。

【制法】艾叶炒存性，研末。

【用法】1次服下。

功效 适用于崩漏。

方 4

【配方】艾叶9克，红糖5克，生姜3片。

【制法】将生姜、艾叶、红糖一起煎汤，取汁。

【用法】每日1次，连服数日。

功效 温经散寒，适用于因受寒或过食生冷之品引起月经来潮时的小腹冷痛。

方 5

【配方】艾叶30克，当归尾20克，桂枝、白芷、小茴香各15克。

【制法】将上述所有中药捣碎，用纱布包裹起来。

【用法】将药包放置于肌瘤处，加压热水袋外敷，每次半小时。

功效 散结化瘀，适用于子宫前壁肌瘤。

方 6

【配方】艾叶、白酒各适量。

【制法】艾叶揉成艾绒及碎末。

【用法】用白酒炒热，纱布包裹，敷在肚脐上，直至痛缓为止。

功效 适用于寒性胃痛、寒泻。

方 7

【配方】艾叶60克，石菖蒲30克。

【制法】将上述中药放入锅中炒热，取适量用布包起来。

【用法】趁热敷在肚脐处，待凉后更换热的。

功效 适用于前列腺增生。

方 8

【配方】艾叶100克，阿胶珠20克，甘草10克。

【制法】将上述中药加水煎煮，滤渣取汁。

【用法】温饮。

功效 适用于小腹冷痛、胎动不安。

第十二章

活血化瘀 传世良方

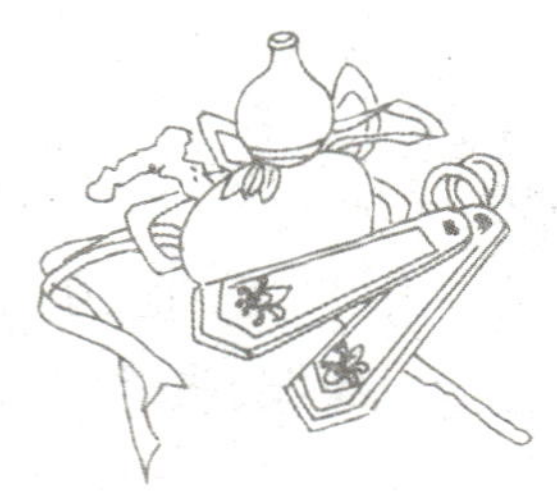

活血止痛类

川芎

别名 西川芎、大川芎。

川芎是伞形科植物川芎的干燥根茎，主产于四川、云南、湖南、湖北、甘肃等地，属伞形科多年生草本植物。川芎的药用部位为根茎，多在5月采挖，晒后烘干，切片生用；用文火炒至微焦，放凉，即为炒川芎；用料酒拌川芎片，闷透，文火炒干，即为酒川芎。

性味归经 性温，味辛；归肝、胆、心包经。

功效主治 活血行气，祛风止痛。用于血瘀气滞引起的各种疼痛，月经不调，痛经，闭经，产后瘀滞腹痛等；用于风寒、风热、风湿、血虚、血瘀等引起的头痛等；用于风湿痹痛等。

服用禁忌 川芎性味偏于温窜，因此阴虚火旺、月经过多、有出血性疾病者及孕妇须谨慎服用；川芎大多不单用，一般与补气、补血药配伍使用；川芎不可长期用。

古籍摘要

《本草汇言》：上行头目，下调经水，中开郁结，血中气药。

《本草衍义》：此药今人所用最多，头面风不可阙（缺）也，然须以他药佐之。

《本草纲目》：燥湿，止泻痢，行气开郁。

良方精选

方1

【配方】川芎适量。

【制法】先将川芎加适量水煎10～20分钟，然后弃渣取汁。

【用法】含漱，每日2～3次。

【功效】香口去臭。

方2

【配方】川芎9克，鸡蛋2个，黄酒适量。

【制法】锅置火上，加适量水，放入鸡蛋、川芎同煮，鸡蛋熟后取出去壳，放于汤药内，再用文火煮5分钟，加黄酒适量即可。

【用法】吃蛋饮汤，每日1剂，5日为1个疗程。

【功效】活血散瘀。

方3

【配方】川芎、陈皮、白茯苓、当归、枳实、炒香附各3克，半夏2.4克，甘草1.5克，滑石0.6克，生姜适量。

【制法】将上述除生姜外的中药，以水煎煮，加生姜为引，取汁。

【用法】每日1剂，分2次服用。

【功效】化痰利湿，适用于痰湿壅滞型月经过少。

方4

【配方】川芎、茶叶各3克。

【制法】川芎、茶叶加水煎煮，滤渣取汁。

【用法】随量饮用。

【功效】适用于风寒头痛。

方5

【配方】川芎、茯苓、柴胡各12克，桃仁、红花、泽泻、白术、香附、石菖蒲各10克。

【制法】将上药以水煎煮，取汁。

【用法】每日1剂，分早、晚2次服用。

【功效】行气活血、利湿通窍，适用于非化脓性中耳炎。

【备注】鼓室有积液者，加木通10克；病程长者，加赤芍10克，水蛭

6克；有表热证者，加金银花、连翘、蒲公英各10克；表寒证者，加荆芥、防风各10克。

方6

【配方】川芎6～9克，陈醋适量，药用凡士林少许。

【制法】川芎研末，加陈醋拌匀成糊状，加凡士林调成药膏。

【用法】将药膏涂抹在增生的部位，然后敷上保鲜膜密封，再用纱布固定，隔日1次，5次为1个疗程。

功效 适用于骨质增生。

延胡索

别名 元胡、延胡、元胡索、玄胡素。

延胡索是罂粟科多年生草本植物延胡索的干燥茎，主要生产于我国江苏、湖北、浙江、湖南等地，多在春末茎叶枯萎时采收，去除杂质、须根，入水中煮至无白心，晒干。

性味归经 性温，味辛、苦；归心、肝、脾经。

功效主治 活血止痛，行气化瘀。适用于月经不调、恶露不尽、产后血瘀、跌打损伤等。

服用禁忌 孕妇忌用；体虚者慎用。

古籍摘要

《本草纲目》：延胡索，能行血中气滞，气中血滞，故专治一身上下诸痛，用之中的，妙不可言。

《开宝本草》：主破血，产后诸病，因血所为者。妇人月经不调，腹中结块，崩中淋露，产后血运，暴血冲上，因损下血，或酒摩及煮服。

良方精选

方1

|配方| 延胡索、丹参各30克，红花、牛膝、郁金各15克，白酒500毫升。

|制法| 将丹参、延胡索、牛膝、红花、郁金倒入瓶中，用白酒浸泡，加盖密封半个月。

|用法| 每隔3日，用力摇动药酒瓶1次，每次约摇3分钟。行经前2日开始饮服，每日3次，每次10～20毫升，至经血干净时停饮，连服4个经期为1疗程。

功效 本方适用于气滞血瘀之痛经。

方2

|配方| 延胡索10克。

|制法| 延胡索研细末。

|用法| 每次吞服1～3克，每日3次。

功效 可用于房性、房室交界性早搏，阵发性房颤的辅助治疗。

方3

|配方| 延胡索15克，当归、炙没药、炒栀子、车前子（包煎）、川牛膝各9克，川芎、小茴香各6克，桂心1.5克（后下）。

|制法| 将上药以水煎煮，取汁。

|用法| 每日1剂，分2次服用。

功效 活血化瘀、理气调冲，适用于瘀滞胞宫型不孕症。

|备注| 痛经伴经量多者，加生蒲黄15克（包煎）；痛经伴经量少，下行不畅者，加路路通15克，桂枝6克，炮山甲12克，去桂心。

方4

|配方| 延胡索15克。

|制法| 延胡索加水煎煮，滤渣取汤。

|用法| 每日1次。

功效 适用于冠心病的辅助治疗。

方 5

配方 延胡索、赤芍、枳壳各12克，乌药10克，当归、川芎、桃仁、红花、丹皮、制香附各9克，炙甘草5克。

制法 将上药以水煎煮，取汁。

用法 每日1剂，分2次服用。

功效 理气、活血、通经，适用于气滞血瘀型闭经。

郁金

别名 玉金。

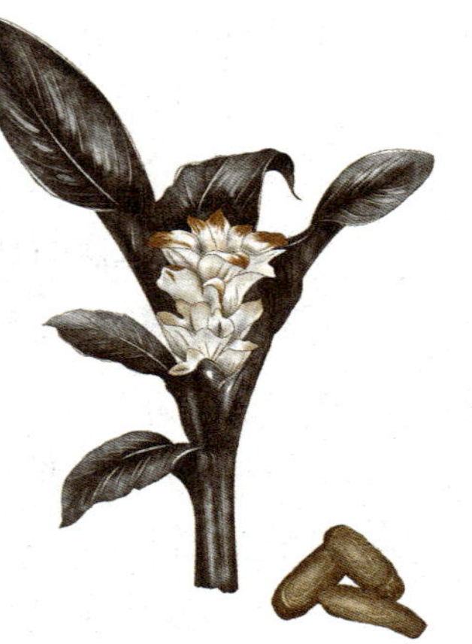

郁金主产于浙江、江苏、四川、福建、广东、广西等地，属姜科植物，药用部位为干燥块根。多在冬季茎叶枯萎后采挖，除去须根，用沸水煮或蒸至透心，晒干，切片或打碎，生用。现代研究发现，郁金中主要含有姜黄素、双脱甲氧基姜黄素、姜黄酮、芳基姜黄酮、莰烯、倍半萜烯等营养成分。

性味归经 性寒，味辛、苦；归肝、胆、心经。

功效主治 行气止痛，利胆退黄，破血凉血。用于气滞血瘀引起的胸、胁、腹痛，痛经，闭经等；用于热病神昏，癫痫发狂等；用于肝胆湿热引起的黄疸，尿赤等；用于气火上逆引起的吐血等。

服用禁忌 孕妇慎用。

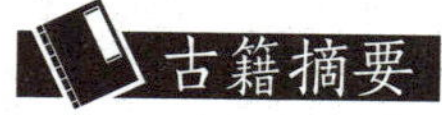

古籍摘要

《本草汇言》：清气化痰，散瘀血之药也，其性轻扬，能散郁滞，顺逆气，上达高巅，善行下焦，心肺肝胃气血火痰郁遏不行者最验，故治胸胃膈痛、两胁胀满、肚腹攻疼、饮食不思等证。又治经脉逆行，吐血衄血，唾血血腥。此药能降气……

良方精选

方1

【配方】郁金、当归、白芍、猪苓各9克，蒺藜、益母草各12～18克，苍耳草10克。

【制法】将上述所有中药放入砂锅中加水浸泡30分钟，然后加热煎煮30分钟，倒出药汁，继续在锅中加水，煎煮20分钟后滤渣取汁，将2次煎得的药汁混合。

【用法】早晚各服1次，每日1剂，10日为1个疗程。

功效 适用于白癜风。

方2

【配方】郁金、丁香各10克。

【制法】将上述中药加水煎煮，滤渣取汁。

【用法】每日1剂，分3次服用。

功效 适用于虚寒所致的胃痛。

方3

【配方】郁金、当归、白芍各9克，自然铜30克，预知子15～30克，益母草12～18克，苍耳草12～15克，猪苓9～12克。

【制法】将上述所有中药放入砂锅中加水浸泡30分钟，然后加热煎煮30分钟，倒出药汁，继续在锅中加水，煎煮20分钟后滤渣取汁，将2次煎得的药汁混合。

【用法】早晚各服1次，每日1剂，7日为1个疗程。

功效 适用于肝气郁结型白癜风。

方4

【配方】郁金、陈胆星、天竺黄各30克，白明矾18克，飞雄黄15克，猪心血（不落水）适量。

【制法】将猪心血外的所有配方共同研成粉末状，然后加猪心血拌匀，平均分成30份，制成丸子。

【用法】每日早晨空腹服用1颗。

功效 适用于癫痫。

方 5

|配方| 郁金、法半夏、党参各12克，金钱草30克，茵陈12～24克，猫爪草9～24克，大黄5～20克，黄柏、黄连、木香、黄芩各6～12克，甘草6克。

|制法| 将上述中药加水煎煮，滤渣取汁。

|用法| 每日1剂，分2次服用。

功效 理气清热、疏肝利胆，适用于恶心、呕吐、便秘等。

五灵脂

别名 寒号虫粪、寒雀粪、药本。

五灵脂是鼯鼠科动物复齿鼯鼠的粪便，全年可收，主要生产于我国甘肃、山西、河北等地，去除杂质、泥沙后晒干。

性味归经 性温，味苦、咸、甘；归肝经。

功效主治 化瘀止血、活血止痛。适用于瘀血内阻、痛经、血瘀闭经、蛇虫咬伤、跌打损伤等。

服用禁忌 不宜与人参一同服用。

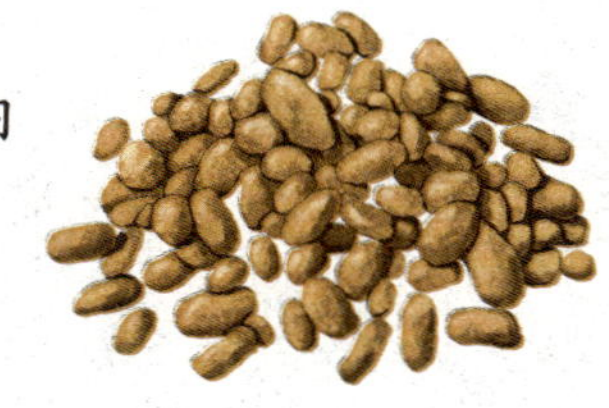

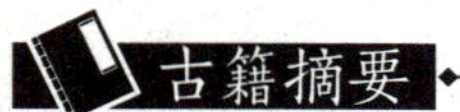

古籍摘要

《本草纲目》：止妇人经水过多，赤带不绝，胎前产后血气诸痛，男女一切心腹、胁肋、少腹诸痛，疝痛，血痢，肠风腹痛，身体血痹刺痛。

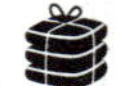

良方精选

方 1

|配方| 五灵脂、黑豆各50克，冬瓜皮适量。

|制法| 五灵脂与黑豆共研末；冬瓜皮加水煎汤，取汁。

|用法| 冬瓜皮汤送服药末，每次9克，每日2次。

功效 适用于糖尿病。

方2

【配方】五灵脂适量。

【制法】五灵脂研末。

【用法】撒于患处。

功效 适用于各种外伤性出血。

方3

【配方】五灵脂12克，延胡索10克，蒲黄、赤芍、枳壳、丹参各9克，檀香、砂仁各6克。

【制法】将上药以水煎煮，取汁。

【用法】每日1剂，分2次服用。

功效 本方可活血通络，适用于血瘀阻络所致的溃疡病。

方4

【配方】五灵脂、白芷各6克，麝香0.3克，盐适量。

【制法】将上药共研细末。

【用法】将药末填敷脐孔，再用大豆大小的艾炷21壮连续灸至腹部温暖为度，5日后再灸1次。

功效 活血化瘀、散寒调经，适用于瘀阻胞络、虚寒凝滞之不孕症，症见月经后期、量少色黑多块、小腹刺痛等。

活血调经类

丹参

别名 红根、大红袍、血参根。

丹参为唇形科植物丹参的干燥根及根茎。自11月上旬至翌年3月上旬均可采收，以11月上旬采挖最宜，将根挖出，除去泥土、根须，晒干。内服多煎汤或入丸、散，浸酒，泡茶；外用熬膏涂，或煎水熏洗。

性味归经 性微寒，味苦；归心、心包、肝经。

功效主治 祛瘀止痛，活血调经，凉血消痈，除烦安神。用于胸腹刺痛、月经不调、闭经痛经、风湿痹痛、心烦失眠、心绞痛等。

服用禁忌 无瘀血者慎服；不宜与藜芦同用。

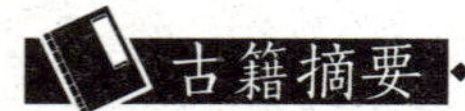

《神农本草经》：主心腹邪气，肠鸣幽幽如走水，寒热积聚；破癥除瘕，止烦满，益气。

《本草正义》：丹参，《神农本草经》谓之微寒，陶弘景已疑其误，缪仲醇亦疑之，至张石顽乃改作微温。

良方精选

方1

配方 丹参、红糖各60克。

制法 将丹参与红糖一起放入锅中，水煎取汁。

用法 代茶饮用，每日早、晚各1次。

功效 适用于阴血不足、血海空虚所致的闭经。

方2

配方 丹参30克，蜂蜜20克。

制法 丹参洗净切片，放入砂锅中加适量清水，水煎取汁，将药汁放入洗净的砂锅内，加入蜂蜜煮沸即可。

用法 每日服1～2次。

功效 活血止痛、补气缓痛，适用于高血压、慢性肝炎、动脉硬化、冠心病等的辅助治疗。

方3

配方 丹参30克，白酒500毫升。

制法 丹参洗净，切薄片，放入纱布袋内，扎紧袋口，将白酒、纱布袋放入酒瓶内，盖上盖封口，浸泡15日即成。

用法 每日3次，每次1小盅。

功效 益气养血、安神、活血祛瘀，适用于神经衰弱、冠心病等的辅助治疗。

方4

【配方】丹参20～30克，琥珀3克。

【制法】将琥珀研成粉末；丹参水煎取汁。

【用法】丹参汤送服药粉，每日1剂，连服3～5日。

功效 适用于闭经。

方5

【配方】丹参30克，红糖15克。

【制法】丹参加水煎煮，再加红糖煎煮片刻，滤渣取汁。

【用法】每日2次。

功效 适用于更年期综合征的辅助治疗。

方6

【配方】丹参30克。

【制法】丹参加水煎煮，滤渣取汁。

【用法】代茶饮。

功效 适用于盆腔炎。

方7

【配方】丹参15～30克。

【制法】丹参水煎取汤。

【用法】每日1剂，分2次服用。

功效 活血养肝，适用于肝硬化的辅助治疗。

方8

【配方】丹参9克，绿茶3克。

【制法】丹参捣为粗末，同绿茶用沸水冲泡10分钟即可。

【用法】每日1剂，代茶饮。

功效 清心止痛，适用于冠心病的辅助治疗。

方9

【配方】丹参15克，核桃仁12克，佛手片6克，白砂糖50克。

【制法】丹参、佛手煎汤；核桃仁、白砂糖捣烂成泥，加入丹参、佛手汤中，文火煎煮10分钟。

【用法】每日2次，连服数日。

功效 宁心安神、疏肝理气，适用于神经衰弱。

红花

别名 草红花、杜红花、刺红花、金红花。

红花在全国各地均有栽培，主产于河南、浙江、江苏、四川、新疆等地，其中以新疆维吾尔自治区播种面积最大，主要分布在塔城、昌吉和伊犁地区。红花为菊科一年生草本植物，药用部位为管状花，多在夏季花变红时采摘，除去茎叶，带头，阴干或晒干。以花冠长、色红、鲜艳、质地柔软、无枝刺者为佳。

性味归经 性温，味辛；归心、肝经。

功效主治 活血通络，祛瘀止痛。用于血滞经闭、痛经、产后血瘀、瘀滞腹痛、胸痹心痛、跌打损伤、关节疼痛、脑卒中瘫痪、斑疹紫暗等。

服用禁忌 孕妇禁用；月经过多者慎用；红花与菊花药性相反，勿混淆。

古籍摘要

《外台秘要》：治一切肿，红花，熟揉捣取汁服之。

《金匮要略》：妇人六十二种风及腹中血气刺痛，红花酒主之。

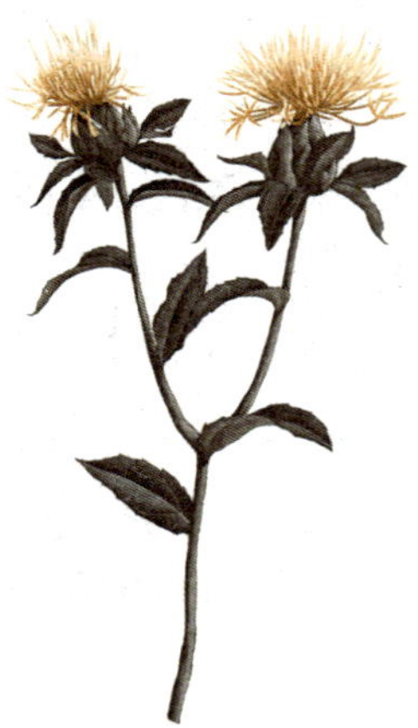

良方精选

方1

配方 红花9克，乌梅3克。

制法 红花和乌梅水煎，取汁。

用法 每日1剂，分2次服用。

功效 适用于风湿性心脏病的辅助治疗。

方2

配方 红花6克。

制法 将红花放入沸水中冲泡。

用法 代茶饮用，每日1剂，连服10日为1个疗程。

功效 适用于扁平疣。

方 3

【配方】红花6克，黑豆30克，红糖适量。

【制法】黑豆去杂质，洗净，与红花一同放入锅内，加适量水，用武火煮沸后改文火煮至黑豆熟烂，除去黑豆、红花，留汁，加红糖搅匀即成。

【用法】每日2次，每次10～20毫升。

功效 活血通经、祛瘀止痛。

方 4

【配方】红花1.5克，鸡蛋1枚。

【制法】在鸡蛋上打1个小孔，放入红花，用纸封口，放于蒸锅内将鸡蛋蒸熟。

【用法】月经第1日开始服，每日1枚，9日为1个疗程，第2个月经周期如前法服用即可。

功效 适用于气滞血瘀所致的女性不孕症。

方 5

【配方】红花、青皮各10克。

【制法】青皮晾干，切成细丝，将青皮丝与红花一起放入砂锅，加水浸泡30分钟后，再煎煮30分钟，用洁净纱布过滤，取汁。

【用法】代茶饮用，或分2次早晚服用。

功效 适用于气滞血瘀型盆腔炎。

方 6

【配方】红花、海桐皮、苏木、当归、丹参各9克，白及15克，延胡索、桃仁各12克。

【制法】将上述药物用纱布包裹，煎汤1500毫升。

【用法】趁热先熏后洗30分钟，每日3次，每剂可用2～3日。

功效 祛瘀通络、驱寒散风、止痛生肌，适用于手足皲裂。

方 7

【配方】红花50克，米醋500毫升。

【制法】将红花浸泡在米醋中7日。

【用法】用医用脱脂棉蘸取药汁擦洗患处。

功效 适用于骨质增生。

桃仁

别名 桃核仁、桃核人。

桃仁为蔷薇科植物桃或山桃的种子，在各地均有生长，多在6～7月果实成熟时采摘，除去果肉及核壳，取出种子，晒干。储存时放阴凉干燥处，防虫蛀、走油。内服多煎汤或入丸、散；外用捣敷。

性味归经 性平，味苦、甘；有小毒，归心、肝、大肠经。

功效主治 活血祛瘀，润肠通便，止咳平喘。用于咳嗽、闭经、痛经、跌打损伤、便秘等。

服用禁忌 孕妇忌用。

古籍摘要

《珍珠囊》：治血结、血秘、血燥，通润大便，破蓄血。

《千金方》：治崩中漏下赤白不止，气虚竭：烧桃核为末，酒服方寸匕，日三。

良方精选

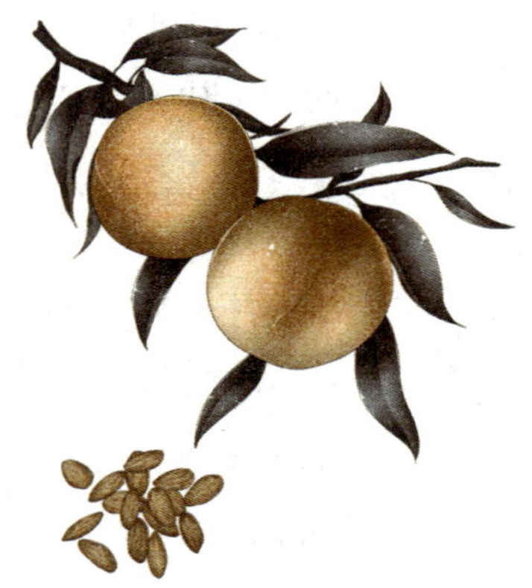

方1

配方 桃仁、蜂蜜各适量。

制法 将桃仁用清水浸去皮尖，研成泥，然后加蜂蜜，用温水化开。

用法 涂抹于面部，然后用玉霄膏涂贴。

功效 活血润肤、祛皱养颜。

方2

配方 桃仁、红花、当归各10克，赤芍、川芎、牡丹皮、五灵脂、乌药各6克，延胡索3克，香附、枳壳各2克。

制法 将上药以水煎煮，取汁。

用法 每日1剂，分2次服用。

功效 活血祛瘀、行气止痛，适用于手部皮肤粗糙。

方3

【配方】桃仁、赤芍、生姜各10克，川芎、红花各6克，大枣7枚，老葱3根。

【制法】将上述中药加水煎煮，滤渣取汁。

【用法】早晚各服1次，每日1剂，20日为1个疗程。

功效 散风活血、通窍、止痒。

方4

【配方】桃仁、赤芍、五灵脂、大黄、丹皮各5克，生地黄、当归、茜草、木通各10克。

【制法】将上药加水煎汤。

【用法】先用药汤温洗脐部，然后用麝香膏贴于脐部。

功效 凉血活血、通经开闭，适用于闭经。

方5

【配方】桃仁、韭菜子各20克。

【制法】将上述中药加水200毫升，武火烧开3分钟后转文火煮半个小时，滤渣取汁。

【用法】分次温服。

功效 活血化瘀，适用于强直性脊柱炎的辅助治疗。

方6

【配方】桃仁10克，红糖15克。

【制法】桃仁去皮后捣碎，所有配方放入保温杯中，加开水闷泡半个小时。

【用法】每日1剂，代茶饮。

功效 活血化瘀，适用于瘀血内阻型产后恶露不尽。

方7

【配方】桃仁20克，大枣、川芎各15克，赤芍11克，老葱3根，生姜适量，白砂糖30克。

【制法】将上述除白砂糖外的配方加水，以文火煎煮25分钟，滤渣取汁，在药汁中加白砂糖拌匀。

【用法】每日2次，每次150毫升，10～15日为1个疗程。

功效 活血化瘀，适用于血瘀型酒糟鼻。

方 8

|配方| 桃仁150克，川芎、橘核各100克，蜂蜜适量。

|制法| 先将桃仁、川芎、橘核分别拣去杂质，洗净，晒干或烘干，共研成细粉末，装瓶。

|用法| 每日2次，每次10克，蜂蜜水冲服，亦可用温开水送服。

功效 理气活血、化瘀散结，适用于气滞血瘀型睾丸炎。

益母草

别名 益母、野天麻、益母蒿、红花艾、益母艾。

益母草属唇形科一年或二年生草本植物，喜温暖湿润气候，以较肥沃的土壤为佳，多长于田野草丛及溪边湿润处，在全国各地均有栽培。药用部位为地上部分，多在夏季茎叶茂盛时采割，切段，晒干，生用。

中药益母草是以植物益母草的地上部分入药，其种子入药名为茺蔚子。二者虽同出一物，但功效不尽相同。益母草与茺蔚子均具有活血化瘀的功效，但益母草活血调经力优，为妇产科要药，故名“益母”之名。茺蔚子偏于疏风，清热明目，治疗眼科疾病时多用。

性味归经 性微寒，味辛、苦；归心、肝、膀胱经。

功效主治 活血调经，祛瘀止痛，利尿消肿，清热解毒。用于女性月经不调、经行不畅、小腹胀痛、产后恶露不尽、血滞闭经等；以及外伤瘀血作痛，疮痈肿毒，皮肤瘾疹等。

服用禁忌 阴虚血少、月经过多者禁服。

古籍摘要

《本草拾遗》：捣苗，敷乳痈恶肿痛者；又捣苗绞汁服，主浮肿下水，兼恶毒肿。

《草本纲目》：活血，破血，调经，解毒。治胎漏产难，胎衣不下，血晕，血风，血痛，崩中漏下，尿血，泻血，疳、痢、痔疾，打扑内损瘀血，大便、小便不通。

良方精选

方1

【配方】鲜益母草24克。

【制法】鲜益母草浓煎成600～800毫升，取汁。

【用法】每日1剂，分3～4次服用。

【功效】适用于急性肾盂肾炎的辅助治疗。

方2

【配方】益母草15克，陈皮10克。

【制法】将上述中药一同研成末，用沸水冲泡。

【用法】每日1剂，代茶随饮。

【功效】适用于气血瘀滞所致的月经后期量少、腹痛、胸闷等。

方3

【配方】益母草60克，红糖适量。

【制法】益母草水煎，取汁。

【用法】每次15毫升，温开水或红糖水调服。

【功效】适用于腹痛拒按、月经血色紫黑夹有血块者。

方4

【配方】益母草、怀山各30克，熟地黄、山茱萸各20克，泽泻、茯苓、丹皮各10克。

【制法】将上药以水煎煮，取汁200毫升。

【用法】每日1剂，分早、晚2次温服，10日为1个疗程。

【功效】滋阴养血、安神息风，适用于老年皮肤瘙痒症。

方5

【配方】益母草200克（鲜品可用400克），红糖25克，甘草3克，绿茶2克。

【制法】上药加水600毫升，煮沸5分钟即可。

【用法】每日1剂，分3次服用。

【功效】适用于产后出血、恶露不绝。

方6

|配方| 益母草60克，党参15克，红糖适量。

|制法| 将上药以水煎煮，取汁。

|用法| 每日1剂，分2次服用。

功效 补中益气、活血化瘀，可缓解气滞血瘀型产后恶露不绝。

方7

|配方| 益母草、山楂各50克，红糖100克。

|制法| 将山楂洗净，去核切片，与益母草一同水煎40分钟，去渣，再用文火熬至汤汁浓稠，加入红糖收膏即成。

|用法| 每次20克，每日2次，温开水冲服。

功效 本方具有活血祛瘀的功效，适用于产后恶露不绝。

方8

|配方| 益母草30克，鸡蛋2个。

|制法| 将益母草、鸡蛋一起放入锅中，加适量水煮，鸡蛋煮熟后去壳，再煮片刻即可。

|用法| 吃蛋饮汤，月经前每日1次，连服数日。

功效 适用于月经先期有乳房胀痛者。

方9

|配方| 益母草、蜂蜜各500克。

|制法| 将益母草捣碎，加入蜂蜜拌匀。

|用法| 温水冲服，每次20～30克，早晚各服1次。

功效 消炎解毒、化瘀，可促进细胞再生。

泽兰

别名 地笋、蛇王草、地瓜儿苗。

泽兰是唇形科双子叶植物地瓜儿苗的地上部分，多生长在水边、沼泽，在我国的大部分地区均有生长。在夏末秋初枝叶繁茂时采收，去除杂质、泥沙，晒干，一般生用。

性味归经 性微温，味苦、辛；归肝、脾经。

功效主治 活血调经，利水消肿。适用于痛经、血瘀闭经、身面浮肿、疮痈肿毒、水肿、产后瘀滞腹痛、腹水、跌打损伤等。

服用禁忌 血虚者、无瘀滞者慎用。

古籍摘要

《本草纲目》：泽兰走血分，故能治水肿，涂痈毒，破瘀血，消癥瘕，而为妇人要药。

《神农本草经》：主乳妇内衄，中风余疾，大腹水肿，身面四肢浮肿，骨节中水，金疮，痈肿疮毒。

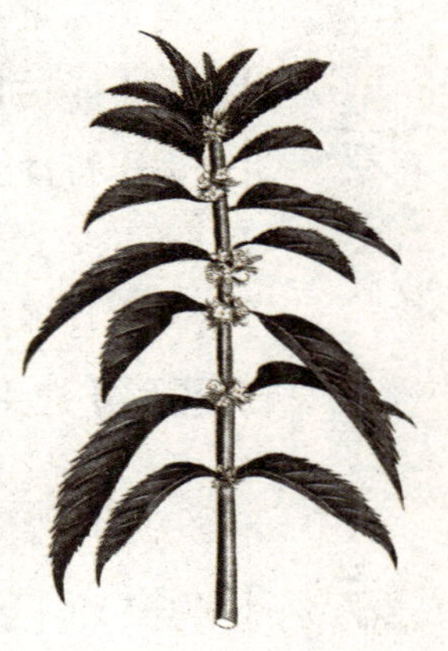

良方精选

方1

配方 泽兰、芝麻叶、莜叶、皂荚各50克。

制法 将上述所有中药加水煎煮，滤渣取汁。

用法 用药汁洗头，每日1次，30日为1个疗程。

功效 养发润发。

方2

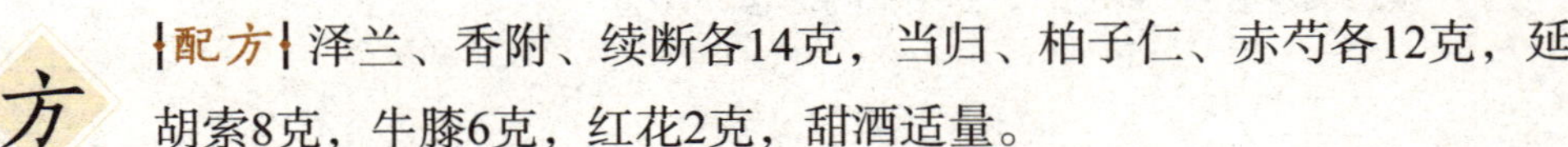

配方 泽兰、香附、续断各14克，当归、柏子仁、赤芍各12克，延胡索8克，牛膝6克，红花2克，甜酒适量。

制法 将上药以水煎煮，取汁。

用法 每日1剂，分2次服用，甜酒为引。

功效 本方能疏肝解郁、活血调经，对痛经有一定作用。

方3

配方 泽兰15克，白薇10克，穿山甲（代）5克，黄酒500毫升，红糖少许。

制法 将泽兰、白薇、穿山甲加黄酒置武火上煮开，再转文火煎煮15～20分钟，滤渣取汁，加入红糖拌匀。

|用法| 每日2次。

功效 活络止痛。

方4

|配方| 泽兰、泽泻各12克，茉莉花、玫瑰花、荷叶、枳壳各10克。

|制法| 将上述所有中药放入砂锅中加水浸泡30分钟，然后加热煎煮30分钟，倒出药汁，继续在锅中加水，煎煮20分钟后滤渣取汁，将2次煎得的药汁混合。

|用法| 早晚各服1次，每日1剂，30日为1个疗程。

功效 消瘀补肾、祛湿益脾。

方5

|配方| 泽兰10克，绿茶1克。

|制法| 将泽兰、绿茶一起放入茶杯，用沸水冲泡，加盖，泡5分钟后即可。

|用法| 月经前或月经期代茶频饮。

功效 适用于瘀血阻滞之痛经。

方6

|配方| 泽兰、黄柏、黄芩、黄连、大黄各32克。

|制法| 将上述所有中药研成粉末状，混合均匀。

|用法| 加芝麻油调匀后涂抹于患处，每日3次，10～15日为1个疗程。

功效 解毒利湿，适用于毒疮、湿疹。

鸡血藤

别名 血风藤、红藤、大血藤、猪血藤。

鸡血藤是豆科崖豆藤属植物密花豆的干燥藤茎，多生长于路旁、灌木丛中、山坡上、池塘边，主要分布于我国云南、湖北、安徽、湖南、四川、广西、福建等地，多在秋季采割，取其藤茎，切段后晒干。

性味归经 性温，味苦、微甘；归肝、肾经。

功效主治 活血养血，调经，舒筋活络。适用于肢体瘫痪、月经不调、闭经、痛经、风湿痹痛、血虚萎黄等。

服用禁忌 阴虚火旺者慎用。

古籍摘要

《本草纲目拾遗》：活血，暖腰膝，已风瘫。

《饮片新参》：去瘀血，生新血，流利经脉。治暑痧，风血痹症。

《本草再新》：补中燥胃。

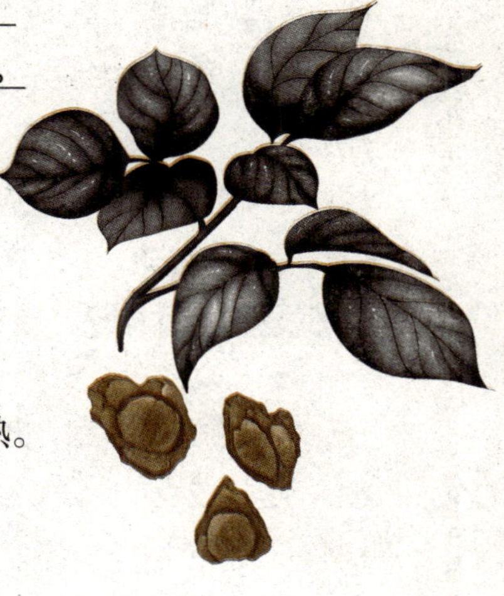

良方精选

方1

配方 鸡血藤、鸡蛋各适量。

制法 将鸡血藤放入水中，加鸡蛋煮熟。

用法 吃鸡蛋，每日1个。

功效 补血活血，适用于贫血。

方2

配方 鸡血藤30克，生地黄15克，赤芍、当归、牛膝、地龙各12克，桃仁、红花、川芎各10克，甘草8克。

制法 将上药以水煎煮，取汁。

用法 每日1剂，分2次服用。

功效 行气活血、通经止痛，适用于受伤或猛烈撞击后突然腰痛如折，疼痛连及髀枢至腿股，俯仰不能，转侧不利之气滞血瘀型坐骨神经痛。

方3

配方 鸡血藤30克，鸡蛋2个，白砂糖50克。

制法 鸡血藤、鸡蛋加水煮，蛋熟后去壳，再煎至药汁约1碗，去药渣，加入白砂糖即可。

用法 当早点服，食蛋饮汤，每日1剂，7日为1个疗程。

功效 适用于月经不调、体虚贫血。

方4

【配方】鸡血藤30克，地黄25克，丹参20克，桑白皮、防风、刺蒺藜、白芍、黄精、何首乌各15克，桃仁10克，当归、甘草各6克。

【制法】将上药以水煎煮，取汁。

【用法】每日1剂，分2次服用。

【功效】祛风润燥、活血化瘀，适用于血虚风燥型手足皲裂。

方5

【配方】鸡血藤、熟地黄各30克，肉苁蓉20克，牛膝、白芍、黄芪各15克，黑杜仲、当归各12克，淫羊藿、红花、干姜各9克，木香3克。

【制法】将上药以水煎煮，取汁。

【用法】每日1剂，分2次服用。

【功效】滋阴补肾、活血祛痛，适用于足跟痛。

方6

【配方】鸡血藤20克，丹参、黄精、熟地黄、黄芪各15克，女贞子、墨旱莲各12克。

【制法】将上述所有中药放入砂锅中加水浸泡30分钟，然后文火煎煮30分钟，倒出药汁，继续在锅中加温水，煎煮40分钟后滤渣取汁，将2次煎得的药汁混合。

【用法】每日1剂，分2次服用，7日为1个疗程。

【功效】活血化瘀、滋阴补肾、调气和血。

王不留行

别名　奶米、王不留、麦蓝子。

王不留行为石竹科植物麦蓝菜的种子，主产于河北、山东、辽宁、黑龙江等地，以河北省产量最大。在夏季果实成熟时采摘，去除果皮，留下种子，晒干，炒用或者生用。内服多煎汤；外用研末调敷。

性味归经 性平，味苦；归肝、胃经。

功效主治 活血通经，下乳消痈，利尿通淋。适用于痛经、闭经、难产、乳汁不通、乳痈等。

服用禁忌 失血病、崩漏病患者及孕妇忌服。

古籍摘要

《日华子本草》：治发背，游风，风疹，妇人血经不匀及难产。

《本草纲目》：王不留行能走血分，乃阳明冲任之药，俗有“穿山甲，王不留，妇人服了乳长流”之语，可见其性行而不住也。按王执中《资生经》云：一妇人患淋卧久，诸药不效，用剪金花十余叶煎汤，遂令服之，明早来云，病减八分矣。

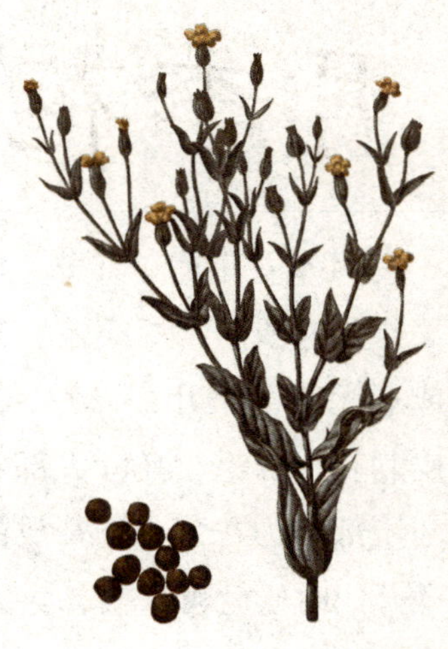

良方精选

方1

配方 王不留行适量。

制法 将王不留行用文火炒至稍黄，研末，用凉开水调成糊状。

用法 每晚睡前敷于患处。

功效 适用于带状疱疹。

方2

配方 王不留行适量。

用法 将王不留行用胶带固定在相应消化系统的耳穴上，在饭后和睡前各按压15分钟，每2日换药1次，20日为1个疗程。

功效 适用于胆结石、胆囊炎。

备注 需在医生帮助下找准穴位。

方3

配方 王不留行、苍耳子各30克，苦参15克，明矾9克。

制法 以上中药加水1500毫升，煎沸去渣，倒入盆中备用。

用法 温洗头皮，每次15分钟，隔3日再洗1次，每剂可洗2次。

功效 祛风止痒，适用于头部脂溢性皮炎。

方 4

【配方】王不留行90克，陈皮、白芍、党参、紫苏子、牡蛎、夏枯草、瓜蒌、石膏各30克，柴胡、黄芩各15克，甘草6克，川椒5克，大枣10枚。

【制法】将上述中药加水煎煮半个小时，滤渣取汁。

【用法】每日1剂，分3次服用。

功效 疏肝理气，适用于乳腺癌的辅助治疗。

月季花

别名 月月红、胜春、月记、四季花、月月开。

月季花主产于江苏、山东、湖北、山西等地，属蔷薇科常绿或半常绿灌木，高1～2米，茎、枝有钩状皮刺或近无刺，小叶3～5片，少数7个叶；叶柄、叶轴散生皮刺和短腺毛；托叶大部和叶柄合生，边缘有腺毛。其药用部位为花蕾或初开放的花，一年四季均可采收，花微开的时候就可采摘，除去杂质，阴干或低温干燥后入药。

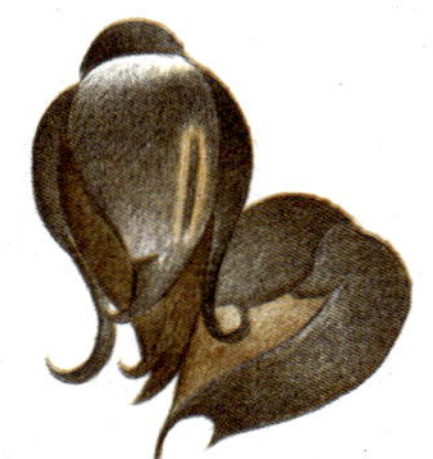

【性味归经】性平，味甘、淡、微苦；归肝经。

【功效主治】活血调经，疏肝解郁，消肿解毒。用于肝气郁结而致的月经不调、痛经、闭经及胸腹胀痛等；用于瘰疬痰核、痈肿疮毒未溃等。

【服用禁忌】不宜过量服用；孕妇、脾胃虚弱者慎用。

古籍摘要

《泉州本草》：通经，活血化瘀，清肠胃湿热，泻肺火，止咳，止血止痛，消痈毒。

《本草纲目》：活血，消肿，敷毒。

《本经逢原》：月季花为活血之良药。捣敷肿疡用之。

良方精选

方1

【配方】月季花15克，红糖适量。

【制法】月季花和红糖煎汤。

【用法】1次服下。

功效 适用于气滞血瘀型白癜风。

方2

【配方】月季花6克，白酒适量。

【制法】月季花阴干研细末。

【用法】用白酒送服，每日1次。

功效 活血调经、消肿散瘀，适用于骨折、跌打损伤。

方3

【配方】月季花、接骨木各100克，黄酒适量。

【制法】先将接骨木与月季花共捣烂，调拌黄酒炒热。

【用法】外贴于患处。

功效 具有活血止痛、化瘀的作用。

方4

【配方】月季花、冰糖各适量。

【制法】月季花和冰糖用水炖熟。

【用法】温服。

功效 适用于肺虚咳嗽、咯血。

方5

【配方】月季花15克，红糖100克，米酒30毫升。

【制法】将红糖与月季花一起加水共煮，去渣，冲入米酒。

【用法】趁热1次服完。

功效 适用于经期腹痛者。

方6

【配方】月季花、玫瑰花各9克（鲜品均用18克），红茶3克。

【制法】将上药共研粗末，沸水冲泡10分钟即可。

【用法】每日1剂，不拘时温服，连用数日，经行前几日服用。

功效 适用于气滞血瘀型痛经。

活血疗伤类

苏木

别名 苏枋、苏方、赤木。

苏木是豆科植物常绿小乔木苏木的干燥心材，主要分布在我国的台湾、云南、贵州、广西、广东等地，全年皆可采伐，去树心，晒干，用时切小片，可以先蒸软后再切。

性味归经 性平，味咸、甘、辛；归心、肝经。

功效主治 化瘀活血，疗伤舒经。适用于血滞所致的闭经、产后瘀阻腹痛、痛经、产后血晕、跌打损伤、瘀血肿痛等。

服用禁忌 孕妇忌用；月经过多者慎用。

古籍摘要

《唐本草》：主破血，产后血胀闷欲死者。

《本草纲目》：苏枋木，少用则和血，多用则破血。

《本草拾遗》：主霍乱呕逆及人常呕吐，用水煎服之。破血当以酒煮为良。

良方精选

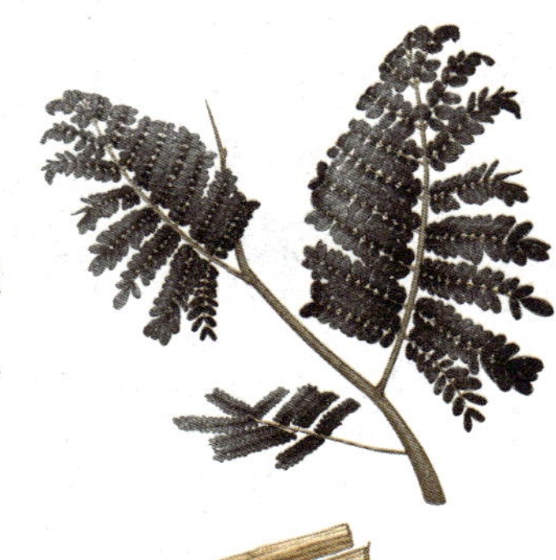

方1

配方 苏木、当归、赤芍各10克，桃仁、大黄、川芎、牡丹皮、枳壳、瓜蒌、槟榔各6克。

制法 将上药以水煎煮，取汁。

用法 每日1剂，分2次服用。

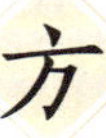

功效 活血祛瘀、行气化痰，适用于手部皮肤粗糙。

方2

配方 苏木12克，黑豆30克，红糖适量。

制法 黑豆入锅中炒熟，研成粉末状后，与苏木一同加水武火烧沸，转文火煎煮30分钟，至药汁还有300毫升，加红糖拌匀。

【用法】每日1剂，分2次服用。

功效 活血化瘀，适用于更年期月经不调。

方3

【配方】苏木、茺蔚子、蝉蜕各10克，何首乌20克，赤芍、蒺藜各15克，大枣4枚。

【制法】将上述中药加水煎煮，滤渣取汁。

【用法】每日1剂，分2次服用，10日为1个疗程。

功效 散风活血、消斑通络。

方4

【配方】苏木、蝉蜕、赤芍、蒺藜各10克，何首乌20克，大枣6枚。

【制法】将上述所有中药放入砂锅中加水浸泡30分钟，然后加热煎煮30分钟，倒出药汁，继续在锅中加水，煎煮20分钟后滤渣取汁，将2次煎得的药汁混合。

【用法】每日1剂，分2～3次服用，7日为1个疗程。

功效 活血通络、补肾消斑。

骨碎补

别名 毛姜、肉碎补、爬岩姜、石岩姜、猴姜。

骨碎补是水龙骨科植物槲蕨的根茎，多生长于树上、墙上或者石壁上，在我国主要分布于云南、台湾、浙江、广西、江西、福建等地，多在春季和冬季采摘，去除泥沙、杂质后，晒干，炒用或者生用。

【性味归经】性温，味苦；归肝、肾经。

【功效主治】活血续伤，补肾强骨。适用于跌打损伤，筋骨损伤及肾虚所致的腰膝酸软、耳聋耳鸣、久泻不止等。

【服用禁忌】血虚火旺、阴虚及无瘀血者慎用。

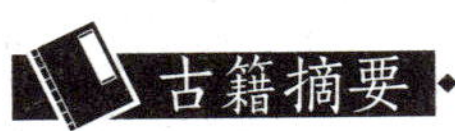

古籍摘要

《药性论》：主骨中毒气，风血疼痛，五劳六极，口手不收，上热下冷。

《本草正》：疗骨中邪毒，风热疼痛，或外感风湿，以致两足痿弱疼痛。

良方精选

方1

【配方】鲜骨碎补适量，酒1盅。

【制法】将酒倒于陶器底部，再将骨碎补在陶器底部就酒磨成糊状。

【用法】外擦患处，每日2次。

【功效】适用于扁平疣。

方2

【配方】骨碎补100克。

【制法】骨碎补捣烂。

【用法】外敷于患处。

【功效】具有补肾、活血的作用，适用于骨折伤痛。

方3

【配方】骨碎补15克，茯苓20克，补骨脂10克。

【制法】取上药加水400毫升，煎2次取汁混合。

【用法】每日1剂，分2次服用，7日为1个疗程。

【功效】温肾利湿，适用于氨基糖苷类抗生素中毒性耳聋。

方4

【配方】鲜骨碎补、盐各适量。

【制法】将骨碎补切成薄片，备用。

【用法】每日3次，用骨碎补片蘸取盐水涂擦患处。

【功效】活血补肾、生发，适用于脱发。

方5

【配方】骨碎补100克，补骨脂200克，黑芝麻、石榴皮、白芷、菟丝草各50克，75%酒精1000毫升。

【制法】将上述除酒精外的配方碾碎，放入酒精中浸泡7日，滤渣取汁，密封，备用。

|用法|用医用脱脂棉蘸取药酒，涂擦于皮损处，涂擦后放置在阳光下直射10～20分钟，每日2～3次，1个月为1个疗程。

功效 适用于白癜风。

方6

|配方|骨碎补、侧柏叶各10克，85%酒精100毫升。

|制法|将所有配方混合后静置14日，滤渣取汁。

|用法|涂擦于患处，每日数次，每次1～5分钟，以皮肤感觉发热为宜，连用半年。

功效 止痒、生发。

方7

|配方|骨碎补、枸杞子各15克，升麻、白芷各10克，花椒6克，黄连5克，细辛3克。

|制法|将上药以水煎煮，取汁。

|用法|每日1剂，分早、晚2次服用。

功效 祛风解毒镇痛、温经补肾固齿，适用于牙髓炎、牙痛。

刘寄奴

别名 金寄奴、六月雪、白花尾、细白花草。

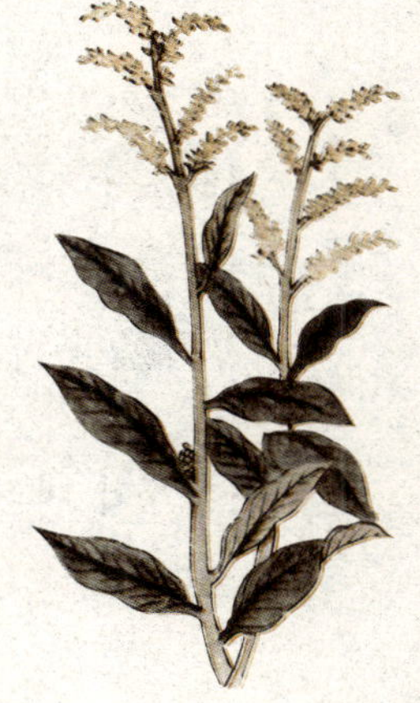

刘寄奴是菊科多年生草本植物奇蒿或者白苞蒿的地上部分，多野生于树林下、山坡上，在我国主要分布在湖南、江西、浙江、湖北、江苏、福建、广东等地，在夏末秋初开花时采割，去除泥沙、杂质，晒干。

|性味归经|性温，味苦；归心、肝、脾经。

|功效主治|活血化瘀，止痛止血，消食化积。适用于

跌打损伤、胸腹胀痛、牙痛、口腔炎、咽喉炎、血瘀闭经、积食、产后瘀滞腹痛等。

服用禁忌 气虚血弱者、孕妇慎用。

古籍摘要

《日华子本草》：治心腹痛，下气水胀、血气，通妇人癥结，止霍乱水泻。

《本草纲目》：小儿尿血，新者研末服。

《开宝本草》：疗金疮，止血为要药；产后余疾，下血、止痛。

良方精选

方1

配方 刘寄奴、芝麻油各适量。

制法 刘寄奴焙干，研为细末。

用法 用淡盐水洗患处，再用芝麻油调药末涂擦。

功效 适用于烧烫伤及刀斧伤。

方2

配方 刘寄奴全草200克。

制法 刘寄奴全草洗净，切碎，水煎2次，合并药液，煎煮后浓缩至200毫升。

用法 成人每次服10～100毫升，每日2次，儿童酌减。

功效 适用于病毒性肝炎。

方3

配方 刘寄奴干品100克。

制法 刘寄奴干品水煎，取汁。

用法 温服，儿童用量酌减。

功效 可减轻中暑症状。

方4

配方 刘寄奴、姜黄、红花各9克，柴胡9～15克，白蒺藜、黄芩、炒川楝子、泽泻各9～12克，焦四仙、炒莱菔子、半夏各10克，皂刺3～5克。

【制法】将上药以水煎煮，取汁。

【用法】每日1剂，分2次服用，20日为1个疗程。

功效 燮理少阳、和胃消滞、活血化瘀，可用于防治慢性肝炎。

方5

【配方】刘寄奴、白茅根、生黄芪各30克，熟地黄24克，丹参20克，白芍15克，牛膝12克，麦门冬、当归、知母各10克，艾叶炭6克。

【制法】将上述所有中药放入砂锅中加水浸泡30分钟，然后加热煎煮30分钟，倒出药汁，继续在锅中加水，煎煮20分钟后滤渣取汁，将2次煎得的药汁混合。

【用法】早晚各服1次，每日1剂。

功效 补血益气、止血凉血，适用于尿血。

破血消癥类

莪术

别名 山姜黄、蓬莪茂、臭屎姜。

莪术是姜科植物温郁金、广西莪术、蓬莪术的干燥根茎，温郁金主要出产于温州，广西莪术主要出产于四川、广西，彭莪术主要出产于福建、四川、广西、江西、广东等地，在秋季或者冬季采挖，去除须根、杂质，晒干后切片。

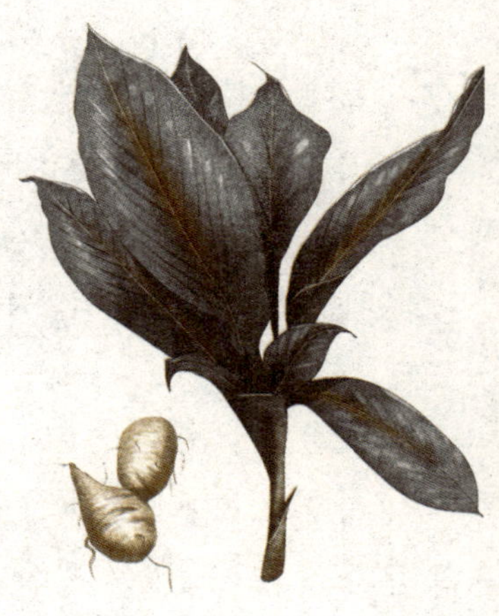

【性味归经】性温，味辛、苦；归肝、脾经。

【功效主治】破血行气，消积止痛。多用于气滞血瘀之重症，如瘀血经闭、心腹瘀痛等，也可用于食积腹痛。

【服用禁忌】不宜过量服用；孕妇禁用；月经过多者、体虚者慎用。

古籍摘要

《本草经疏》：又疗妇人血气结积，丈夫奔豚，入肝破血行气故也，多用醋磨。

《药品化义》：蓬术味辛性烈，专攻气中之血，主破积消坚，去积聚癖块，经闭血瘀，扑损疼痛。与三棱功用颇同，亦勿过服。

良方精选

方1

【配方】莪术、三棱、姜黄各30克，白醋适量。

【制法】将以上3味药材共研细末，用醋调成糊状，备用。

【用法】涂敷于患处，每日3次。

功效 行气活血、通络消斑，适用于白癜风。

方2

【配方】莪术、青皮、牡丹皮、枳壳、生地黄各3.6克，广木香、当归、香附、川芎各3克，生姜8片。

【制法】上述药品以水煎煮，取汁。

【用法】空腹服。

功效 行气活血，适用于气滞血瘀型痛经。

方3

【配方】莪术、赤芍、三棱、桃仁各9克，干蟾皮、红花、甘草各4克。

【制法】将上述所有中药加水煎煮，滤渣取汁。

【用法】每日1剂，分2次服用，20日为1个疗程。

功效 适用于扁平疣。

方4

【配方】莪术、穿山甲（代）、三棱、蓖麻子各10克，蜣螂4个。

【制法】将上述所有中药加水煎煮30分钟，滤渣取汁。

【用法】温服。

功效 适用于乳腺增生。

方 5

【配方】莪术9克，鸡蛋2个，壁虎5只。

【制法】以上材料，加水400毫升共煮，待蛋熟后剥皮再煮。

【用法】食蛋，每晚1次。

功效 散结止痛、祛风定惊，适用于气滞血瘀型子宫肌瘤。

水蛭

别名 蚂蟥、马鳖。

水蛭是水蛭科动物水蛭的干燥全体，在我国全国范围内均有分布，多在夏、秋季节捕捉，洗净，用沸水烫死，切段晒干或低温干燥，即为生水蛭；用武火炒滑石粉，再放入水蛭段，烫至泡酥，筛去滑石粉，即为烫水蛭；也可以用鲜活的水蛭置于瘀肿部位吸血消瘀。

【性味归经】性平，味咸、苦；有小毒；归肝经。

【功效主治】破血逐瘀。适用于血瘀引起的闭经、产后瘀阻腹痛等；适用于跌打损伤，骨折疼痛等；适用于脑出血颅内血肿，或血小板增多等。

【服用禁忌】孕妇忌用。

古籍摘要

《神农本草经》：主逐恶血，瘀血，月闭，破血逐瘀，无子，利水道。

良方精选

方 1

【配方】水蛭适量。

【制法】水蛭研粉末状。

【用法】每次1克，以温开水冲服，每日3次，连服2周。

功效 有扩张血管、改善血循环、抗凝血等作用。

方 2

|配方| 水蛭5克，大黄、芒硝各25克，醋适量。

|制法| 将水蛭、大黄、芒硝共同研成粉末状。

|用法| 加醋调成糊状，外敷患处。

功效 适用于丹毒。

方 3

|配方| 水蛭适量。

|制法| 将水蛭烘干打粉，装入胶囊，每粒含水蛭粉0.4克。

|用法| 每次4粒，每日3次，连服4周。

功效 适用于动脉粥样硬化。

方 4

|配方| 水蛭40克，川芎20克。

|制法| 将上述中药研成粉末状，混合均匀后装入胶囊中。

|用法| 每日3次，每次2克。

功效 适用于血瘀所致的头痛。

方 5

|配方| 水蛭30克，海藻60克，黄酒适量。

|制法| 将上述中药研成粉末状，然后平分成30份。

|用法| 每日2份，黄酒冲服。

功效 适用于结肠癌的辅助治疗。

方 6

|配方| 水蛭数条，蜂蜜适量。

|制法| 将水蛭放入蜂蜜中浸泡7日。

|用法| 用蜂蜜滴眼。

功效 适用于慢性结膜炎患者。

方 7

|配方| 生水蛭500克，黄酒适量。

|制法| 将生水蛭研为极细的粉末。

|用法| 每次温开水或黄酒送服4克，每日早、晚各1次，2个月为1个疗程。

功效 适用于盆腔炎。

第十三章

化痰止咳平喘

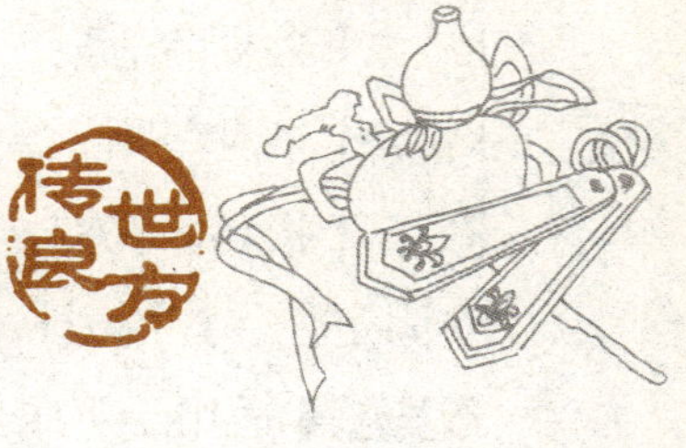

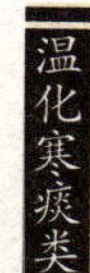

半夏

别名 叶半夏、三叶老、三步跳。

半夏为天南星科植物半夏的干燥块茎，在我国的大部分地区均有生长，主产于湖北，多在夏、秋二季采挖，洗净，除去外皮及须根，晒干。

性味归经 性温，味辛；有毒；归脾、胃、肺经。

功效主治 燥湿化痰，降逆止呕，消痞散结。用于咳嗽、气喘、痰多、头痛、风痰眩晕、痰厥头痛、呕吐反胃、胸脘痞闷等。

服用禁忌 一切血证及阴虚燥咳、津伤口渴者忌服；半夏不宜与乌头类药材配伍。

古籍摘要

《名医别录》：消心腹胸膈痰热满结，咳嗽上气，心下急痛，坚痞，时气呕逆；消痈肿，堕胎，疗痿黄，悦泽面目。

《神农本草经》：主伤寒寒热，心下坚，下气，喉咽肿痛，头眩胸胀，咳逆，肠鸣，止汗。

良方精选

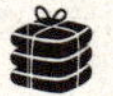

1

配方 半夏、生姜汁各适量。

制法 半夏研细末，加生姜汁调匀。

用法 敷患处，盖以纱布，胶布固定，每日1次。

功效 适用于跌打损伤所致的皮肤紫黑有瘀血。

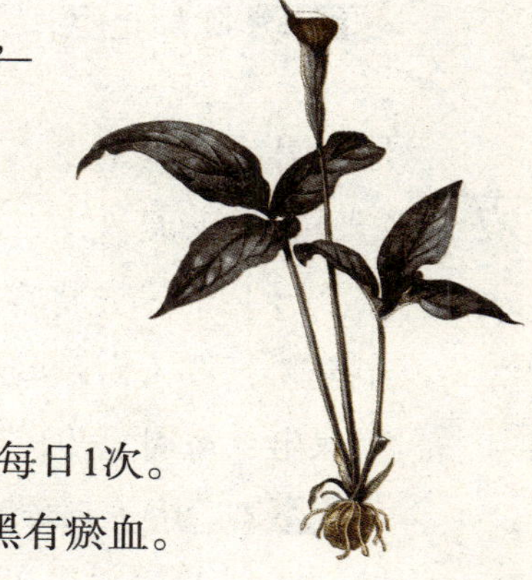

方2

【配方】半夏茎适量。

【制法】半夏茎晒干，粉碎，备用。

【用法】将鸡眼在温水中泡软，削去角化层，放上生半夏粉，并用胶布固定住，连用6日，未脱落者可继续敷药。

功效 适用于鸡眼。

方3

【配方】半夏、米醋各适量。

【制法】半夏焙干，研为细末，米醋调匀，贮瓶备用。

【用法】用时涂敷面部，从早至晚频涂，3日后，用皂角汤洗下。

功效 散结行瘀、祛风白面、细面嫩容，可用于增白面色。

方4

【配方】半夏粉适量。

【制法】半夏粉与水调匀。

【用法】睡前涂于患处。

功效 可有效缓解因行路过多而导致的脚部起泡。

方5

【配方】半夏30克，栀子15克，附子5克，白砂糖20克。

【制法】先将半夏、附子、栀子洗净，附子先煮30分钟，取出，再将半夏、附子、栀子同放砂锅内加水适量，置武火上烧沸，再用文火煎煮30分钟，过滤、去渣、留汁液，内加入白砂糖搅匀即成。

【用法】每日3次，每次150毫升。

功效 除烦止呕，食道癌患者饮用尤佳。

方6

【配方】生半夏适量。

【制法】生半夏洗净，晒干或烘干，碾为粉末。

【用法】用时，先将宫颈糜烂面分泌物擦干净，用带线的棉球蘸适量半夏粉，放入宫颈糜烂面，紧贴于疮面，线头露于阴道外，24小时后取出，每周上药1～2次，8次为1个疗程。

功效 适用于宫颈糜烂。

方 7

【配方】半夏15克，龙葵10克，白砂糖20克。

【制法】将半夏、龙葵洗净放入锅内武火烧沸，再用文火煎煮25分钟，滤去渣，在药液内加入白砂糖即成。

【用法】每日3次，每次100毫升。

【功效】解毒、散结、化痰、止呕，适用于食道癌患者的辅助治疗。

方 8

【配方】半夏、生姜各10～30克。

【制法】将上药以水煎煮，取汁。

【用法】每日1剂，分2次温服。

【功效】适用于呕吐或恶心欲呕。

天南星

别名 南星、白南星。

天南星是天南星科植物天南星、东北天南星、异叶天南星的块茎，多生长于丛林中或者阴湿的地方，在我国主要生产于云南、四川、广西、湖南、陕西、河北、浙江等地，多在秋季或者冬季采挖，去除外皮，晒干。

【性味归经】性温，味苦、辛；有毒；归肺、肝、脾经。

【功效主治】燥湿化痰，祛风解痉；外用散结消肿。适用于寒痰、痰湿、半身不遂、癫痫、中风、蛇虫咬伤、破伤风、口眼歪斜等。

【服用禁忌】孕妇慎用。

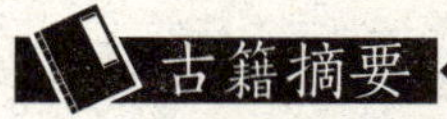

古籍摘要

《本草经疏》：半夏治湿痰多，南星主风痰多，是其异矣。

《本草纲目》：虎掌天南星，味辛而麻，故能治风散血；气温而燥，故能胜湿除涎；性紧而毒，故能攻积拔肿而治口㖞舌糜。杨士瀛《直指方》云，诸风口噤，宜用南星，更以人参、石菖蒲佐之。南星得防风则不麻，得牛胆则不燥，得火炮则不毒。

良方精选

方1

【配方】天南星30克，醋适量。

【制法】天南星研为细末，以醋调匀。

【用法】敷双足心，每晚1次。

功效 适用于小儿流涎。

方2

【配方】天南星适量，煤油少许。

【制法】将天南星研成粉末状，加煤油调成糊状。

【用法】外涂患处，每日2次。

功效 祛风除湿，适用于神经性皮炎。

方3

【配方】天南星、醋各适量。

【制法】天南星烘干，研末，用醋调膏。

【用法】纱布裹药膏，敷于肚脐，外用胶布固定。

功效 适用于病毒性肝炎的辅助治疗。

方4

【配方】天南星、白附子各100克，僵蚕、红花各120克，法半夏、全蝎、桃仁、天竺黄各60克，天麻、蜈蚣各50克，黄连30克。

【制法】将以上药物共同粉碎后研为细末，加粉合剂压片，每片约重0.3克。

【用法】1～3岁，每次服4片；4～7岁，每次服6片；8～14岁，每次服8片；成人每次服10片。均为每日3次，白开水送服。

功效 本方具有平肝息风、定痫止痉的作用，可用于缓解肝风偏胜型癫痫。

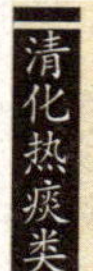

贝母

别名 川贝母、浙贝母。

贝母为百合科植物卷叶贝母、乌花贝母或棱砂贝母等的鳞茎。川贝母分布于四川、西藏、青海、甘肃、云南等地，浙贝母分布于浙江宁波、杭州等地。内服煎汤，研末，或入丸、散；外用研末撒或调敷。

性味归经 性微寒，味苦、甘；归肺、心经。

功效主治 清热润肺，化痰止咳，散结消肿。适用于咳嗽，以及瘰疬、乳痈、肺痈等。川贝母善治阴虚燥热之肺虚久咳、痰少咽燥或痰中带血等，浙贝母则多用于外感风热或痰热郁肺的咳嗽。

服用禁忌 无论是川贝母还是浙贝母都不宜与乌头类药物同用；川贝母和浙贝母都不宜用于寒痰、湿痰证。

古籍摘要

《本草汇言》：贝母，开郁，下气，化痰之药也，润肺消痰，止咳定喘，则虚劳火结之证，贝母专司首剂。

良方精选

方1

配方 贝母3克，梨1个，冰糖适量。

制法 将贝母和冰糖塞入去子、核的梨中，固定好后，隔水蒸熟。

用法 每日2次，每次半个，连服2～3日。

功效 滋阴润肺。

方2

配方 贝母15克，柿饼3个。

制法 将贝母打碎，夹入柿饼内，炖熟即可。

用法 食柿饼。

功效 适用于虚喘，症见呼吸短喘、语言无力、神疲体倦。

方3

【配方】川贝母10克，梨1000克，百合50克，麦门冬30克，蜂蜜500克。

【制法】将梨去皮，去核，洗净；百合、麦门冬、川贝母洗净；将洗净的药物、梨放入砂锅内，加适量水，先用武火烧沸，再用文火煎熬30～40分钟，滤出煎液；再加入水继续煎熬，如此3次，然后合并3次煎得的药液，继续加热煎熬至稠时，加入蜂蜜，煎熬至膏状时，晾凉即成。

【用法】每日2次，每次15克，用温开水送服。

功效 润肺止咳、利咽生津，适用于阴虚肺燥，干咳、心烦、音哑等。

方4

【配方】贝母、红人参、紫河车、麦门冬、北沙参、钟乳石、炙款冬各20克，五味子15克，化橘红10克，蛤蚧1对。

【制法】上药研极细末。

【用法】取药末，每次服3克，每日2次。

功效 补益肺肾、止咳定喘，用于慢性、虚性之喘证、咳嗽，如慢性支气管炎、肺气肿、心源性哮喘及支气管哮喘等的辅助治疗。

方5

【配方】贝母15克，冰糖50克，米汤500毫升。

【制法】用以上配方隔水炖15分钟。

【用法】代茶饮，每日1剂，5岁以下小儿酌减。

功效 润肺、祛痰、止咳，适用于小儿百日咳。

方6

【配方】贝母、辛夷花、苍耳子、薄荷各9克，白芷、甘草各6克，法半夏、陈皮各3克，三七、冰片各1.5克。

【制法】先将冰片研为细末，再与另9味中药共研细末，装瓶。

【用法】用棉签蘸药末少许塞入鼻中，每日2～3次。

功效 本方具有清热祛风、利窍通鼻、透脑止涕的功效，适用于慢性鼻炎。

瓜蒌

别名 栝楼、药瓜皮。

瓜蒌是葫芦科多年生草质藤本植物栝楼以及双边栝楼的成熟果实，全国皆可生长，主要出产于山东、河北、河南、安徽、浙江、江苏等地，果皮和种子可分别入药，成熟种子成为瓜蒌仁，皮为瓜蒌皮，一般在秋季采收，置通风处阴干，瓜蒌仁洗净，晒干；瓜蒌皮稍晾切丝，晒干。

性味归经 性寒，味甘、微苦；归肺、胃、大肠经。

功效主治 清肺化痰，润肠通便，利气宽胸。适用于肺热引起的咳嗽、痰黄稠不易咯出，痰热互结引起的胸闷，肠燥便秘，以及肺痈、肠痈、乳痈、痈疽肿毒等。

服用禁忌 脾胃虚寒、泄泻者慎用。

古籍摘要

《伤寒类要》：治脾瘅溺赤出少，惕惕若恐。

《品汇精要》：消结痰，散痈毒。

《本草纲目》：润肺燥，降火，治咳嗽，涤痰结，利咽喉，止消渴，利大肠，消痈肿疮毒。

良方精选

方1

配方 瓜蒌仁90克，杏仁10克，猪胰1具。

制法 将瓜蒌仁、杏仁、猪胰一起捣烂如泥。

用法 每晚涂于患处，连用10日。

功效 适用于黄褐斑。

方2

配方 瓜蒌仁2500克，软皂500克。

制法 将瓜蒌仁、软皂一起制成洗手皂，每块约50克。

用法 洗手时，先用温开水浸泡皲裂的手足，再用药皂少许揉搓，用水冲净、擦干，每日2～3次。

功效 适用于手足皲裂。

方3

配方 瓜蒌仁（去油）、青黛（水分）、诃子、海石（去砂）、山栀（炒黑）各6克，蜜汁、姜汁各适量。

制法 将前5味中药研为末，加蜜汁和姜汁做成丸。

用法 每日2丸，饭后服用。

功效 清热化痰、敛肺止咳，用于肝火上逆，肺燥，咳嗽，痰中带血，痰质浓稠，心烦口渴，颊赤，便秘，舌苔黄，脉弦数者。

方4

配方 瓜蒌（捣）1枚，半夏250克，薤白90克，白酒10升。

制法 将上药以水煎煮，取汁。

用法 每日1剂，分3次服用。

功效 通阳散结、祛痰宽胸，用于冠心病心绞痛，痰浊闭阻证，症见胸中满痛彻背，不得卧，遇阴雨天加重，咳唾痰涎，甚至不能平卧，苔白腻或白滑，脉滑。

方5

配方 瓜蒌、生牡蛎（先煎）、夏枯草、昆布、海藻、丹参各15克，柴胡、天门冬、三棱、莪术、橘叶、橘核、半夏各9克。

制法 将上药以水煎煮，取汁。

用法 每日1剂，分2次服用。

功效 疏肝解郁、活血祛瘀、化痰散结，适用于肝郁气滞兼血瘀痰凝型乳腺增生。

方6

配方 瓜蒌30克，橘核、荔枝核各15克，当归12克，乳香、没药、甘草各3克。

制法 将上药以水煎煮，取汁。

用法 每日1剂，分2次服用。

功效 疏肝理气、活血化瘀、软坚散结，适用于气血不足、肝气郁结、经脉瘀阻引起的乳腺增生。

桔梗

别名 苦梗、苦桔梗。

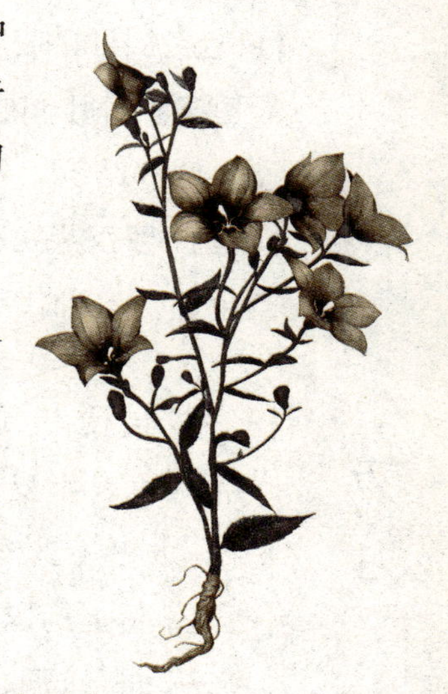

桔梗为桔梗科植物桔梗的干燥根，一般在种植后第2～3年的春、秋二季采挖，其中秋季采挖者品质优良，采挖后去除须根和根皮，加水浸泡后切片，晒干，全国各地均有生长，主要分布于安徽、江苏、山东等地。内服多煎汤或入丸、散。

性味归经 性平，味苦、辛；归肺经。

功效主治 开宣肺气，祛痰排脓利咽。适用于咳嗽痰多、胸闷不畅、咽喉肿痛、音哑、下痢、里急后重、小便不利等，以及肺痈引起的发热、咳吐脓血、痰黄腥臭等。

服用禁忌 阴虚久咳、咯血者忌用；桔梗不宜与猪肉同食。

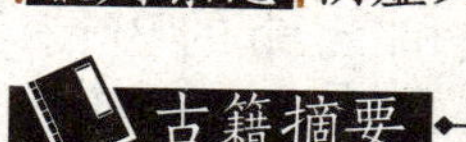

古籍摘要

《神农本草经》：主胸胁痛如刀刺，腹满肠鸣幽幽，惊恐悸气。

《药性论》：治下痢，破血，去积气，消积聚，痰涎，主肺热气促嗽逆，除腹中冷痛，主中恶及小儿惊痫。

《珍珠囊药性赋》：其用有四：止咽痛，兼除鼻塞；利膈气，仍治肺痈；一为诸药之舟楫；一为肺部之引经。

良方精选

方1

配方 桔梗、黄芩、苍耳子散（苍耳子、辛夷、白芷、薄荷）、花粉各10克，甘草3克。

制法 将上药以水煎煮，取汁。

用法 每日1剂，分2次服用，3周为1个疗程。

功效 清热通窍，适用于小儿慢性鼻窦炎。

方 2

【配方】干桔梗30克，罗汉果20克，白砂糖50克。

【制法】将桔梗切片；罗汉果洗净，捏碎；将桔梗片、罗汉果放入砂锅内，加水1000毫升，置武火上煮沸，再用文火煮28分钟，加入白砂糖即成。

【用法】每日1剂，分2～3次服用。

功效 清肺润肠、消暑止咳，适用于肺炎、咳嗽、慢性支气管炎及大便秘结等。

【备注】罗汉果可用西瓜、苹果、枇杷、柿子、柚子肉、杏、脐橙、梨中任何一种代替，同样具有润肺止咳的作用。

方 3

【配方】桔梗、黄芩、黄连、藿香、苏叶、茯苓、枳壳、白芷、生姜各10克，半夏、神曲各12克，大黄、槟榔、甘草、陈皮、白术各6克，大枣（去核）4枚。

【制法】将上药以水煎煮，取汁。

【用法】每日1剂，分2次服用。

功效 芳香化湿、清热燥湿，用于食滞胃脘、胃失和降引起的呕吐。

方 4

【配方】桔梗、荆芥、防风、浙贝母各15克，薄荷、紫苏各12克，僵蚕、生姜、桂枝、杏仁各10克，甘草6克。

【制法】将上药以水煎煮，取汁。

【用法】每日1剂，分2次服用。

功效 疏风散寒、解毒利咽，适用于急性咽炎，咽部微痛，吞咽不利，口淡不渴，头痛无汗，鼻塞流涕，舌淡苔白润。

方 5

【配方】桔梗、连翘、栀子、黄芩、牛蒡子、玄参、金银花、防风、荆芥各10克，生甘草6克，大黄5克，薄荷3克。

【制法】将上药以水煎煮，取汁。

【用法】每日1剂，分2次服用。

功效 利咽消肿，适用于急性咽炎发病几日后症状加重者。

方6

【配方】桔梗45克，茯苓10克，芍药、当归、枳壳各6克，人参（单煎）、川芎、甘草各3克。

【制法】将上药以水煎煮，取汁。

【用法】每日1剂，分2次服用。

功效 补气活血、通络下乳，适用于产后缺乳。

方7

【配方】桔梗、大腹皮、茯苓各10克，白芷、半夏曲、厚朴各9克，紫苏、白术、陈皮、藿香各6克，甘草3克。

【制法】将上药以水煎煮，取汁。

【用法】每日1剂，分2次服用。

功效 疏风化湿散寒，适用于风寒湿邪壅滞所致鼻部不适，症见鼻窍微痛，自觉鼻塞，发热恶寒，脘闷纳呆，腹胀便溏，舌苔薄白或白腻。

胖大海

别名 安南子。

胖大海是梧桐科植物多年生落叶乔木植物胖大海的成熟种子，主产于越南、泰国、印度尼西亚以及我国的广东、海南、云南等地，一般在每年4~6月由开裂的果实上采取成熟的种子，晒干备用。

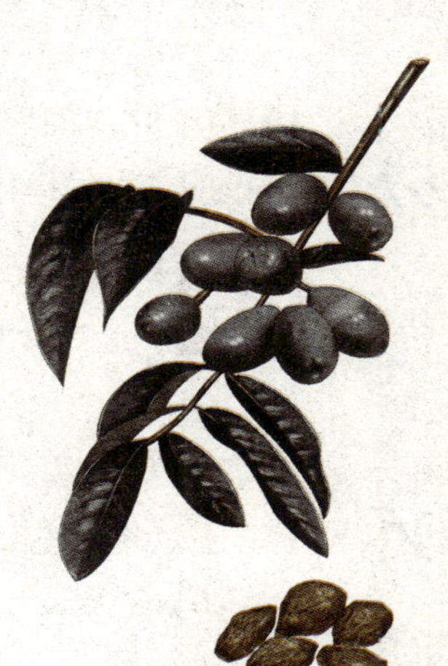

【性味归经】性寒，味甘；归肺、大肠经。

【功效主治】清宣肺气，润肠通便，利水解毒。适用于痰热咳嗽、肺热声嘶、咽喉肿痛、目赤牙痛、骨蒸内热、吐血、虫积下食、三焦火证等，以及热结肠胃引起的大便干燥秘结、小便短黄、面赤身热、口苦口臭等。

服用禁忌 脾胃虚寒及风寒感冒引起的咳嗽者慎用。

古籍摘要

《本草纲目拾遗》：治火闭症，服之立起，并治一切热证劳伤，吐衄下血，消毒去暑，时行赤眼，风火牙痛，虫积下食，痔疮漏管，干咳无痰，骨蒸内热，三焦火症，诸疮皆效。

良方精选

方1

配方 胖大海、红石榴各20克。

制法 胖大海和红石榴水煎取汤。

用法 饮汤食胖大海肉，每日1剂。

功效 适用于急性细菌性痢疾的辅助治疗。

方2

配方 胖大海8克，青果5克，绿茶1克，蜂蜜25克。

制法 胖大海、青果加水600毫升，煮沸5分钟，去渣，加入绿茶、蜂蜜即可。

用法 每日1剂，分3次服用，饭后服。

功效 适用于脾肾两虚型肺结核，症见面色苍白、手足不温、食少便溏、气短乏力等。

方3

配方 胖大海2个，生甘草6克，玉蝴蝶3克，鸡蛋内膜1个。

制法 将上述中药加水煎煮，滤渣取汁。

用法 温服。

功效 适用于喉癌。

方4

配方 胖大海6个，连翘、银花各10克，冰糖适量。

制法 将上述配方加沸水冲泡。

用法 代茶饮，每日1剂。

功效 利咽消肿，适用于风热型急性喉炎。

方 5

【配方】胖大海4个。

【制法】胖大海放入杯中，冲入开水，盖上盖泡开。

【用法】代茶饮。

功效 清热、润肺、利咽，适用于咽喉炎、音哑、急性扁桃体炎、目赤、牙痛、肾结石等病症。

方 6

【用法】胖大海4～6个，冰糖适量。

【制法】将上述配方加沸水冲泡后闷30分钟。

【用法】每日2次。

功效 适用于急性扁桃体炎。

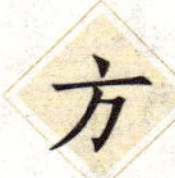

海藻

别名 治瘿瘤、大叶藻、海草。

海藻属马尾藻科植物，出产于福建、浙江、广东、山东、辽宁等地，药用部分为海蒿子或羊栖菜的干燥藻体，一般在夏、秋两季捞取，洗净，稍晾，切段，晒干。

【性味归经】性寒，味咸；归肝、肾经。

【功效主治】消痰软坚，利水消肿。适用于肝肾阴虚、肝火郁结、痰火凝聚引起的瘰疬；适用于脚气、水肿；适用于肝脾气郁、气滞痰凝、血行不畅引起的瘿瘤。

【服用禁忌】不宜与甘草同用。

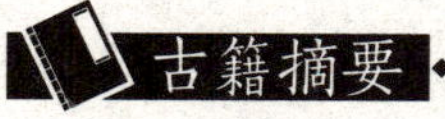

古籍摘要

《神农本草经》：主瘿瘤气，颈下核，破散结气，痈肿癥瘕坚气，腹中上下鸣，下十二水肿。

良方精选

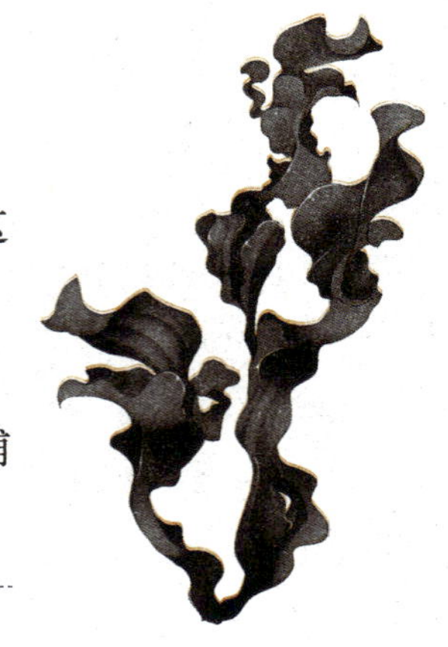

方1

|配方|海藻50克，水蛭10克，白砂糖20克。

|制法|将海藻、水蛭洗净，烘干，随后将这2味药共研细末，装入瓶内待用。

|用法|每日2次，每次10克，用白砂糖水冲服。

功效 消癌肿、散痞结，适用于食道癌的辅助治疗。

方2

|配方|海藻500克，绍兴酒1000毫升。

|制法|海藻处理干净，放入绍兴酒中密封半个月。

|用法|饮酒，每日3次，每次15毫升。

功效 适用于缺碘性甲状腺肿大。

方3

|配方|海藻45克，瓜蒌、丹参各30克，山楂、橘核、牛膝各20克，贝母、血竭各10克。

|制法|将上述中药加水煎煮，滤渣取汁。

|用法|每日1剂。

功效 适用于子宫肌瘤。

方4

|配方|海藻、黄芪各30克，防风、荆芥、谷精草、丹参、党参、玄参、板蓝根、大青叶、白芷各20克，柴胡15克。

|制法|将上述中药加水煎煮，滤渣取汁。

|用法|每日1剂。

功效 适用于角膜炎。

方5

|配方|海藻、昆布各15克，甘草9克。

|制法|将上述中药研成粉末状，加水制成梧桐子大小的药丸。

|用法|每日3次，每次5颗。

功效 适用于甲状腺肿大。

方 6

【配方】海藻、菊花、元参、昆布、生地黄、蒲公英各15克，鹿含草30克，木香、橘核、枳实、桃仁、川楝子、延胡索、厚朴各10克，木通6克。

【制法】将上述中药加水煎煮半个小时，滤渣取汁。

【用法】温服。

功效 适用于睾丸肿大。

止咳平喘类

苦杏仁

别名 杏子、木落子、杏梅仁。

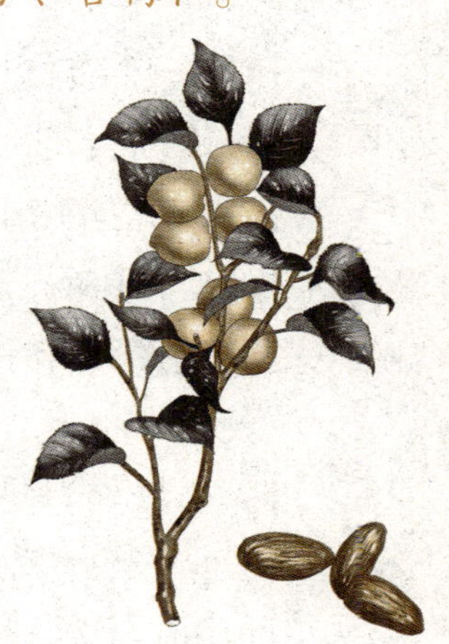

杏属蔷薇科植物，主产于我国东北、内蒙古、华北、西北、新疆、长江流域等，药用部位为山杏、西伯利亚杏以及东北杏的干燥成熟种子。一般在夏季采收果实，除去果肉及核壳，晒干，投入沸水中，翻动片刻，取出，再放入冷水中浸泡，除去种皮，晒干；或用文火炒至黄色，即为炒杏仁；或用吸油纸包裹，压榨出油脂，制成杏仁霜。

【性味归经】性微温，味苦；有小毒；归肺、大肠经。

【功效主治】润肠通便，止咳平喘。适用于多种类型的咳喘证；用于胃肠燥热或肠液亏虚引起的便秘；炒杏仁可用于脾胃虚弱所致的咳喘者。

【服用禁忌】婴儿阴虚咳嗽时忌服；大便溏泄者忌服；不宜与小米、猪肉、黄芪、黄芩、葛根同食。

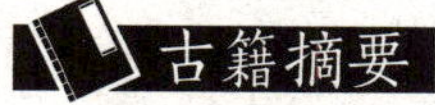

古籍摘要

《本草求真》：杏仁，既有发散风寒之能，复有下气除喘之力，缘辛则散邪，苦则下气，润则通秘，温则宣滞行痰。

良方精选

方1

|配方| 苦杏仁6～12克。

|制法| 在苦杏仁中加水，煎煮约半个小时。

|用法| 温服。

功效 止咳平喘。

方2

|配方| 苦杏仁、冰糖各等份。

|制法| 将苦杏仁带皮研碎，与冰糖混合研制成杏仁糖。

|用法| 早、晚各服3～6克，10日为1个疗程。

功效 适用于肺气肿及慢性支气管炎。

方3

|配方| 苦杏仁100克，陈醋300毫升。

|制法| 将苦杏仁、陈醋一起水煎，烧沸后用文火再煎15～20分钟，冷却后装入瓶中备用。

|用法| 用时先洗净患处，再涂药液，每日3次。

功效 适用于足癣、神经性皮炎。

方4

|配方| 苦杏仁150克，雄猪肚1具，醋800毫升。

|制法| 将苦杏仁连2层皮在清水中浸泡24小时，换水5次；将雄猪肚用碱面洗，再用食醋清洗，然后用清水冲净；将苦杏仁装入猪肚中，用线缝住，置砂锅内，加醋煮干，取出苦杏仁，焙干去皮，研成粉末。

|用法| 将猪肚数次吃完，再吃苦杏仁粉，每次5克，每日3次。

功效 适用于哮喘。

方5

|配方| 苦杏仁适量，鸡蛋清少许。

|制法| 苦杏仁去皮，捣碎，调入少许鸡蛋清。

|用法| 每晚睡前搽患处，第2日早晨洗净，连用7日。

功效 适用于痤疮。

方 6

【配方】苦杏仁、菊花、桑叶、连翘各10克，芦根20克，桔梗、薄荷各6克，甘草5克。

【制法】将上述中药加水煎煮，滤渣取汁。

【用法】每日1剂，分早、中、晚3次服用。

功效 适用于支气管扩张。

百部

别名 百条根、百部草、药虱药。

百部为百部科多年生草本植物直立百部、蔓生百部或对叶百部的干燥块根，一般在春、秋二季采挖，洗净后要经高温处理至内部没有白心，主产于山东、河南、福建等地。内服多煎汤、浸酒或入丸、散；外用煎水洗或研末调敷。

【性味归经】性微温，味甘、苦；归肺经。

【功效主治】润肺止咳，杀虫灭虱。适用于新久咳嗽、寒热咳嗽、老年咳喘、百日咳、肺结核等，尤善治久咳虚嗽；用于蛲虫病等寄生虫病；外用治头虱、体虱、皮肤疥癣、湿疹、阴痒等。

【服用禁忌】脾虚大便稀薄者，热嗽、水亏火炎者忌用。

古籍摘要

《圣济总录》：百虫入耳。百部炒研，生油调一字于耳门上。

《药性论》：治肺家热，上气，咳嗽，主润益肺。

《名医别录》：主咳嗽上气。

良方精选

方1

【配方】生百部适量。

【制法】生百部加水2000毫升，煎至1500毫升。

【用法】清洗局部，每日1次。

【功效】适用于阴囊湿疹。

方2

【配方】百部10克，炙甘草6克，马兜铃3克，大枣4枚。

【制法】将上药以水煎煮，取汁。

【用法】每日1剂，分3次服用。

【功效】降气止咳、补益脾肺，适用于各个时期的百日咳。

方3

【配方】百部200克，雄黄50克，苦参10克，醋1500毫升。

【制法】将以上前3味中药放入醋中浸泡2日，备用。

【用法】晚上用温水洗脚后再在药液中浸泡30分钟，每剂可连浸7日，直至病愈。

【功效】本方可以清热利湿、祛风杀虫，多适用于汗脚、烂脚丫、趾端刺痒等。

方4

【配方】百部20克，白砂糖或蜜糖适量。

【制法】百部水煎2次，合并2次药液60毫升。

【用法】以白砂糖或蜜糖调味，每次服20毫升，每日3次，连服10日为1个疗程。

【功效】适用于慢性支气管炎。

方5

【配方】百部、苦参各15克，六神丸适量。

【制法】取以上2味中药加水煎煮，去渣取汁，备用。

【用法】每晚用药汁熏洗小儿肛门，再将六神丸1粒塞入小儿肛门，连用7日为1个疗程。

【功效】杀虫止痒、清热燥湿，适用于小儿蛲虫病。

方 6

【配方】百部、蛇床子各30克，黄柏20克，枯矾15克。

【制法】将上述配方加水煎煮，滤渣取汁。

【用法】先熏后洗，每日2次，每剂可用6次，用前煎沸10分钟。

功效 适用于滴虫性阴道炎。

方 7

【配方】百部15克。

【制法】百部水煎去渣。

【用法】每日1次，每次1剂。

功效 适用于新生儿吸入性肺炎。

枇杷叶

别名 巴叶、芦橘叶。

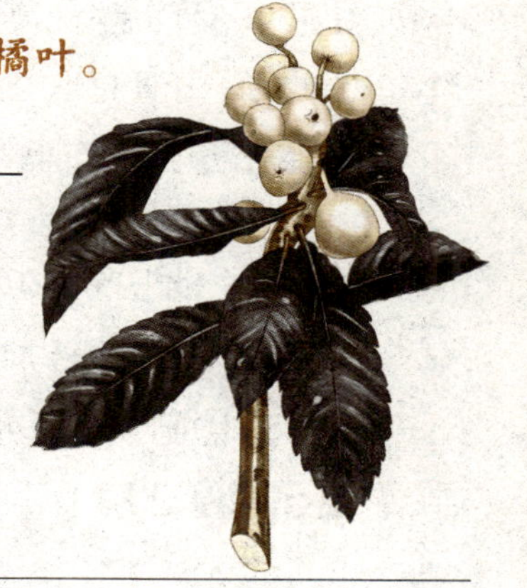

枇杷叶为蔷薇科常绿小乔木枇杷的干燥叶，全年均可采收，去除杂质后晒至七八成干时，扎成小把，再晒干，在我国大部分地区均有生产，但主要生产于广东、江苏、浙江、福建、湖北等地。内服多煎汤、熬膏或入丸、散。

【性味归经】性微寒，味苦；归肺、胃经。

【功效主治】化痰止咳，和胃降逆。适用于肺热引起的咳嗽、咳痰黄稠、口苦咽干等，以及胃热引起的呕吐。

【服用禁忌】枇杷叶苦降，因此胃寒呕吐及风寒咳嗽者忌用。

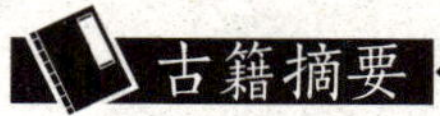
古籍摘要

《名医别录》：主卒宛不止，下气。

《本草纲目》：和胃降气，清热解暑毒，疗脚气。

良方精选

方1

配方 枇杷叶适量。

制法 枇杷叶去毛，焙干研末。

用法 温水冲服，每次3～6克，每日3次。

功效 适用于酒渣鼻及肺热炽盛者。

方2

配方 枇杷叶8～9片。

制法 枇杷叶去毛洗净，放小锅中煎煮，取汁。

用法 代茶饮，随时可饮用。

功效 消炎止咳，用于气管炎、咳嗽等。

方3

配方 枇杷叶12克，竹叶20克，生地黄、栀子各10克。

制法 将上述配方加水煎煮，滤渣取汁。

用法 每日1剂，睡前服用。

功效 适用于酒糟鼻。

方4

配方 枇杷叶100克，麦门冬20克。

制法 上述中药加水煎煮，滤渣取汁。

用法 每日1剂，早晚各1次分服。

功效 适用于顽固性便秘。

方5

配方 枇杷叶620克，白砂糖500克。

制法 枇杷叶研成粉末状，放入白砂糖拌匀。

用法 白汤送服，每次15克。

功效 用于疮疖初起。

方6

配方 枇杷叶、桑叶、白菊花、连翘、芦根各10克，杏仁、炒荆芥、百部、竹茹各6克。

制法 将上药以水煎煮，取汁。

用法 每日1剂，分2次服用。

功效 疏风清肺、活络祛痰，适用于小儿百日咳。

方7

配方 枇杷叶15克，天花粉12克，山栀、生地黄、连翘、薄荷、玄参各10克，麦门冬、黄芪、桔梗各9克，甘草6克。

制法 将上药以水煎煮，取汁。

用法 每日1剂，分2次服用。

功效 清热解毒，用于疳热攻肺所致的鼻疖肿。

桑白皮

别名 桑根皮、桑皮、白桑皮。

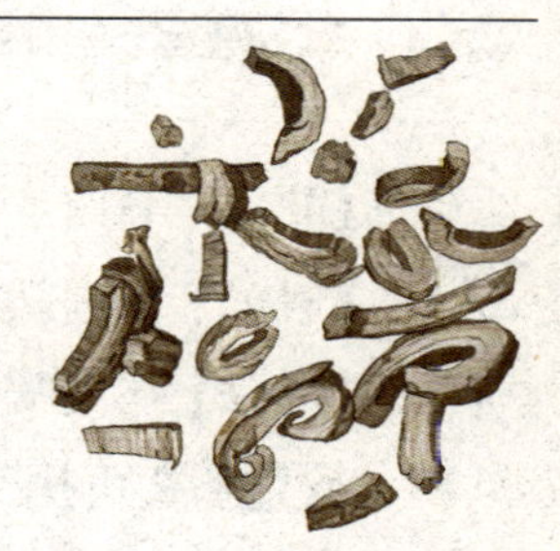

桑白皮为桑科植物桑的干燥根皮，秋末叶落时至次春发芽前采挖根部，刮去黄棕色粗皮，纵向剖开，剥取根皮，晒干。在我国主要生产于湖南、浙江、河南、江苏、安徽等地。内服多煎汤或入散剂；外用捣汁涂或煎水洗。

性味归经 性寒，味甘；归肺经。

功效主治 泻肺平喘，利水消肿。适用于肺热喘咳、水肿胀满、尿少、面目浮肿等。

服用禁忌 肺虚无火、小便多及风寒咳嗽者忌服。

古籍摘要

《药性论》：治肺气喘满，水气浮肿，主伤绝，利水道，消水气，虚劳客热，头痛，内补不足。

《神农本草经》：治伤中，五劳，六极，羸瘦，崩中，脉绝，补虚，益气。

良方精选

方 1

【配方】鲜桑白皮30克。

【制法】鲜桑白皮加水煎煮，滤渣取汁。

【用法】每日1剂，分2次服用。

功效　适用于高血压、鼻出血。

方 2

【配方】桑白皮、羊膏各适量。

【制法】将桑白皮煮汁或研末，调入羊膏。

【用法】用药汁洗浴或用药膏涂搽患处。

功效　适用于小儿丹毒。

方 3

【配方】桑白皮20克（不足1岁者用10克）。

【制法】桑白皮加水适量，以中火煎煮，滤渣取汁。

【用法】每日1剂，分2～3次服用，连服7日。

功效　适用于小儿流涎。

方 4

【配方】桑白皮30克，兔肉250克，盐少许。

【制法】兔肉切小块，加其余配方加水煮熟。

【用法】吃肉喝汤，连用30日为1疗程。

功效　可用于干瘦者增肥。

方 5

【配方】桑白皮、地龙各150克。

【制法】将地龙洗净，下锅炒成焦黄色，然后与桑白皮共研成细末。

【用法】每日2次，每次5克。

功效　本方适用于痰黄而稠的哮喘者。

方 6

【配方】桑白皮3克，桂心、茯苓各2克，粳米适量。

【制法】将上述中药水煎40分钟，取汁，药汁加粳米煮粥。

【用法】每日早晨服用。

功效　适用于胃下垂。

白果

别名 银杏、白果仁。

白果属银杏科落叶高大乔木，主产于广西、江苏、四川、河南、辽宁、山东等地，药用部位为银杏的干燥成熟种子。一般在秋季种子成熟时采收，除去肉质种皮外层，洗净，稍蒸或略煮，烘干，炒熟至有香气，即为炒白果。白果生用毒性大，须严格控制剂量，加热后毒性减小，因此多用炒白果。

性味归经 性平，味甘、苦、涩；有毒；归肺经。

功效主治 敛肺化痰定喘，止带缩尿。适用于哮喘、咳痰等，以及脾肾亏虚引起的带下清稀、白浊、尿频、遗尿等。

服用禁忌 白果有毒，不宜大量食用或生食；儿童慎用。

古籍摘要

《本草纲目》：熟食温肺益气，定咳嗽，缩小便，止白浊；生食降痰，消毒杀虫。

《本草再新》：补气养心，益肾滋阴，止咳除烦，生肌长肉，排脓拔毒，消疮疥疽瘤。

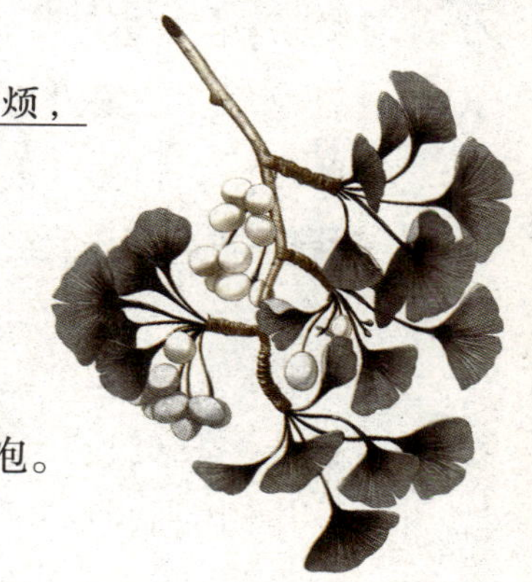

良方精选

方1

配方 白果、蜂蜜各适量。

制法 白果研末，与蜂蜜调匀，开水冲泡。

用法 每日服用2次，每次25克。

功效 适用于肺炎初期的咳嗽气喘。

方2

配方 白果3颗，白酒适量。

制法 将白果放入白酒中煎煮。

用法 食白果，每日1剂，连服4～5日。

功效 适用于梦遗者。

方3

【配方】白果6个，薏苡仁300克，白糖适量。

【制法】白果剥去外壳，文火微炒后加薏苡仁煮粥，加白糖拌匀。

【用法】每日1剂。

功效 适用于扁平疣。

方4

【配方】白果适量。

【制法】白果去掉外壳，种仁用刀切成平面。

【用法】每晚睡觉前，用温水洗净患处（不要用肥皂），用白果频搽患处，一般7～14日为1个疗程。

功效 适用于痤疮。

方5

【配方】白果1个。

【用法】饭后将白果放在嘴里细嚼。

功效 适用于龋齿。

方6

【配方】白果2个，鸡蛋1个。

【制法】在鸡蛋的一端开个小孔，白果去壳后，纳入鸡蛋内，以棉纸黏封小孔，放碟上隔水蒸熟。

【用法】每日1次，连服数日。

功效 适用于女性白带异常。

方7

【配方】鲜白果2个。

【制法】将鲜白果去壳衣，尽量研碎。

【用法】用温开水冲服。

功效 适用于头痛眩晕。

方8

【配方】白果、菜子油各适量。

【制法】白果用菜子油浸1年以上。

【用法】每次吃2粒，每日2次。

功效 适用于肺结核的辅助治疗。

第十四章

安神传世良方

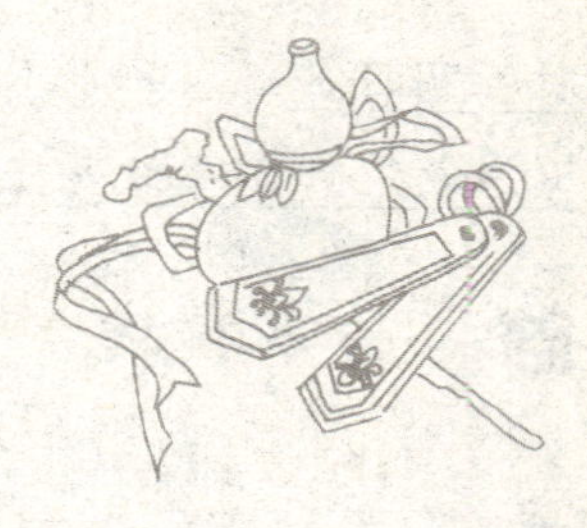

酸枣仁

别名 山枣、酸枣核、枣仁。

酸枣属鼠李科落叶灌木或乔木植物，酸枣仁多生于向阳或干燥的山坡、平原、路旁，主产于河北、陕西、辽宁、河南等地，药用部位为酸枣的成熟种子。一般在秋季果实成熟时采收，以粒大饱满、外皮紫红色、无核壳者为佳。

将果实浸泡一夜，搓去果肉，碾碎果核，将果仁晒干，即为生酸枣仁；用文火炒至微鼓，有香气，色微变深，即为炒酸枣仁；焦酸枣仁是将洁净的生酸枣仁置锅内用武火炒至黑红色，取出，放凉。阴虚失眠兼有热者宜用生酸枣仁，心脾两虚心慌、食少、多汗者宜用炒酸枣仁。

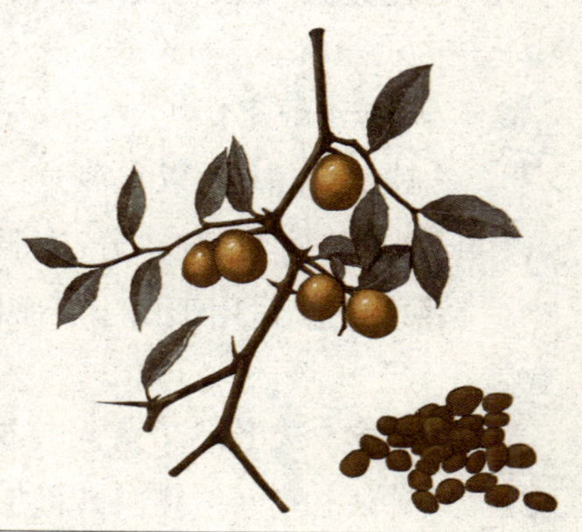

性味归经 性平，味甘、酸；归心、肝、胆经。

功效主治 养心益肝，安神，敛汗，生津。适用于肝血不足、虚烦不眠、惊悸怔忡、神经衰弱、失眠多梦、自汗盗汗、体虚、津伤口渴等。

服用禁忌 内有实邪郁火者慎用；酸枣仁含有大量的脂肪油，故有通便的作用，腹泻者慎用。

古籍摘要

《本草再新》：平肝理气，润肺养阴，温中利湿，敛气止汗，益志定呵，聪耳明目。

《本草汇言》：敛气安神，荣筋养髓，和胃运脾。

良方精选

方1

【配方】酸枣仁、枸杞子各10克，红糖适量。

【制法】将酸枣仁、枸杞子洗净后与红糖同放茶杯内，冲入沸水后，盖紧盖，闷30分钟即可。

【用法】每日1剂，代茶饮。

【功效】健脑安神，用于失眠、记忆力减退、心烦意乱、神疲乏力等。

方2

【配方】酸枣仁15克。

【制法】将酸枣仁焙焦为末，加水煎煮，滤渣取汁。

【用法】每日1次，每次1剂。

【功效】可改善失眠症状。

方3

【配方】酸枣仁（炒）12克，知母、茯苓、川芎各6克，甘草3克。

【制法】将上药以水煎煮，取汁。

【用法】每日1剂，分2次服用。

【功效】适用于由于肝脏阴血不足，且内有虚热引起的失眠。

方4

【配方】酸枣仁20克，白砂糖6克。

【制法】酸枣仁和白砂糖加水煎煮，滤渣取汁。

【用法】代茶饮。

【功效】适用于小儿失眠多梦、夜惊哭闹。

方5

【配方】酸枣仁、熟地黄各5克，蓬莱米25克。

【制法】蓬莱米加水煮粥；酸枣仁微炒，研粗末，与熟地黄一同加水煎煮，取浓汁，倒入粥中，再煮片刻。

【用法】调蜂蜜温服，每次1剂，每日2次。

【功效】适用于心神不安引起的儿童多动症。

柏子仁

别名 柏实、柏子、柏仁、侧柏子。

柏子仁为侧柏的成熟种仁，柏科常绿乔木，主产于山东、河南、河北等地，以颗粒饱满、黄白色、不泛油、无皮壳及杂质者为上品。一般在秋、冬种子成熟时采摘，去壳阴干；或用文火炒至油黄色，有香气，即为炒柏子仁；或将柏子仁碾碎，用吸油纸包裹，加热微烘，压榨去油，即为柏子仁霜。大便稀薄者宜用柏子仁霜。

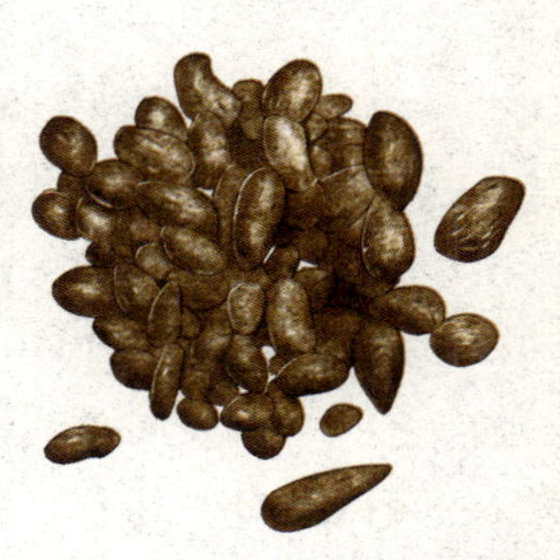

性味归经 性平，味甘；归心、肾、大肠经。

功效主治 养心安神，润肠通便。用于心慌、失眠等，尤其适用于心阴虚及心肾不交引起的心慌、失眠；用于肠燥便秘、老年人或孕产妇便秘等。

服用禁忌 便溏及痰多者慎服；忌与菊花、羊蹄同食。

古籍摘要

《神农本草经》：主惊悸、安五脏、益气、除湿痹，久服令人润泽、美色、耳目聪明、不饥不老、轻身延年。

《药品化义》：香气透心，体润滋血。

良方精选

方1

配方 柏子仁、生地黄、当归、丹参、玄参、酸枣仁、远志各15克，五味子20克，天门冬、麦门冬、人参（另煎）、茯苓、桔梗各10克。

制法 将上药以水煎煮，滤渣取汁。

用法 每日1剂，分2次服用。

功效 本方可以滋养心神、安神、定志。

方2

【配方】柏子仁、当归各500克。

【制法】将上述中药一同研成粉末状，炼蜜为梧桐子大小的药丸。

【用法】每日3次，每次6～10克，30日为1个疗程。

功效 养发生发、活血通窍。

方3

【配方】新柏子仁30克。

【制法】柏子仁开水冲泡。

【用法】代茶饮，每日1次，连用2～4次。

功效 适用于口腔溃疡。

方4

【配方】柏子仁15克，猪心1个。

【制法】把柏子仁放入剖好洗净的猪心中，并封口，入锅内加水炖熟即可。

【用法】将猪心切片，佐餐食。

功效 养心安神，适用于心神不宁、自汗、失眠等。

方5

【配方】柏子仁15克，合欢花6克。

【制法】将柏子仁、合欢花放入茶杯中，用沸水冲泡，加盖闷10分钟，取汁。

【用法】代茶频饮。

功效 安神催眠，适用于有睡眠障碍等问题的亚健康人群。

灵芝

别名 灵芝草、红芝、赤芝。

灵芝自古以来就被认为是吉祥、富贵、美好、长寿的象征，是多孔菌科真菌紫芝或者赤芝的干燥子实体，一般生长在湿度高且光线昏暗的山林中的腐树或是其树木的根部，分布于亚热带地区，在我国则主要分布于东南部地区。全年均可采收，阴干或者烘干。

性味归经 性平，味甘；归心、肺、肝、肾经。

功效主治 补气养血，养心安神，止咳平咳。用于虚劳、头昏、咳嗽气喘、消化不良、体虚乏力、饮食减少、失眠健忘、高血压、高血脂、冠心病、慢性肝炎、恶性肿瘤等。

服用禁忌 忌与茶、海鲜同食。

古籍摘要

《药性论》：保神益寿。

《神农本草经》：主耳聋，利关节，保神益精，坚筋骨，好颜色，久服轻身不老延年。

良方精选

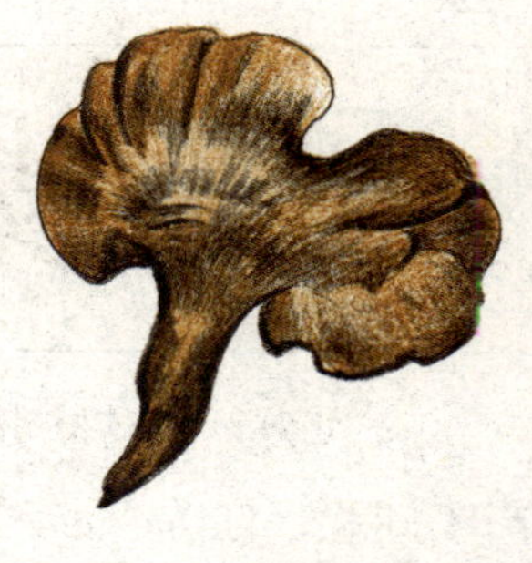

方1

配方 灵芝、糯米各等量。

制法 将灵芝和糯米一同研成粉末状。

用法 温开水冲服，每次3～6克。

功效 适用于放射治疗后的血细胞减少症。

方2

配方 灵芝、黄精各15克，陈皮、香附子各10克，泽泻6克。

制法 将上药以水煎煮，取汁。

用法 每日1剂，分2次服用。

功效 适用于脂肪肝。

方3

配方 灵芝500克，酒适量。

制法 将灵芝晒干，捣细为末，蒸2小时后再将其晒干，捣细，炼蜜为梧桐子大的药丸，贮瓶备用。

用法 每日早晨及晚上以酒送服20丸。

功效 益精补虚、润泽肌肤、去皱养颜，可用于防皱抗衰。

方4

【配方】灵芝16克，白酒500毫升。

【制法】灵芝洗净后加白酒浸泡，密封7日。

【用法】晚饭前饮用适量白酒，每次不多于16毫升。

功效 适用于失眠。

方5

【配方】灵芝5克。

【制法】灵芝水煎取汤。

【用法】每日2～3次。

功效 养心安神、益气补血、滋补强身、健脑益智，适用于心脾两虚、神经衰弱、健忘等。

合欢皮

别名 合昏皮、夜合树、绒花树、马缨花。

合欢为豆科落叶乔木，分布于我国东北、华东、中南及西南各地，主产于湖北、江苏、浙江、安徽等地，以湖北产量最大，药用部位为合欢的干燥树皮，一般在夏、秋间剥下树皮，晒干，切段用。

【性味归经】性平，味甘；归心、肝、肺经。

【功效主治】解郁安神，活血消肿。适用于情志所伤引起的忿怒忧郁、心神不宁、虚烦失眠、健忘等；也适用于跌打骨伤、瘀血肿痛、肺痈胸痛、咳吐脓血等。

【服用禁忌】胃溃疡及胃炎患者慎服；风热自汗、外感不眠者忌服。

古籍摘要

《神农本草经》：主安五脏，和心志，令人欢乐无忧。

《日华子本草》：合欢皮煎膏，消痈肿，续筋骨。

良方精选

方 1

配方 合欢皮、白芍、益母草各12克，当归、柴胡、墨旱莲、女贞子各9克，佛手4克。

制法 将上述所有中药放入砂锅中加水浸泡30分钟，然后加热煎煮30分钟，倒出药汁，继续在锅中加水，煎煮20分钟后滤渣取汁，将2次煎得的药汁混合。

用法 早晚各服1次，每日1剂，1周为1个疗程。

功效 开窍解郁、理气疏肝。

方 2

配方 合欢皮、川芎、酸枣仁各15克，知母、阿胶、茯苓各10克，白芍9克，黄连、黄芩各6克，琥珀粉（冲）1克。

制法 将上述除阿胶外的中药加水煎煮，滤渣取汁，阿胶烊化后与药汁混合均匀。

用法 早晚各1次，每日1剂。

功效 适用于神经衰弱。

方 3

配方 合欢皮、玫瑰花各15克，当归、香附、白芍、茯苓、柴胡、白术各10克，甘草5克，炙生姜3片。

制法 将上述中药加水煎煮，滤渣取汁。

用法 每日1剂。

功效 适用于内分泌失调。

方 4

配方 合欢皮适量。

制法 合欢皮加水煎煮，滤渣取汁。

用法 每日1剂。

功效 益肺安神，适用于矽肺的辅助治疗。

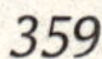

远志

别名 细草、小鸡腿、细叶远志、线茶。

远志为远志科植物远志或卵叶远志的干燥根，春季出苗前或秋季地上部分枯萎后挖取根部，除去残基及泥土，阴干或晒干，主要生产于陕西、山西、吉林、河南、河北、内蒙古等地。内服多煎汤，浸酒或入丸、散。

性味归经 性温，味苦、辛；归心、肾、肺经。

功效主治 安神益智，祛痰开窍，消散痈肿。适用于失眠多梦、惊悸、健忘、咳嗽痰多等，以及寒凝气滞及痰湿阻络引起的乳房肿痛、痈疽疮肿等。

服用禁忌 心肾有火、阴虚阳亢者忌服。

古籍摘要

《神农本草经》：主咳逆伤中，补不足，除邪气，利九窍，益智慧，耳目聪明，不忘，强志，倍力。

《药性论》：治心神健忘，坚壮阳道，主梦邪。

良方精选

方1

配方 炙远志10克。

制法 炙远志切薄片，沸水冲泡，加盖闷30分钟左右。

用法 代茶频饮。

功效 有镇静催眠、抗衰老等作用。

方2

配方 远志、生地黄、赤芍、藁本、黄连、黄芩、石菖蒲各10克，甘草3克。

制法 将上述所有中药放入砂锅中加水浸泡30分钟，然后文火煎煮30分钟，倒出药汁，继续在锅中加水，煎煮40分钟后滤渣取汁，将2次煎得的药汁混合。

|用法| 每日1剂，分2次服用，10日为1个疗程。

功效 可用于香身美体。

方3

|配方| 远志、酸枣仁各15克，虾壳25克。

|制法| 将上述中药加水煎煮，滤渣取汁。

|用法| 每日1剂。

功效 适用于神经衰弱。

方4

|配方| 远志、磁朱丸、杭芍各9克，菖蒲3克，龙胆草1.5克。

|制法| 磁朱丸用布包裹，所有配方加水煎煮，滤渣取汁。

|用法| 每日1剂，分2次服用。

功效 适用于心肝火旺型耳鸣。

方5

|配方| 远志、茯苓各19克，橘红、石菖蒲、红花、半夏各10克，苍术、全蝎各9克，羌活、炙山甲各6克。

|制法| 将上述中药加水煎煮，滤渣取汁。

|用法| 每日1剂，1个月为1疗程。

功效 适用于中风失语。

方6

|配方| 远志、熟干地黄（焙）、菖蒲、麦门冬、人参、山芋、茯神（去木）各30克，白术22克，炙甘草15克。

|制法| 将上述中药研成粉末状，炼蜜为梧桐子大小的药丸。

|用法| 米汤送服，每次30粒，饭后服用。

功效 适用于宫颈糜烂。

方7

|配方| 远志、丹参各15克，龙眼肉30克。

|制法| 将上述中药捣碎，研粗末，然后入保温杯加沸水冲泡，闷半个小时。

|用法| 每日1剂，代茶饮。

功效 适用于气滞血瘀型风湿性心脏病。

第十五章
平肝息风 传世良方

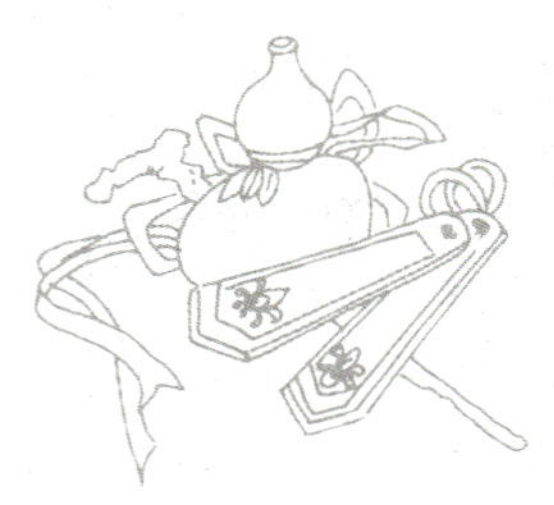

平抑肝阳类 石决明

别名 真珠母、九孔螺、千里光。

石决明为鲍科动物杂色鲍、皱纹盘鲍、耳鲍及羊鲍等的贝壳，多分布于沿海地区，夏、秋二季捕捉上述动物去肉，取贝壳洗净，除去杂质，晒干，打碎先煎。平肝、清肝宜生用，外用点眼宜煅用、水飞。

性味归经 性寒，味咸；归肝经。

功效主治 平肝潜阳，清肝明目。适用于肝阳上亢、头晕目眩、目赤翳障、视物昏花、青盲内障等。

服用禁忌 脾胃虚寒、食少便溏者慎用；消化不良、胃酸缺乏者忌服。

古籍摘要

《名医别录》：主目障翳痛，青盲。

《海药本草》：主青盲内障，肝肺风热，骨蒸劳极。

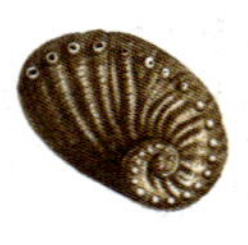
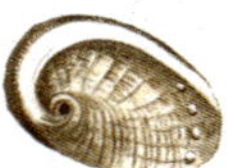
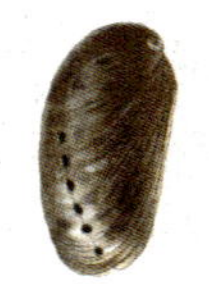
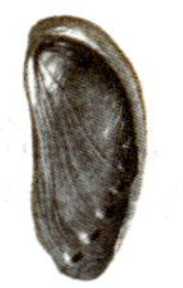
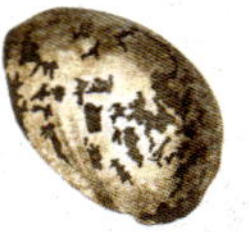
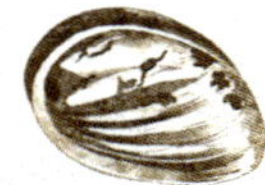

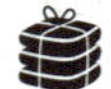 良方精选

方1

配方 石决明12克，地骨皮10克，银柴胡6克。

制法 石决明捣碎，加地骨皮和银柴胡加水煎煮，滤渣取汁。

用法 温服。

功效 适用于肺结核导致的低热不退。

方2

【配方】石决明、杭白芍、夏枯草、决明子、生地黄各15克，青葙子12克，茺蔚子、当归、土白术、车前子、枸杞子、香附各10克，柴胡6克，甘草3克。

【制法】将上述中药加水煎煮，滤渣取汁。

【用法】每日1剂，分2次服用。

功效 适用于老年性白内障早期。

方3

【配方】石决明、牡蛎各30克，何首乌、夏枯草、菊花、生杜仲、白芍、熟地黄、黄芩各12克，甘草10克。

【制法】将石决明、牡蛎加水煎煮2个小时后加入剩余中药再煎1小时，滤渣取汁。

【用法】每日1剂，分2次服用，半个月为1个疗程。

功效 适用于肝阳上亢型高血压。

方4

【配方】石决明、五味子、菟丝子各30克，细辛、生地黄、干怀山、知母各45克。

【制法】将上述所有中药一同研成粉末状，炼蜜为丸。

【用法】每次10丸，空腹冲服。

功效 适用于角膜溃疡。

珍珠母

别名 珠母、珠牡丹、明珠母。

珍珠母是珍珠贝科动物马氏珍珠贝以及蚌科动物褶纹冠蚌、三角帆蚌的贝壳，采收不拘时，先去除贝壳内的泥沙和肉，再将贝壳放入碱水中煎煮后去除外面的黑皮，烘干或者晒干，珍珠母主要出产于内陆淡水河、湖以及沿海地区。

性味归经 性寒，味咸；归肝、心经。

功效主治 平肝潜阳，清肝明目，镇惊安神。适用于肝阳上亢引起的耳鸣、头晕目眩；适用于失眠、心神不宁、惊悸、目不明、视物不清等。

服用禁忌 脾胃虚寒者慎用。

古籍摘要

《吉林中草药》：止血。治吐血，衄血，崩漏。

《饮片新参》：平肝潜阳，安神魂，定惊痫，消热痞、眼翳。

《本草纲目》：安魂魄、止遗精白浊，解痘疔毒。

良方精选

方1

配方 珍珠母6克。

制法 将珍珠母研细末。

用法 每次服0.2克，每晚睡前温水送服。

功效 改善失眠症状。

方2

配方 珍珠母、决明子、牡蛎各30克，羌活、柴胡、丹参、黄芪各15克，荆芥、防风、当归、葶苈子、牛膝、半夏各10克，全蝎8克，制附子6克。

制法 将上药以水煎煮，取汁。

用法 每日1剂，分早、晚2次服用。

功效 本方具有平肝疏肝、活血利湿的功效，可用于缓解原发性青光眼。

方3

配方 珍珠母、夜交藤各30克，茯苓15克，竹茹12克，法半夏、陈皮、石菖蒲各9克，甘草、枳实、黄连、炙远志各6克。

制法 将上药以水煎煮，取汁。

用法 每日1剂，分2次服用。

功效 理气化痰，清胆和胃，用于原发性高血压，症见眩晕耳鸣、耳聋、盗汗、遗精、舌红少苔、脉细数。

方 4

【配方】生珍珠母（或珍珠贝壳）适量。

【制法】取生珍珠母或珍珠贝壳的内层，研细末。

【用法】每次2.5克，每日2次，饭后半小时吞服，5周为1个疗程。

功效 适用于消化性溃疡。

方 5

【配方】珍珠母、熟地黄、白鲜皮、生龙骨、生牡蛎、灵磁石各30克，何首乌、白芍、玄参、鸡血藤、刺蒺藜各15克，当归、黄精、僵蚕各10克，生甘草6克。

【制法】将上药水煎，取汁200毫升。

【用法】每日1剂，分早、晚2次温服。

功效 养血息风、滋阴润燥，适用于老年皮肤瘙痒。

方 6

【配方】珍珠母60克，龙骨30克，女贞子、熟地黄各15克，白芍12克，酸枣仁9克，五味子6克。

【制法】将上药以水煎煮，取汁。

【用法】每日1剂，分2次服用。

功效 养血安神、益肾固精，适用于肝肾不足、心神不宁之早泄。

方 7

【配方】珍珠母、浮小麦、大枣各30克，紫草15克，枸杞子、决明子各12克，当归、仙灵脾各10克，炙甘草5克。

【制法】将上药以水煎煮，取汁。

【用法】每日1剂，分2次服用。

功效 平肝潜阳、补肾宁心，适用于男子更年期综合征，症见头昏健忘，失眠烦躁。

方 8

【配方】珍珠母18克（先下），生地黄15～20克，百合12克，白芍10克，川黄连5克，鸡蛋2个（取蛋黄，后下）。

【制法】将上述中药加水煎煮，滤渣取汁。

【用法】每日1剂，分2次服用。

功效 适用于阴虚内热导致的失眠。

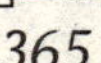

牡蛎

别名 蛎蛤、蛎黄、蚝子肉。

牡蛎是牡蛎科软体动物长牡蛎或者近江牡蛎的贝壳，采收不拘时，取贝壳，晒干，使用时研末或者打碎，主要出产于沿海地区。

性味归经 性微寒，味咸；归肝、胆、肾经。

功效主治 化痰软坚，生精壮阳，重镇安神，平肝潜阳。适用于动脉粥样硬化、肝阳上亢、心神不安、失眠、头晕、前列腺肥大、阳痿、痰核、尿频、遗尿等。

服用禁忌 痛风、尿酸过高、生疮、体质虚寒者慎用。

古籍摘要

《本草纲目》：化痰软坚，消疝瘕积块，瘿疾结核。

《珍珠囊》：软痞积。又治带下，疮肿，为软坚收涩之剂。

《本草拾遗》：炙食甚美，令人细肌肤，美颜色。

良方精选

方1

配方 牡蛎90克，甘薯根30克。

制法 牡蛎和甘薯根共同研为粉末状，用蜜和匀。

用法 睡前涂面，第2日早晨用温水洗脸，慎风。

功效 清热化痰散结，可令面白如玉。

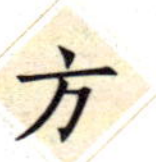
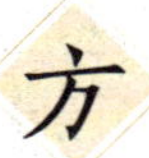

方2

配方 生牡蛎、夏枯草、海藻、石见穿、野菊花各30克，赤芍、天南星、昆布各15克，蜂房、王不留行各12克，蜈蚣、桃仁、白芷各9克，全蝎6克，天龙2条。

制法 将上药以水煎煮，取汁。

用法 每日1剂，分2次空腹服用。

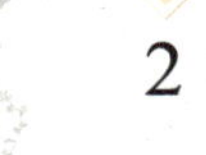

功效 化痰软坚、祛瘀攻毒，适用于各种脑瘤，症见视物不清，或复视，头痛头昏，恶心呕吐，肢体活动不利或有偏瘫，或言语不利，或记忆障碍，舌质红、舌苔黄，脉弦滑。

方3

配方 生牡蛎、生龙骨各30克，太子参、白术、茯苓、酸枣仁各15克，黄芪、当归、远志各12克，枳壳9克，生大黄、甘草各3克。

制法 将上药加水煎煮，取汁。

用法 每日1剂，分2次服用。

功效 适用于入睡困难、多梦易醒、醒后不能再次入睡，以及伴有心悸健忘、面色萎黄、神疲食少、头晕、肢体困乏、腹胀、大便不爽、舌淡苔薄白等。

方4

配方 牡蛎、海蒿子各25克，夏枯草30克，蛤粉20克。

制法 将上述中药加水煎煮，滤渣取汁。

用法 早晚各服1次，每日1剂。

功效 适用于甲状腺肿大、淋巴结核。

方5

配方 牡蛎、龙骨各50克，苍术15克。

制法 将上述中药一同研成粉末状。

用法 温水冲服，每次1.5克，每日3次。

功效 适用于小儿软骨病。

息风止痉类 钩藤

别名 双钩藤、鹰爪风、金钩草。

钩藤为茜草科植物钩藤或华钩藤及其同属多种植物的带钩枝条，春、秋采收带钩的嫩枝，剪去无钩的藤茎，晒干，或置锅内蒸后再晒干，在我国主要出产于广西、福建等地。内服多煎汤（不宜久煎），或入散剂。

性味归经 性凉，味甘；归肝、心包经。

功效主治 清热平肝，息风止痉。适用于头痛眩晕、感冒夹惊、惊痫抽搐、妊娠子痫、全身麻木、高血压等。

服用禁忌 脾胃虚寒及无阳热实火者慎服。

古籍摘要

《本草纲目》：大人头旋目眩，平肝风，除心热，小儿内钓腹痛，发斑疹。

《本草征要》：舒筋除眩，下气宽中。

良方精选

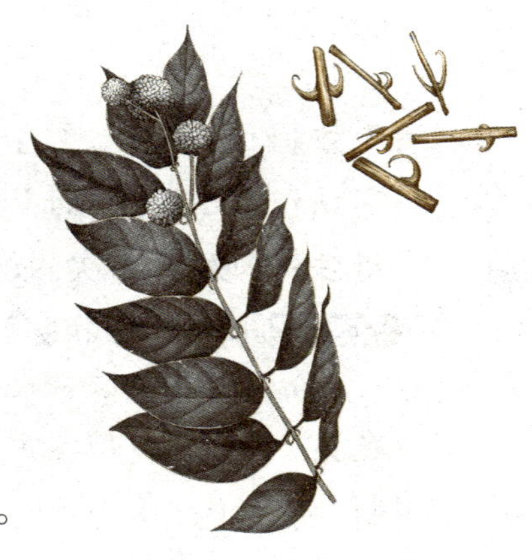

方1

配方 钩藤12克，生牡蛎15克，焦山栀、白芍、当归、茯神、酸枣仁、佛手片各9克，丹皮、柴胡、远志各6克，炙甘草3克。

制法 将上药以水煎煮，取汁。

用法 每日1剂，分2次服用。

功效 平肝宁心，适用于神经衰弱。

方2

配方 钩藤、白茅根各30克，生地黄、枸杞子各20克，夏枯草、茯苓、五味子、茺蔚子各15克，北沙参、麦门冬、当归各12克，川楝子、柴胡各9克。

制法 将上药以水煎煮，取汁。

用法 每日1剂，分早、晚2次服用。

功效 滋阴清热、补肾平肝、凉血降压，适用于青光眼。

方3

配方 钩藤、黄芪各3克，当归、芍药、川芎、地黄各4克，黄柏2克。

制法 将上药以水煎煮，取汁。

用法 每日1剂，分3次服用。

功效 养血、潜阳、息风，适用于高血压，症见头昏眼花、疲倦乏力、面色不华、舌质淡、脉细。

方4

配方 钩藤、琥珀各3克，龙齿10克，白芍、茯苓各5克，珍珠粉1.5克。

制法 将前5味药以水煎煮，取汁。

用法 每日1剂，服时冲入珍珠粉。

功效 适用于小儿受惊夜啼，症见时现惊跳，哭声忽高忽低，或突然大哭之后，就咿咿呀呀地闹个不停。

方5

配方 钩藤、天葵子、女贞子、夏枯草各30克，僵蚕、地龙、半夏、白术、天麻、贝母各9克，全蝎、川芎各4.5克，蜈蚣6条。

制法 将上药以水煎煮2次，取汁。

用法 每日1剂，分2次空腹服用。

功效 息风软坚、活血补肾，适用于脑胶质细胞瘤，症见头痛头晕、肢体麻木、耳鸣、眼吊复视、舌红苔厚、脉弦滑。

天麻

别名 鬼督邮、独摇芝、定风草。

天麻为多年生草本植物，药用部位为其干燥块茎，在我国大部分地区均有出产，多在冬、春季节采挖，洗净后低温干燥，以质坚实、较重、有鹦哥嘴、断面半透明、无空心者为佳。内用煎服（不宜久煎），或者研末冲服。

性味归经 性平，味甘；归肝经。

功效主治 平肝息风，祛风止痛。适用于头晕目眩、四肢麻木、小儿惊风、癫痫、抽搐、破伤风等。

服用禁忌 津液衰少、血虚、阴虚、气虚甚者慎用。

古籍摘要

《本草汇言》：主头风，头痛，头晕虚眩，癫痫强痉，四肢挛急，语言不顺，一切中风，风痰。

《用药法象》：疗大人风热头痛；小儿风痫惊悸；诸风麻痹不仁；风热语言不遂。

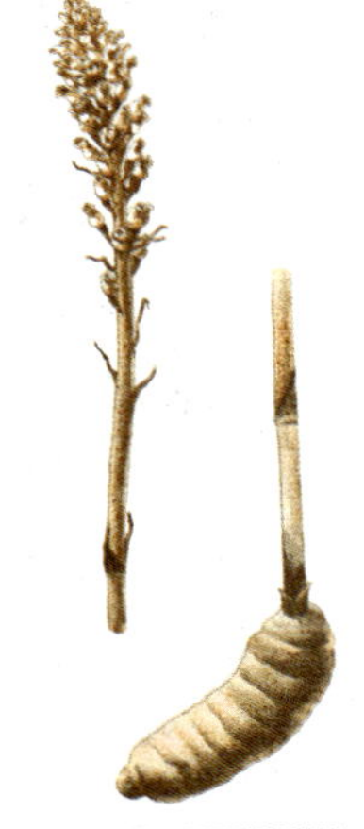

良方精选

方1

配方 天麻10克，鸡蛋1个。

制法 天麻煎取浓汁，用煮开的药汁冲鸡蛋。

用法 每日1剂，连服5～7日。

功效 适用于眩晕。

方2

配方 天麻20克。

制法 将天麻研成细粉，装瓶备用。

用法 每日2次，每次2克，温水冲服。

功效 适用于中老年眩晕，同时可缓解老年人的高血压、神经衰弱等。

方3

配方 天麻、菟丝子、当归、羌活、熟地黄各10克。

制法 将上述中药研成粉末状，炼蜜为丸。

用法 每日8颗，2个月为1个疗程，2个疗程间停药半个月。

功效 散风益肝、养神补血。

方4

配方 天麻、干全蝎各15克，蟾酥6克，米酒适量。

制法 将天麻、干全蝎略炒，研成粉末状，蟾酥加水化成糊，加药粉制成绿豆大小的药丸。

用法 米酒送服，每次1～2颗。

功效 适用于破伤风。

地龙

别名 蚯蚓、引无、却行。

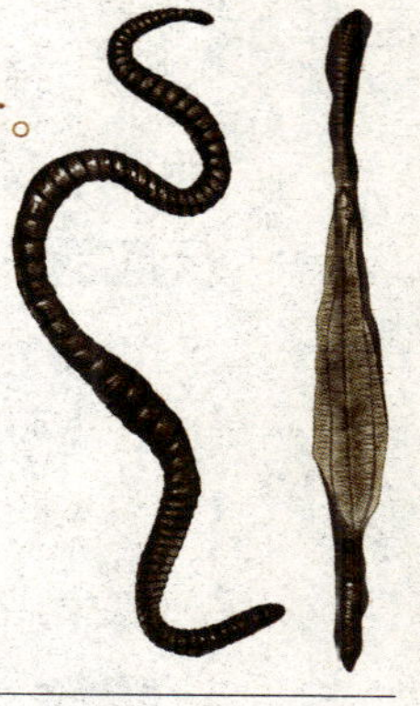

钜蚓科动物，俗名环毛蚓、栉盲环毛蚓、参环毛蚓、威廉环毛蚓，药用部分为其干燥全体，主要出产于我国广州、上海、福建等地，全年除冬季外皆可捕捉，捕捉后清除其腹内的泥沙、内脏，晒干后炒用或生用。

性味归经 性寒，味咸；归肝、脾、膀胱经。

功效主治 息风平喘，舒筋通络，利水清热。适用于小便不畅、癫痫、中风、气血虚滞、肺热哮喘、半身不遂、前列腺感染等。

服用禁忌 脾胃虚弱、血虚者慎用。

古籍摘要

《本草经疏》：伤寒非阳明实热狂躁者不宜用，温病无壮热及脾胃素弱者不宜用，黄疸缘大劳，腹胀属脾肾虚，阴虚成劳瘵者，咸在所忌。

《本草拾遗》：疗温病大热，狂言，主天行诸热，小儿热病癫痫。

良方精选

方1

配方 鲜地龙3条，草乌末10克。

制法 将鲜地龙与草乌末一起捣成膏状。

用法 敷于患处，每日1次。

功效 适用于急性乳腺炎。

方2

配方 地龙10条（焙干），钩藤、乌附片（先煎半小时）、防风、僵蚕各13克，当归、川芎各10克，蝉蜕、甘草各6克，蜈蚣3条。

制法 将上药以水煎煮，取汁。

用法 每日1剂，分2次服用。

功效 本方能祛风平肝、活血通络，适用于面瘫。

方3

【配方】鲜地龙20条，白砂糖20克。

【制法】鲜地龙和白砂糖共入碗中。

【用法】取其浸出液分次服，每日1剂。

功效 适用于小儿急惊风。

方4

【配方】鲜地龙30克，茶叶10克，75%酒精200毫升。

【制法】将鲜地龙、茶叶放入酒精中浸泡3日，取汁。

【用法】用棉签蘸药酒涂患处，每日3次。

功效 消炎、解毒、止痒，适用于痱子。

方5

【配方】地龙20克，蜂蜜50克。

【制法】地龙和蜂蜜加水1碗，煎开后去掉地龙。

【用法】将蜂蜜服下。

功效 适用于牙痛。

方6

【配方】地龙、赤芍各12克，川芎、核桃仁各10克，红花、丹参、葱白、石菖蒲各9克。

【制法】将上药以水煎煮，取汁。

【用法】每日1剂，分2次服用。

功效 活血化瘀、通络宣窍，适用于瘀阻脑络型阿尔茨海默病。

方7

【配方】鲜地龙1条。

【制法】鲜地龙洗净，捣烂。

【用法】薄布包，塞于痛处。

功效 适用于牙龈发炎疼痛不止者。

方8

【配方】鲜地龙、陈醋各适量。

【制法】鲜地龙洗净后捣烂，加陈醋调匀。

【用法】外敷于患处，每日换药3次。

功效 适用于乳腺炎。

僵蚕

别名 白僵蚕、姜蚕、天虫。

蚕蛾科家蚕蛾的幼虫感染淡色丝菌科白僵菌致死后的虫体，就是僵蚕，在春季和秋季采集，用石灰干燥后再次晒干，炒用或者生用，多生产于广东、浙江、四川、广西、江苏等地，储存时要注意防潮、防蛀。

性味归经 性平，味咸、辛；归肝、肺、胃经。

功效主治 息风止痉，止痛化痰，散风消肿。适用于扁桃体炎、腮腺炎、惊悸、癫痫、中风、头痛、抽搐、风热、风疹、口眼歪斜、皮肤瘙痒、痰核等。

服用禁忌 血虚不宁、心虚生风者慎用。

古籍摘要

《千金方》：僵蚕治瘰疬：白僵蚕，研末，水服五分匕，日三服。

《神农本草经》：主小儿惊痫、夜啼，去三虫，灭黑皯，令人面色好，男子阴疡病。

良方精选

方1

配方 僵蚕30克，茶末20克。

制法 僵蚕和茶末共研为细末。

用法 冲沸水1小碗饮服，临睡前服用。

功效 祛痰、止咳、平喘，可改善咳嗽痰喘。

方2

配方 僵蚕12克，地骨皮、地锦草各30克，玄参20克，泽泻、何首乌各15克，生地黄、熟地黄、山茱萸、黄精各10克，青黛6克。

制法 将上药以水煎煮，取汁。

用法 每日1剂，分2次服用。

功效 本方具有滋阴清热的作用，可用于改善阴虚火旺型老年性糖尿病。

方3

配方 白僵蚕100克。

制法 白僵蚕晒干，研成粉末状，越细越好，然后将其储存于干净瓶中备用。

用法 临睡前洗净脸，用此药粉擦面。

功效 可祛风消斑。

方4

配方 白僵蚕15克，川芎12克，菊花、蝉蜕、羌活、荆芥、防风各10克，白芷、甘草各6克，薄荷（另包后下）5克，细辛3克。

制法 将上药以水煎煮，取汁。

用法 每日1剂，分2次服用。

功效 疏风止痛，用于三叉神经痛偏于风热者。

方5

配方 白僵蚕25克，陈醋适量。

制法 将白僵蚕晒干后研成细末，加陈醋调成糊状。

用法 外敷于患处，干后再次涂，使其保持湿润。

功效 适用于乳腺炎。

方6

配方 白僵蚕适量。

制法 白僵蚕研成末。

用法 每次服3克，每日3次，2个月为1个疗程。

功效 化痰浊、运血脉，适用于高脂血症。

方7

配方 僵蚕、蝉蜕、石菖蒲各10克，龙齿20克，茯苓15克，钩藤、菊花、白芍、天竺黄、郁金各12克，甘草6克。

制法 将上药以水煎煮，取汁。

用法 每日1剂，分2次服用。

功效 定风安神，适用于小儿多动症。

第十六章

补虚传世良方

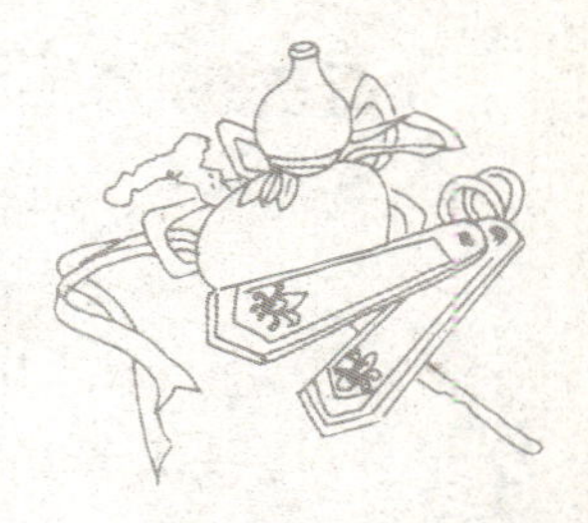

补气类 人参

别名 土精、神草、孩儿参。

人参为五加科植物人参的根，因其根部肥大，形若人的头、手、足，故而称为人参。人参喜欢阴凉、湿润的气候，主产于吉林、辽宁、黑龙江等地，适宜秋季采挖。鲜参洗净后干燥者称“生晒参”；蒸制后干燥者称“红参”；氽烫浸糖后干燥者称“糖参”或“白参”；加工断下的细根称“参须”。

性味归经 性微温，味甘、微苦；归心、脾、肺经。

功效主治 大补元气，复脉固脱，补脾益肺，生津，安神益智。用于气虚欲脱、脉微欲绝之危重证；用于气虚津伤引起的口渴、消渴等；用于气血亏虚引起的心慌、失眠、健忘等；用于脾胃气虚引起的食少、乏力、呕吐、泄泻等；用于肺气不足引起的气短、乏力、自汗、语声低微等。

服用禁忌 不宜与藜芦、五灵脂同用；实证、热证者忌服。

古籍摘要

《神农本草经》：补五脏，安精神，定魂魄，止惊悸，除邪气，明目开心益智。久服轻身延年。

良方精选

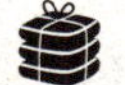

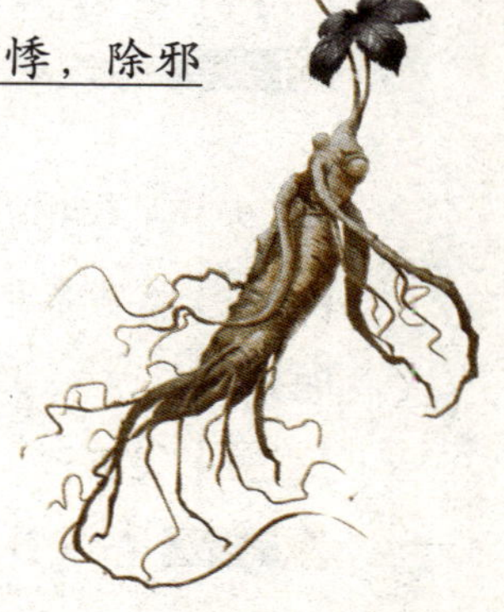

方 1

配方 人参6克，大枣10枚。

制法 人参和大枣用水煎汤。

用法 饮汤，每日3次。

【功效】益气健脾、养血安神，适用于脾虚血亏所致的神疲乏力、食欲不振、面色苍白、失眠多梦等症。

方2

【配方】人参5克，银耳15克。

【制法】人参切片，用文火熬煮2个小时，银耳泡发，与人参一起熬煮1小时即可。

【用法】每日服用1次。

【功效】适用于气血不足、胸闷等。

方3

【配方】人参10克，白酒500毫升。

【制法】人参放入酒瓶内，慢慢淋入白酒，注满酒，盖好，浸泡10日。

【用法】随意饮用，每次不宜过量。

【功效】补中益气、滋补强壮、延年益寿。

方4

【配方】人参15克，茶叶5克。

【制法】人参和茶叶水煎，取汁。

【用法】每日1剂，分2次服用。

【功效】适用于因肾阳不足所导致的阳痿、早泄等。

方5

【配方】人参、丹参各30克，生地黄20克，麦门冬、五味子、赤芍、元胡、玉竹、玄参各10克。

【制法】将上药以水煎煮，取汁。

【用法】每日1剂，分2次服用。

【功效】益气养阴、活血降糖，可辅助治疗糖尿病合并急性心肌梗死。

方6

【配方】人参30克，核桃30个。

【制法】将人参切片，与核桃肉同入锅中，加水适量，用文火煎煮1小时即成。

【用法】代茶饮，日服2次。

【功效】益气补肾，适用于肾气虚之不孕症。

方7

【配方】人参、莲子各10克，冰糖30克。

【制法】将以上配方水煎煮直至莲肉烂熟。

【用法】每日1剂，连服3日。

功效 适用于低血压。

方8

【配方】人参9克，附子、干姜、白术、甘草各5~8克。

【制法】将上药以水煎煮，取汁。

【用法】每日1剂，分2次服用。

功效 温运脾阳，适用于脾阳不足所致的唇青紫，症见口唇青紫、四肢不温、食欲不振、腹胀便溏、乏力、舌质淡、舌体胖嫩、苔白。

党参

别名 狮头党、潞党参。

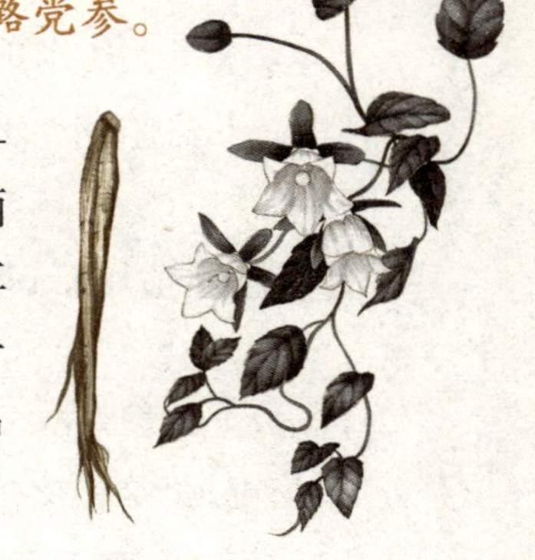

党参是桔梗科植物党参的根，秋季采挖，晒至半干，用手或木板搓揉，使皮部与木质紧贴，再晒，反复3~4次即成，主要出产于陕西、山西、甘肃等地，是一种野生或栽培的常用中草药，其中以陕西上党出产的质量最佳，因为得名党参。

性味归经 性平，味甘；归脾、肺经。

功效主治 补中益气，生津养血。适用于中气不足引起的体虚倦怠、食少肢乏，肺气亏虚引起的语声低微、气短喘咳，气血亏虚引起的心慌头晕。

服用禁忌 用量不宜过大；正虚邪实者慎用。

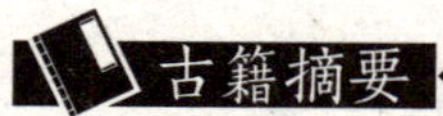

古籍摘要

《本草从新》：补中益气，和脾胃，除烦渴。

《本草纲目拾遗》：治肺虚，益肺气。

良方精选

方1

|配方| 党参10克，大枣10枚。

|制法| 将党参、大枣洗净，放入砂锅内加适量水煮汤。

|用法| 代茶饮。

功效 补中益气、健脾养胃，适用于脾胃虚弱、气血两亏者食用。

|备注| 易受外邪侵袭者忌饮。

方2

|配方| 党参30～60克。

|制法| 党参水煎，取汁。

|用法| 早、晚分服，于行经第1日开始，连续服用5日。

功效 适用于功能性子宫出血的辅助治疗。

方3

|配方| 党参、半夏、黄芩各10克，干姜、黄连各3～10克，甘草6克，大枣4枚。

|制法| 将上药水煎汤，取汁或研末，炼蜜为丸。

|用法| 发作期每日1剂汤剂；间歇期，服用蜜丸，每丸6克，每日1～3次。

功效 适用于口腔溃疡。

方4

|配方| 党参9克，核桃仁30克。

|制法| 党参和核桃仁加水煎煮，滤渣取汁。

|用法| 1次服下。

功效 适用于百日咳恢复期。

方5

|配方| 党参120克。

|制法| 党参加水煎煮，滤渣取汁。

|用法| 代茶饮。

功效 可缓解产后出血及其所导致的面色苍白等症状。

黄芪

别名 北芪、黄耆。

黄芪属豆科草本植物，主产于内蒙古、吉林、山西、甘肃、黑龙江等地，其中以“中国黄芪之乡”陇西所产黄芪最为正宗。药用部位为黄芪的根，一般春秋二季采挖，切去根头和须根，晒干，切片，也可在黄芪片中加入炼熟的蜂蜜炒至黄色不黏手，放凉备用。补气升阳宜用蜜炙黄芪，用于其他功效宜用未加工的黄芪。

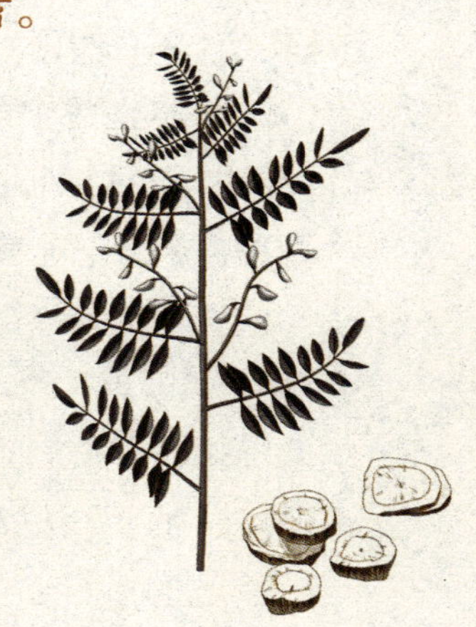

性味归经 性微温，味甘；归脾、肺经。

功效主治 补气健脾，升阳举陷，益卫固表，利尿消肿，托毒生肌。用于气短乏力、食欲不振、大便稀薄等；用于气短咳嗽、痰多稀白等；用于体虚多汗、表虚自汗等；用于气血不足、疮疡成脓日久不溃或溃后久不收口等；用于气虚水肿、小便不利、尿少等。

服用禁忌 疮疡初起或溃后热毒盛、胸闷、消化不良等内有积滞，表实邪盛或阴虚阳亢者忌用；胃胀腹胀者忌用。

古籍摘要

《名医别录》：妇人子脏风邪气，逐五脏间恶血，补丈夫虚损，五劳羸瘦，止渴，腹痛泄痢，益气，利阴气。

《本草纲目》：今人但捶扁，以蜜水涂炙数次，以熟为度。亦有以盐汤润透，器盛，于汤瓶蒸熟切用者。

良方精选

方1

配方 黄芪、叶下珠各6克，紫菜7克，虎杖5克，五味子3.3克。

制法 以上配方绞汁制成口服液，上方剂量为10毫升口服液。

用法 每日3次，每次10毫升，3个月为1个疗程。

功效 清热解毒利湿，化痰软坚益气，适用于乙型肝炎。

方 2

配方 黄芪20克，当归、桂枝各15克，白芍10克，大枣7枚，生姜3片。

制法 将上述中药加水煎煮，滤渣取汁。

用法 每日1剂，分3次服用。

功效 适用于气虚型低血压。

方 3

配方 黄芪、覆盆子各15克，党参20克，白术、金樱子、益智仁、桑螵蛸各10克。

制法 将上药以水煎煮，取汁。

用法 每日1剂，分2次服用。

功效 适用于儿童遗尿。

方 4

配方 黄芪30克，射干、党参各15克，升麻9克。

制法 将上述中药加水煎煮，滤渣取汁。

用法 每日1剂，10日为1个疗程。

功效 适用于乳糜尿。

白术

别名 于术、冬术、浙术。

白术属菊科植物，主产于浙江、安徽、湖北、江西等地，尤以浙江于潜、安徽皖南山区等地出产的最为正宗，于术为浙江于潜白术的简称。药用部位为白术的根茎，适宜冬季采挖。以米泔汁浸软后切厚片，干燥，即得生白术；与伏龙肝粉炒，再筛去土，即为土炒白术；炒至黑褐色，即为焦白术。燥湿利水宜用生白术，补气健脾宜用炒白术，健脾止泻宜用焦白术。

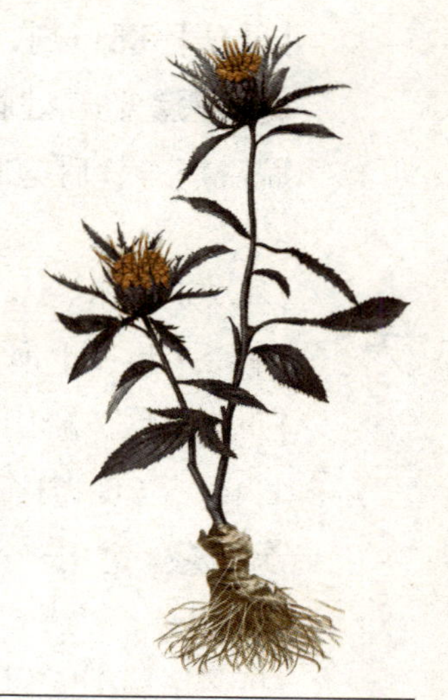

性味归经 性温，味苦、甘；归脾、胃经。

功效主治 补气健脾，燥湿利水，止汗，安胎。用于脾气虚弱引起的食欲不振、疲劳乏力、消化不良、腹胀、大便稀薄或泄泻等；用于脾虚所致有形之水积聚形成的水肿及无形之水积聚形成的痰饮；用于气虚引起的自汗；用于脾虚引起的胎动不安等。

服用禁忌 白术易伤阴，阴虚内热或津液不足者慎用；胸闷、腹胀等气滞者忌用。

古籍摘要

《本草汇言》：补肺健脾，实卫敛汗，驱风运毒之药也。

《本草备要》：白术，用糯米泔浸，陈壁土炒，或蜜水炒，人乳拌炒。

良方精选

方 1

配方 白术30克，陈醋适量。

制法 将白术放入陈醋中浸泡，1小时后取出，略烘干后加水煎煮，滤渣取汁。

用法 每日1剂，分3～4次服用，连服3日。

功效 适用于妊娠腹痛。

方 2

配方 白术、人参、肉豆蔻、白芍各10克，怀山1克。

制法 将上述中药加水煎煮30分钟，滤渣取汁。

用法 温服。

功效 适用于体质虚弱者。

方 3

配方 白术、云苓、半夏、佛手各10克，太子参15克，陈皮8克，砂仁、木香、炮姜各6克，炙甘草5克。

制法 将上药以水煎煮，取汁。

【用法】每日1剂，分2次服用。

【功效】益气健脾、理气和胃，用于慢性胃炎，症见面色萎黄，胃脘隐痛，食后饱胀，时有嗳气，神疲易乏，便不成形，苔薄白。

方4

【配方】白术、木香、茯苓各10克，藿香叶3克。

【制法】将以上所有中药一同研成粉末状。

【用法】将药粉用纱布包裹好，外敷在患儿脐部，每次1～2小时，每日1次，7日为1个疗程。

【功效】适用于小儿腹泻。

方5

【配方】白术、白芷各30克，细辛、白附子各9克，鸡蛋清适量。

【制法】将鸡蛋清外的配方一同研成粉末状。

【用法】用鸡蛋清将药粉调成糊状，于临睡前洁面后涂在脸上，敷半个小时后洗干净。

【功效】祛斑美白。

方6

【配方】白术、人参各10克，吴茱萸、干姜各9克，丁香、甘草、刀豆各6克。

【制法】将上述药材以水煎煮，取汁。

【用法】每日1剂，坚持服用，直至呃逆停止。

【功效】本方可温补脾胃，和中降逆，适用于脾胃阳虚所致的呃逆。

甘草

别名　蜜甘、国老。

甘草主产于内蒙古、甘肃、山西、新疆等地，属豆科植物，药用部位为甘草的根及根状茎，在春、秋季采挖。挖好后风干，润透切片，再晾干，即为生甘草；加炼熟蜂蜜及少许开水，拌匀，炒至深黄色不黏手，放凉，即为蜜炙甘草。

性味归经 性平，味甘；归心、肺、脾、胃经。

功效主治 补脾益气，祛痰止咳，缓急止痛，清热解毒，调和诸药。适用于脾胃虚弱、倦怠乏力、心悸气短、咳嗽痰多、脘腹、四肢挛急疼痛、痈肿疮毒等；同时可以有效缓解药物毒性、烈性。

服用禁忌 湿阻中满、呕恶及水肿胀满者忌服；不宜与京大戟、芫花、甘遂、海藻同用。

古籍摘要

《本草纲目》：诸药中甘草为君，治七十二种乳石毒，解一千二百草木毒，调和众药有功。

《本草备要》：通行十二经，解百毒药。

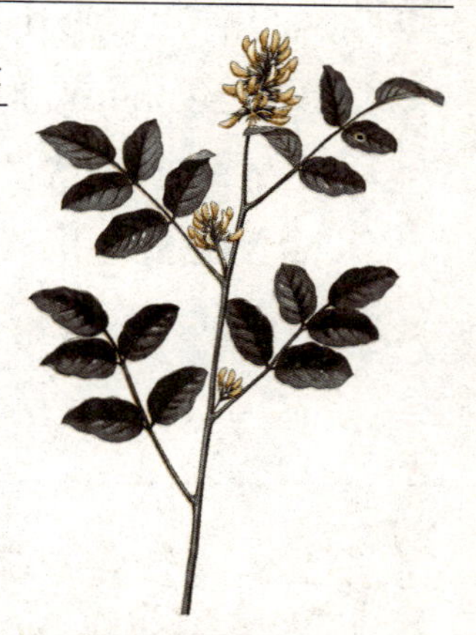

良方精选

方1

配方 甘草3克，牛蒡子9克，薄荷4.5克。

制法 将上药以水煎煮，取汁。

用法 每日1剂，分2～3次服用。

功效 本方可改善急性咽炎、咽中疱疹、扁桃体红肿等症状。

方2

配方 甘草、荞麦、野菊花、杏仁、桔梗、贯众、板蓝根各10克，射干、山豆根、马勃各15克。

制法 将上药以凉水浸泡30分钟后用文火煎煮25分钟，取汁。

用法 每日1剂，分2次服用，5～7日为1个疗程。

功效 清热解毒、消肿利咽，适用于急性咽炎。

方3

配方 甘草、黄柏各50克，五倍子、白及、白蔹、儿茶、乳香、没药各30克，冰片3克，蜂蜜适量。

制法 将蜂蜜外配方研细末，混匀，过120目筛，密封、消毒。

|用 法| 用时取药粉适量与蜂蜜调成糊状后外涂患处，每日3～5次，3日为1个疗程。

功效 祛瘀、止痛、生肌，适用于手足皲裂。

方 4

|配 方| 甘草、高良姜、怀牛膝、防风各15克。

|制 法| 将上药研为细末。

|用 法| 分2次用温开水送服，隔3日服1剂。

功效 祛风、活血、止痛，用于风湿性关节炎的急性发作期。

方 5

|配 方| 甘草、麦门冬、玄参、菊花、金银花、木蝴蝶各适量，胖大海2个，冰糖2块。

|制 法| 用开水冲泡5分钟。

|用 法| 代茶饮。

功效 适用于慢性咽炎。

白扁豆

别名 扁豆、蛾眉豆。

白扁豆属豆科植物，主产于湖南、河南、安徽、江苏等地，药用部位为扁豆的成熟种子，呈扁椭圆形，品种不同，颜色也不同，主要有黑、白或红褐色，但只有色白粗圆者可入药，一般秋、冬季适宜采收。晒干后去皮，将种子再晒干，即为生扁豆；微炒至黄色，因种子两侧突出易触锅底，以略带焦斑为度，即为炒扁豆。需要注意的是，如果白扁豆在炒制的过程中受热不均，会影响药品的质量。

性味归经 性微温，味甘；归脾、胃经。

功效主治 健脾化湿、消暑解毒。用于脾虚湿盛引起的食欲不振、大便溏泻、白带过多；用于夏季暑湿伤中引起的呕吐、腹泻等。

服用禁忌 白扁豆生食有毒，研末服应慎用；多食白扁豆会导致壅气，伤寒邪盛者忌用；患有疟疾、寒热病者忌服。

古籍摘要

《药性本草》：主解一切草木毒，生嚼及煎汤服。

《本草纲目》：入太阴气分，通利三焦，能化清降浊，消暑除湿而解毒也。

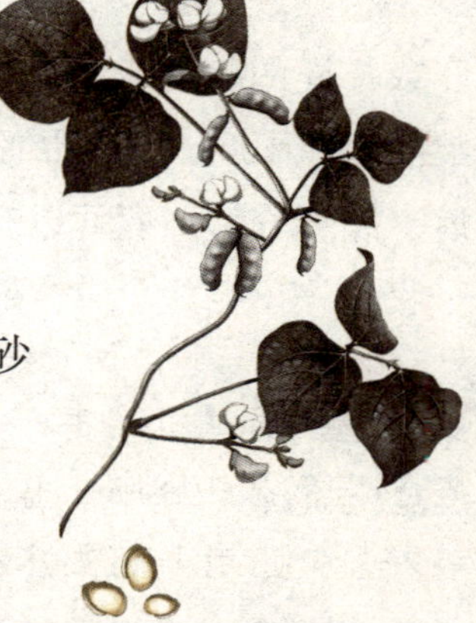

良方精选

方1

配方 白扁豆100克，白砂糖适量。

制法 白扁豆加水煎煮，滤渣取汁后加白砂糖拌匀。

用法 每日1剂，分2次服用。

功效 适用于中暑、小便不畅。

方2

配方 白扁豆60克，大枣15枚。

制法 将上述中药加水煎煮，滤渣取汁。

用法 每日1剂。

功效 健脾和胃、益气养血，可用于预防白内障。

方3

配方 炒白扁豆50克，木瓜10克。

制法 将上述中药加水煎煮，滤渣取汁。

用法 温服。

功效 适用于急性胃肠炎。

方4

配方 白扁豆50克。

制法 将白扁豆炒熟后研成粉末状。

用法 每日3次，每次6克，米汤送服。

功效 适用于赤白带下、久泄、暑泄、水肿以及轻度食物中毒。

补阳类

鹿茸

别名 斑龙珠、鹿茸片。

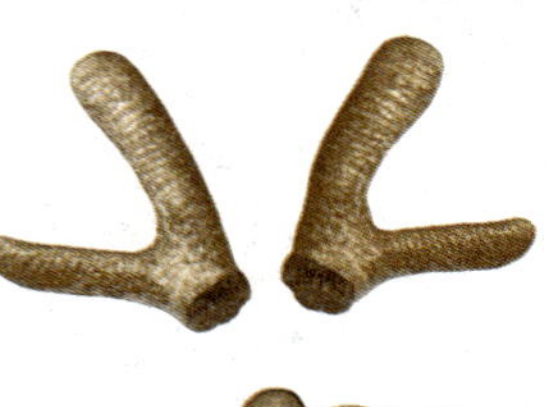

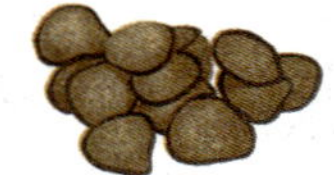

鹿茸为我国传统名贵中药，在古代一直被用作宫廷补肾的御药，主产于吉林、辽宁、黑龙江、新疆、内蒙古、青海等地。药用部位为梅花鹿或马鹿的雄鹿未骨化密生茸毛的幼角。8～10月龄的雄性小鹿，额部开始突起，形成长茸基础，足岁以后，鹿茸分岔。鹿茸以3～6年所生的为佳，并且以长白山采收的“花鹿茸”质量最优。

性味归经 性温，味甘、咸；归肝、肾经。

功效主治 壮肾阳、益精血，能强身、壮体、健脑、益寿。用于肾阳不足及精血亏虚引起的阳痿、筋骨乏力、头晕耳鸣等；用于阳虚冲任不固引起的宫冷不孕、崩漏带下等；用于血虚重证兼阳气衰微引起的消瘦体弱或贫血等；用于精血不足引起的小儿发育不良等。

服用禁忌 宜从小量开始，缓缓增加，不宜骤用大量；凡阴虚阳亢、胃火炽盛者忌服；一周内禁食猪血、生萝卜及生冷辛辣食物。

古籍摘要

《本草纲目》：生精补髓，养血益阳，强筋健骨。治一切虚损，耳聋目暗，眩晕虚痢。

良方精选

方1

配方 鹿茸50克。

制法 将鹿茸研成粉末状。

用法 每次1克，空腹时米汤送服。

功效 适用于精血亏虚，症见面色黧黑、耳聋、眼花、腰痛等。

方2

【配方】鹿茸、红参各3克，丹参15克，大枣10枚。

【制法】将上述配方加水煎煮，滤渣取汁。

【用法】温服。

功效 适用于老年人心动过缓、头晕、气短、乏力等。

方3

【配方】鹿茸5克，龟板100克，羊肾2个。

【制法】将上述配方加水煎煮，滤渣取汁。

【用法】温服。

功效 适用于气血虚弱者。

方4

【配方】鹿茸片（先煎）、小红参（先煎）、巴戟天各5克，菟丝子、杜仲（炒）、枸杞子、制首乌各15克，熟地黄12克，家韭子、仙灵脾各10克。

【制法】将上述中药加水煎煮，滤渣取汁。

【用法】每日1剂，分2～3次服用。

功效 适用于肾阳虚引起的阳痿、腰痛、精血不足等。

淫羊藿

别名 仙灵脾。

淫羊藿主产于陕西、四川、广西、湖北、辽宁等地，属小檗科多年生草本植物，药用部位为淫羊藿、箭叶淫羊藿、柔毛淫羊藿、巫山淫羊藿或朝鲜淫羊藿的全草，多在夏、秋季收割。淫羊藿除去粗梗和杂质，晒干，切丝生用或用熔化的羊脂油炒淫羊藿丝，即为炙淫羊藿。

【性味归经】性温，味辛、甘；归肝、肾经。

功效主治 补肾壮阳，祛风除湿。用于腰膝酸软、夜尿频多、阳痿遗精、滑泄、宫冷不孕等；用于四肢冷痛、挛急抽搐等；用于肢体麻木、四肢痹痛等；用于喘咳或更年期高血压等。

服用禁忌 实热证及阴虚火旺者忌用；性欲亢进者不宜服用。

古籍摘要

《神农本草经》：利小便，益气力，强志。

《日华子本草》：补腰膝，强心力。

良方精选

方1

配方 淫羊藿、牡丹皮各30克，补骨脂、人参各25克，山茱萸10克。

制法 将上述中药加水煎煮，滤渣取汁。

用法 每日1剂，分2次服用。

功效 补阳益气、活血滋阴。

方2

配方 淫羊藿、益智仁各15克，肉桂9克。

制法 将上述中药加水煎煮，滤渣取汁。

用法 每日1剂，分2次服用。

功效 适用于夜尿频多。

方3

配方 淫羊藿20克，血当归50克。

制法 将上述中药加水煎煮，滤渣取汁。

用法 每日1剂。

功效 适用于产后腹痛或产后恶露不尽。

方4

配方 淫羊藿、牛蒡各20克，威灵仙、生姜各15克，桂枝10克，大枣10枚，乌蛇肉150克。

制法 将上述配方加水煎煮，滤渣取汁。

用法 温饮。

功效 适用于风湿痹痛。

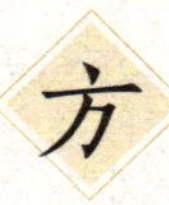
方 5

配方 淫羊藿、威灵仙、仙人掌各12克，枯矾、川芎各6克。

制法 将上述除仙人掌外的中药研成粉末状，然后将仙人掌捣烂，加药粉调成药饼。

用法 将药饼放入鞋中足跟处，3日换药1次，连用3个月。

功效 适用于中老年足跟痛。

杜仲

别名 丝棉皮。

杜仲属落叶乔木，是地质史上第三纪残留古生物的特有树种，主要分布于湖北、四川、云南、贵州、河南、浙江、甘肃等地。药用部位为杜仲树皮，一般在清明至夏至期间采摘，剥下树龄在15年以上的树皮，除去粗皮，晒干，润透，切块或切丝，再晒干，即为生杜仲；用盐水拌匀，文火炒至微有焦斑，再晾干，即为盐水炙杜仲。

性味归经 性温，味甘；归肝、肾经。

功效主治 补肝肾，强筋骨，安胎。用于腰膝酸软、下肢痿软、阳痿等；用于妊娠下血、胎动不安或习惯性流产等；还可起到降低血压的功效。

服用禁忌 阴虚火旺者慎用。

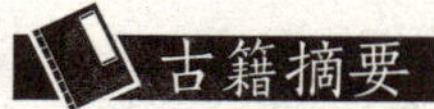
古籍摘要

《本草纲目》：甘温能补，微辛能润，故能入肝而滋肾……肝主筋，肾主骨，肾充则骨强，肝充则筋健……

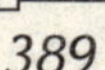

良方精选

方1

【配方】杜仲、当归、肉桂、川牛膝、羌活、独活、海桐皮、防风、赤芍、续断、川芎、乳香、没药、透骨草各25克，附子、海螵蛸各20克，川椒、红花各15克，血竭5克，桃仁泥、盐、黄酒各适量。

【制法】将除桃仁泥、盐、黄酒外的配方共研细末，加入剩余配方拌匀，装纱布袋中，每晚将药袋蒸半小时，取出垫上干毛巾，熨患处。

【用法】每日2次，每次半小时，连用7日。

功效　祛风散寒除湿，活血通络止痛，适用于坐骨神经痛属风寒湿痹重症者。

方2

【配方】杜仲、五加皮各等量，白酒适量。

【制法】将杜仲、五加皮一同研成粉末状，加白酒制成药丸。

【用法】每次30个。

功效　适用于腰痛。

方3

【配方】杜仲12克，熟地黄、干姜、石斛各9克。

【制法】将上述中药加水煎煮，滤渣取汁。

【用法】每日1剂，5日为1个疗程。

功效　适用于肾虚腰膝酸痛。

方4

【配方】杜仲30克，大枣12克。

【制法】将上述中药加水煎煮，滤渣取汁。

【用法】每日1剂。

功效　适用于产后肢体关节痛、腰痛。

方5

【配方】杜仲20克，诃子25克，紫草茸、枇杷叶、茜草各15克。

【制法】将上述中药一同研成粉末状。

【用法】成年人每次5克，每日2次。

功效　适用于肾虚火旺引起的腰痛。

冬虫夏草

别名 虫草。

冬虫夏草主产于中国西藏、四川、云南、贵州、青海、甘肃等高原地区（海拔3000～6000米），以个大、粗壮、黄褐色者为佳。冬虫夏草为麦角菌科虫草菌寄生在蝙蝠蛾科昆虫幼虫体上的子座和幼虫尸体的复合体。

性味归经 性温，味甘；归肺、肾经。

功效主治 补肾益肺，止血化痰。用于肾虚、遗精、腰膝酸痛、病后体虚、久咳虚喘、劳咳痰血、自汗盗汗、阳痿阴冷、头昏耳鸣、肺虚或肺肾两虚、畏风等。

服用禁忌 阴虚火旺证、湿热证、化脓性感染者不宜用；表邪者（如风寒感冒、风热感冒或发热等）应慎用。

古籍摘要

《本草纲目拾遗》：冬虫夏草性温，补精益髓，此物保肺气，与雄鸭同煮食，宜老人。

《本草备要》：冬虫夏草，甘平，保肺益肾，止血化痰，已劳嗽。

良方精选

方1

配方 冬虫夏草适量。

制法 将冬虫夏草烘干，研成粉末状。

用法 每日1次，每次0.5克，连用14日。

功效 适用于冠心病引起的胸闷、心痛、心律失常等的辅助治疗。

方2

配方 冬虫夏草3克，百合20克，仙鹤草15克。

制法 将上述中药加水煎煮，滤渣取汁。

用法 每日1次。

功效 适用于老年慢性支气管炎、久咳不愈、气喘等。

方3

【配方】冬虫夏草、人参粉各6克，何首乌、黄芪各30克，白芍15克，女贞子、枸杞子、鸡血藤各12克，淫羊藿、当归各10克。

【制法】将上述中药加水煎煮，滤渣取汁。

【用法】温服。

功效 适用于脾肾两虚者。

方4

【配方】冬虫夏草50克，白酒500毫升。

【制法】将冬虫夏草放入白酒中浸泡1个月。

【用法】每次15～30毫升，每日2次。

功效 适用于痰饮咳喘、虚劳咯血、自汗盗汗、心慌失眠、神疲乏力、阳痿遗精、腰膝酸痛等。

补血类 当归

别名 云归、西当归、岷当归。

当归为伞形科多年生草本植物当归的根，主产于甘肃、云南、四川，尤以甘肃岷县的品质最佳，岷县因此有“中国当归城”之称。当归一般在秋季采收后去须根，稍蒸水分再用烟火熏干，当归身、当归尾分别切薄片，当归身的补血作用强于当归尾，当归尾的活血作用强于当归身。

性味归经 性温，味甘、辛；归肝、心、脾经。

功效主治 补血活血，调经止痛，润肠通便。用于面色萎黄，眩晕心悸，血虚，或兼有瘀滞的月经不调、经闭、痛经等；用于虚寒性腹痛、冠心病、风湿痹痛、跌打损伤等痛证；用于肠燥便秘；久咳气喘等。

服用禁忌 使用当归不可过量；月经过多、有出血倾向、阴虚内热、大便溏泄者均不宜服用。

古籍摘要

《本草纲目》：古人娶妻，为嗣续也。当归调血，为女人要药。

《妇人良方》：产后腹痛，如绞。当归末五钱，白蜜一合，水一盏，煎一盏，分为二服，未效再服。

良方精选

方1

配方 当归50克。

制法 将当归加冷水浸泡20～30分钟，再用武火煮沸，转文火煎煮15～30分钟，共煎煮2次，将2次的药汁混匀。

用法 洗净面部，用脱脂棉蘸少许当归液，涂擦面部色素沉着处。

功效 适用于色素性皮肤病。

方2

配方 当归、苦参、贝母各25克。

制法 将上述中药加水煎煮，滤渣取汁。

用法 每日1剂，分2次服用，连用3日。

功效 适用于前列腺肿大引起的排尿困难。

方3

配方 当归、菊花、防风、黄芩、苦参、赤芍、桑叶、木通各10克，花粉、生地黄各15克，蝉蜕、粉草各6克。

制法 将上药以水煎煮，取汁。

用法 每日1剂，分3次服用，6日为1个疗程。

功效 清热除湿、祛风止痒。

方4

配方 当归适量。

制法 将当归加水煎煮，滤渣取汁。

用法 取少许当归液搓揉头发和头部皮肤。

功效 促进头发生长、乌发黑发。

方5

配方 当归、黄连、丹皮、乳香、没药、大青叶、蚤休、栀子各10克，牛膝、生地黄、穿山甲（代）、皂角刺各15克，升麻8克。

制法 将上药以水煎煮，取汁。

用法 每日1剂，分2次服用。

功效 适用于胃火炽盛所致的急性牙髓炎，症见牙痛，牙龈红肿，伴见口臭、口渴、发热、便秘、舌红、苔黄等。

熟地黄

别名 熟地、伏地、酒壶花、山烟。

熟地黄为生地黄加工而成，生地黄主产于河南、河北、内蒙古、山西等地，属玄参科植物，药用部位是地黄的块根，以块根肥大、软润、内外乌黑有光泽者为佳。熟地黄是将干的生地黄加黄酒拌匀，蒸至内外黑润，再晒至八分干，切厚片，干燥而成。将熟地黄直接炒炭或密闭煅炭，称为熟地黄炭。

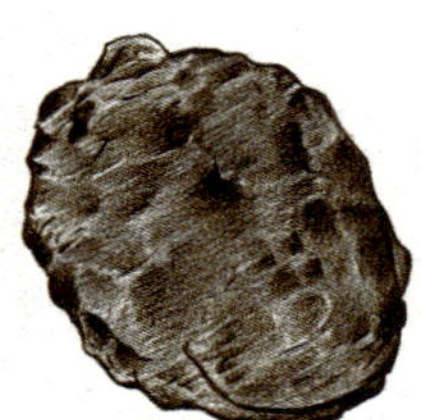

性味归经 性微温，味甘；归肝、肾经。

功效主治 补血养阴，益精填髓。用于面色萎黄或苍白、头晕眼花、心慌失眠等；用于消渴（糖尿病）、盗汗等；用于头晕耳鸣、须发早白、腰膝酸软等；用于月经不调、久而无子等；用于肾虚喘咳等。

服用禁忌 脾胃虚弱、气滞痰多、腹满便溏者忌服。

古籍摘要

《本经逢原》：熟地黄，假火力蒸晒，味苦化甘，为阴中之阳，故能补肾中元气。

良方精选

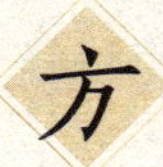

方 1

【配方】熟地黄30克，白酒500毫升。

【制法】将熟地黄放入白酒中浸泡。

【用法】饮酒。

【功效】本方具有强肾补虚、益精填髓的功效，适用于肾虚引起的腰背酸软疼痛、无力。

方 2

【配方】熟地黄、花椒、生地黄各等份，蜂蜜适量。

【制法】将花椒去子，然后与熟地黄、生地黄一同焙干后研成粉末状，加蜂蜜制成丸子。

【用法】每次10～17颗，每日3次，连用60日。

【功效】适用于泪囊炎。

方 3

【配方】熟地黄、生地黄各12克，麦门冬、黄芪各10克，黄芩、红花各6克。

【制法】将上述所有中药放入砂锅中加水浸泡30分钟，然后文火煎煮30分钟，倒出药汁，继续在锅中加水，煎煮40分钟后滤渣取汁，将2次煎得的药汁混合。

【用法】每日1剂，分2次服用，1周为1个疗程。

【功效】养血祛瘀、美颜去皱。

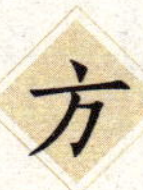

方 4

【配方】熟地黄30克，黑芝麻20克，当归、蝉蜕、甘草、鹿角胶各10克，白芥子10～15克，苦参、防风各10～30克，荆芥10～20克，麻黄、肉桂各5～10克。

【制法】上述配方水煎取汁200毫升。

【用法】每日1剂，分早、晚2次服用，连用7日为1个疗程，一般服用1～4个疗程。

【功效】本方具有养血补血、温经散寒、祛风止痒的功效，适用于慢性荨麻疹。

阿胶

别名 驴皮胶。

阿胶以山东省东阿县所产质量为最好。除此之外，河北、北京、吉林、湖南、安徽、甘肃等地也出产阿胶。制作阿胶的原料是马科动物驴的皮，制作过程是将驴皮去毛，煎煮，再将汁液浓缩，熬制成胶块。

性味归经 性平，味甘；归肺、肝、肾经。

功效主治 补血，滋阴，润肺，止血。用于面色萎黄、指甲苍白、心悸失眠以及咯血、吐血、特发性血小板减少性紫癜、月经期失血性贫血、先兆流产、不孕及阳痿等。

服用禁忌 消化能力弱的人慎用；内热较重、口干舌燥、潮热盗汗者忌用。

古籍摘要

《本草纲目》：阿胶为吐血、衄血、血淋、血尿、肠风下痢、女人血痛血枯、经水不调、无子、崩中带下、胎前产后诸疾之圣药也。

良方精选

方1

配方 阿胶20克，鲜马齿苋100克。

制法 马齿苋加水600毫升，煎煮至还剩一半时滤渣取汁，然后将烊化的阿胶加入马齿苋汤中拌匀。

用法 趁热服用。

功效 适用于白血病的辅助治疗。

方2

配方 阿胶40克，鸡蛋4个，黄酒（白酒）500毫升，盐适量。

制法 鸡蛋取蛋黄，放入煮沸的黄酒中，再加入阿胶和盐拌匀，再次煮沸后稍煮片刻，冷却后储存。

用法 温服，每次50毫升，早晚各1次。

功效 适用于先兆流产、血虚崩漏的辅助治疗。

方3

【配方】阿胶13克，麦门冬、沙参、石膏各15克，黑芝麻、冬桑叶、木蝴蝶各12克，蜜炙枇杷叶、杏仁各10克，甘草9克。

【制法】将上药以水煎煮，取汁。

【用法】每日1剂，分2次服用。

功效 滋阴养血、润肺通喉，适用于失音。

方4

【配方】阿胶、侧柏炭、鲜藕节各10克，生地黄、太子参各30克，百合、白及各15克，桑白皮12克。

【制法】将上药以水煎煮，取汁。

【用法】每日1剂，分2次服用。

功效 适用于阴虚伤络型支气管扩张症。

方5

【配方】阿胶10克，鸡蛋1个，盐（白砂糖）适量。

【制法】鸡蛋入碗中拌匀，阿胶加水300毫升煮至融化，倒入鸡蛋搅拌后煮成蛋花汤。

【用法】加少许盐或白砂糖调味后趁热服用，每日1剂，连用10日为1个疗程。

功效 补血养血，红润面容。

何首乌

别名 首乌。

广东德庆、重庆缙云山、四川峨眉山、河南登封嵩山、湖北恩施七里坪、江西井冈山等地出产野生品较多，入药部位是蓼科植物何首乌的块根，适宜立秋之后采挖，切厚片，干燥；用黑豆汁拌何首乌，再蒸至内外均呈棕黄色，晒干。前者称为生首乌，后者称为制首乌。

【性味归经】性微温，味苦、甘、涩；归肝、肾经。

功效主治 制用：固精益肾，延年益寿。生用：解毒，截疟，润肠通便。用于血虚引起的头晕眼花、健忘失眠、疲倦乏力以及便秘等；用于肝肾精血亏虚引起的耳鸣、须发早白、腰酸遗精等；用于皮肤瘙痒、痈疽等。

服用禁忌 如出现过敏现象，应停药并立即就医；大便稀薄或腹泻者慎用。

古籍摘要

《本草纲目》：气温苦涩，苦则补肾，温补肝，能收敛精气，所以养血益肝，固精益肾，健筋骨，乌髭发，为滋补良药……延年不老，久服令人有子。

良方精选

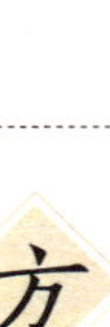

方1

配方 何首乌、丹参、绿茶、泽泻各10克。

制法 将上述中药加水煎煮，滤渣取汁。

用法 每日1剂。

功效 适用于高脂血症。

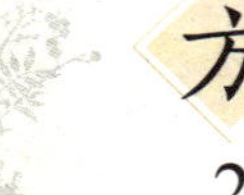

方2

配方 何首乌40克，核桃仁、黑芝麻各80克，蜂蜜适量。

制法 将除蜂蜜外的配方一同研成粉末状，加蜂蜜调匀。

用法 加适量温开水调匀，温服，15日为1个疗程。

功效 美发乌发，适用于脱发。

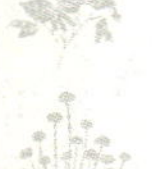

方3

配方 何首乌40克，乌贼骨12克，鸡蛋2个。

制法 将上述配方加水煎煮，煮熟后剥去鸡蛋的外壳再煮片刻。

用法 食蛋喝汤。

功效 适用于白带过多。

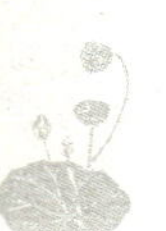

方4

配方 何首乌25克，菠菜12克。

制法 将上述中药加水煎煮，滤渣取汁。

用法 每日1次，每次1剂。

功效 养血补血，适用于贫血。

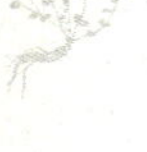

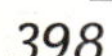

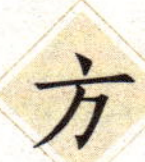

方 5

【配方】何首乌、白矾各30克，五倍子60克。

【制法】将上述中药一同研成粉末状，加适量清水制成药饼。

【用法】将药饼敷在脐部，外用纱布固定，2日换药1次。

功效 适用于盗汗。

补阴类 百合

别名 野百合、山百合。

百合属百合科多年生草本植物卷丹百合或细叶百合的肉质鳞茎，主产于江苏宜兴、湖南邵阳、浙江湖州等地。秋季挖取鳞叶，置沸水中略烫，干燥，为生百合；炼蜜拌匀，焖透，文火炒至不黏手，干燥，为蜜炙百合。

性味归经 性微寒，味甘；归心、肺、胃经。

功效主治 养阴润肺，清心安神。用于干咳无痰或咳嗽日久、痰中带血等；用于心烦、口燥、小便短赤等；用于心烦失眠、神经衰弱等；用于疮肿不溃等。

服用禁忌 感冒风寒引起的咳嗽者忌食；脾胃虚寒、腹泻便溏者忌食。

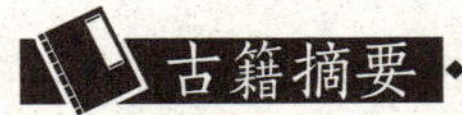

古籍摘要

《本草纲目拾遗》：润肺止咳、宁心安神、补中益气。

《日华子本草》：安心，定胆，益智，养五脏。

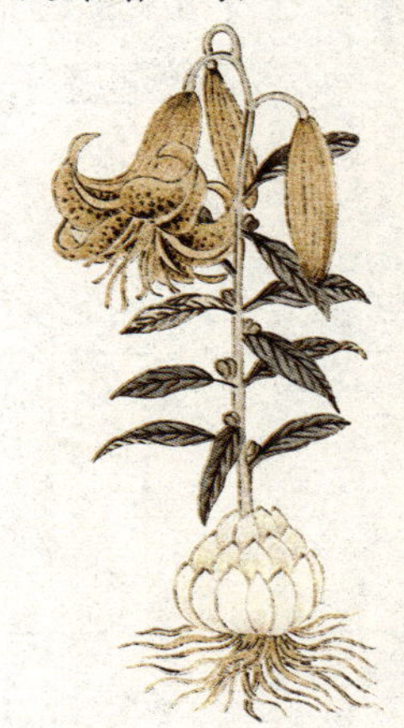

良方精选

方 1

【配方】百合、生姜各适量。

【制法】将上述中药加水煎煮，滤渣取汁。

【用法】用药汁洗发。

功效 适用于油性肤质或脂溢性皮炎造成的毛发稀疏、白发等。

方 2

【配方】百合、木瓜、草豆蔻、乌梅各6～9克，银杏4～6克，青黛3克。

【制法】将上药以水煎煮，取汁。

【用法】每日1剂，分2次服用。

功效 宣肺降逆、健脾和胃、清热养阴，适用于小儿支气管肺炎。

方 3

【配方】百合7片，鸡蛋1个。

【制法】鸡蛋取蛋黄，百合洗净后加水浸泡12小时，用清水煎煮后取药汁，加入蛋黄拌匀。

【用法】趁热服用，每日1剂，分2次服用。

功效 适用于妇女癔症。

方 4

【配方】鲜百合40克，蜂蜜15克。

【制法】将百合和蜂蜜拌匀后蒸透。

【用法】每次取数片嚼食，每日数次。

功效 适用于燥热咳嗽、咽喉干痛等。

方 5

【配方】百合200克，黄芪60克，白砂糖适量。

【制法】先在黄芪中加水，煎煮1个小时后捡去黄芪，继续放入百合煮熟，加白砂糖拌匀。

【用法】每日1剂。

功效 补阴养虚，适用于病毒性心肌炎的辅助治疗。

麦门冬

别名 麦冬、寸冬。

麦门冬属百合科多年生草本植物，主产于浙江、四川、江苏等地，尤以浙江杭州一带所产品质最佳，亦称“杭麦门冬”。药用部位为麦门冬的块根，一般在夏季采挖，反复暴晒，七八成干时，除去须根，干燥。传统用法多为“去心”后入药。清养肺胃之阴多去心用，滋阴清心多连心用。

性味归经 性微寒，味甘、微苦；归肺、胃、心经。

功效主治 清心除烦，养阴润肺，益胃生津。用于干咳痰黏或无痰，甚至痰中带血等；用于咽干口渴、大便干燥等；用于心烦失眠等；用于糖尿病等。

服用禁忌 风寒感冒、痰湿咳嗽或脾胃虚寒导致的泄泻者忌食；出现恶心、呕吐、心慌、烦躁、全身红斑、瘙痒等过敏症状应立即停服。

古籍摘要

《本草纲目》：久服轻身，不老不饥。

《本草汇言》：能益精强阴、解烦止渴、美颜色、悦肌肤、退虚热、解肺燥、定咳嗽。

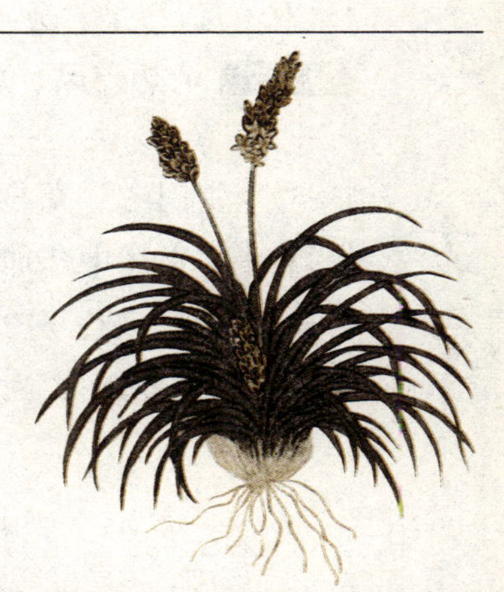

良方精选

方1

配方 麦门冬50克，醋适量。

制法 将麦门冬研成粉末状。

用法 先用生理盐水将患处洗净，然后取适量麦门冬末用醋调成糊状，均匀地敷于患处，每隔5小时换药1次，3日为1个疗程。

功效 适用于乳头皲裂。

方2

配方 麦门冬、太子参、生地黄、白术、沙参、茯苓、芦根各15克，五味子、陈皮各10克，砂仁（后下）6克，生姜3片。

制法 将上药以水煎煮，取汁。

用法 每日1剂，分2次服用。

功效 益气养阴、和胃止呕，适用于气阴两虚型妊娠呕吐，症见孕后呕吐剧烈，神疲乏力，形体消瘦，目眶下陷，口干咽燥，尿少便干，舌质红、苔薄黄而干或花剥，脉细数无力。

方3

【配方】麦门冬6克，炒枣仁10克，远志3克。

【制法】将上述中药加水煎煮，滤渣取汁。

【用法】晚上睡前顿服。

功效 适用于虚烦、失眠等。

方4

【配方】麦门冬、水牛角、生石膏、生地黄炭、玄参、白僵蚕、连翘各15克，丹皮30克，刺蒺藜20克，知母12克，麻黄根、防风、薄荷各9克，大黄、龟板各6克。

【制法】将上药以水煎，取汁200毫升。

【用法】每日1剂，分早、晚2次服用，5日为1个疗程。

功效 清热疏风、凉血清营，适用于荨麻疹。

方5

【配方】麦门冬、党参各12克，酸枣仁、柏子仁各9克，五味子6克。

【制法】将上述中药加水煎煮，滤渣取汁。

【用法】每日1剂，分2次服用。

功效 清热除烦，适用于烦热失眠。

天门冬

别名 天冬、明天冬。

天门冬属百合科多年生攀援草本植物，多生长于阴湿的山野林边、山坡草丛或丘陵地带灌木丛中，全国各地均有分布，主产于贵州、广西、甘肃、云南、安徽、河南、湖南、湖北、四川、江西等地。药用部位为其块根，一般在秋、冬二季采挖，但以冬季挖采者质量较好。挖出后除去泥土、茎基和须根，置沸水中煮或蒸透，趁热除去外皮，洗净，干燥。

【性味归经】性寒，味甘、苦；归肺、肾、胃经。

功效主治 养阴润燥，清肺生津。用于干咳无痰、痰少而黏或痰中带血等；用于咽干口燥等；用于潮热盗汗、消渴、遗精、便秘等；用于虚火上炎引起的咽喉肿痛等。

服用禁忌 脾胃虚寒引起的腹泻或外感风寒引起的咳嗽者忌用；食用天门冬的同时应忌食鲤鱼。

古籍摘要

《日华子本草》：润五脏，益肌肤，悦颜色，补五劳七伤。

《名医别录》：保定肺气，去寒热，养肌肤，益气力，利小便，冷而能补。

良方精选

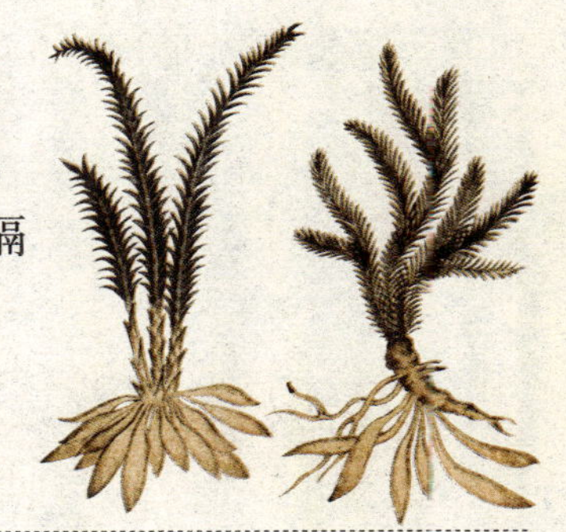

方1

配方 天门冬12克，鸡蛋膜、蜂蜜各5克。

制法 将上述配方混合后加适量清水，隔水炖熟。

用法 饮汁。

功效 适用于慢性咽炎。

方2

配方 天门冬63克，黄酒适量。

制法 将天门冬剥去外皮，放瓷碗中加黄酒，隔水蒸0.5～1小时。

用法 每日1剂，分3次服用。

功效 适用于乳腺小叶增生。

方3

配方 天门冬、人参、麦门冬各180克。

制法 将上述中药一同研成粉末状，过筛。

用法 用温热的米酒送服，每次9克，每日1次，10日为1个疗程。

功效 补阴养虚、美白祛斑。

方4

配方 天门冬、麦门冬各15克，百部10克，瓜蒌仁、陈皮各6克。

制法 将上述中药加水煎煮，滤渣取汁。

用法 每日1剂。

功效 适用于百日咳。

方 5

【配方】天门冬、茯苓、玄参、酸枣仁、生地黄各15克，丹参、当归各10克，五味子、远志各6克。

【制法】将上述中药加水煎煮，滤渣取汁。

【用法】温服，每日1剂。

功效 滋阴养心，适用于心悸。

方 6

【配方】天门冬、麦门冬各15克，蜂蜜适量。

【制法】天门冬和麦门冬加水煎煮，滤渣取汁后加蜂蜜拌匀。

【用法】每次15毫升，每日3次。

功效 适用于急、慢性气管炎干咳无痰者。

枸杞子

别名 枸杞。

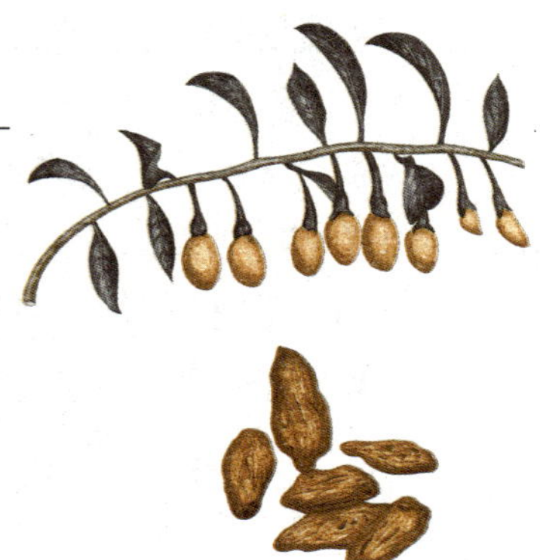

枸杞子为茄科植物，主产于宁夏、青海、甘肃、河北等地，以宁夏枸杞子最为著名，药用部位为枸杞子的成熟果实。正品枸杞子呈类纺锤形，略扁，表面鲜红色或暗红色，顶端有凸起的花柱痕，基部有白色的果梗痕，果皮柔韧、皱缩，果肉厚、柔润且有黏性。

性味归经 性平，味甘；归肝、肾经。

功效主治 滋补肝肾，益精明目。用于腰膝酸软、头昏耳鸣、遗精不育、肾虚精亏、消渴口干、尿频舌红、眼目昏花、血虚萎黄、产后乳少等病症。

服用禁忌 外感实热、脾虚泄泻者忌服；不宜和温热的补品，如红参等共同食用；感冒、发热和消化不良时应暂时停用。

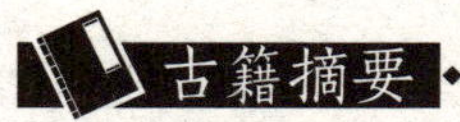

《神农本草经》：久服坚筋骨，轻身不老。

《神农本草经疏》：枸杞子润而滋补，兼能退热，而专于补肾、润肺、生津、益气，为肝肾真阴不足、劳乏内热补益之要药。

良方精选

方1

【配方】枸杞子、女贞子、红糖各适量。

【制法】将上述中药研成粉末，制成冲剂。

【用法】每次6克，每日2次，4～6周为1个疗程。

功效 适用于血脂异常的辅助治疗。

方2

【配方】枸杞子15～20克。

【制法】枸杞子洗净，用沸水冲泡30分钟。

【用法】代茶饮用。

功效 适用于高血糖、动脉粥样硬化。

方3

【配方】枸杞子50克，冰片0.5克，芝麻油200毫升。

【制法】枸杞子炒干后研成粉末状，倒入烧开的芝麻油中，加入冰片混合均匀。

【用法】消毒纱布剪成小块，放入芝麻油中浸泡后敷在清洗干净的伤口上，每日1次。

功效 适用于褥疮。

方4

【配方】枸杞子、杜仲、麦门冬、怀山、山茱萸、菟丝子、牛膝各12克，熟地黄10克，玉竹9克。

【制法】将上述中药加水煎煮，滤渣取汁。

【用法】温服。

功效 适用于肾精亏损型甲状腺功能减退。

药名拼音索引